脊柱影像精析

Radiology Illustrated : Spine

原　著　**Heung Sik Kang**
　　　　Joon Woo Lee
　　　　Jong Won Kwon

主　译　李　明　魏显招

副 主 译　周潇逸　杨依林　罗贝尔　翟　骁　李　博

主译助理　张子程　杨明园　李小龙　程亚军　陈　锴

审 译 者（按姓氏汉语拼音排序）

白锦毅	白玉树	陈　凯	陈　锴	陈梦晨	陈绍丰	陈秀丽	陈自强
程亚军	段煜东	凡　君	高德华	宫　峰	谷晓川	何大为	侯藏龙
胡　文	李　博	李　欢	李　明	李小龙	李雄飞	栗景峰	刘祥胜
刘彦斌	鲁扬虎	罗贝尔	罗旭耀	毛宁方	祁　敏	邵　杰	石志才
宋元进	王　飞	王　季	王文涛	魏显招	吴　冰	徐　帅	闫　晗
杨长伟	杨明园	杨依林	杨宗德	翟　骁	张国友	张秋林	张　伟
张子程	赵　俭	赵颖川	钟南哲	周潇逸			

人民卫生出版社

Translation from the English edition:
Radiology Illustrated: Spine, by Heung Sik Kang, Joon Woo Lee, and Jong Won Kwon
Copyright © Springer-Verlag Berlin Heideberg 2014
Springer-Verlag Berlin Heideberg is a part of Springer Science+Business Media.
All Rights Reserved.

图书在版编目（CIP）数据

脊柱影像精析 /（韩）康兴植（Heung Sik Kang）原著；李明,魏显招译 . —北京：人民卫生出版社，2019

ISBN 978-7-117-29116-3

Ⅰ.①脊…　Ⅱ.①康…　②李…　③魏…　Ⅲ.①脊柱病 - 影象诊断　Ⅳ.①R681.504

中国版本图书馆 CIP 数据核字（2019）第 219759 号

人卫智网　**www.ipmph.com**	医学教育、学术、考试、健康，购书智慧智能综合服务平台	
人卫官网　**www.pmph.com**	人卫官方资讯发布平台	

版权所有，侵权必究！

图字号：01-2016-9308

脊柱影像精析

主　　译：李　明　魏显招
出版发行：人民卫生出版社（中继线 010-59780011）
地　　址：北京市朝阳区潘家园南里 19 号
邮　　编：100021
E - mail：pmph @ pmph.com
购书热线：010-59787592　010-59787584　010-65264830
印　　刷：北京顶佳世纪印刷有限公司
经　　销：新华书店
开　　本：889×1194　1/16　印张：29
字　　数：857 千字
版　　次：2019 年 11 月第 1 版　2019 年 11 月第 1 版第 1 次印刷
标准书号：ISBN 978-7-117-29116-3
定　　价：298.00 元

打击盗版举报电话：010-59787491　E-mail：WQ @ pmph.com
（凡属印装质量问题请与本社市场营销中心联系退换）

译者序言

随着老龄化社会的到来,脊柱疾病的发病率逐年上升。对脊柱疾病的正确诊断对于进一步的治疗选择至关重要,除了传统的病史及体格检查外,影像学检查在脊柱疾病诊断与治疗过程中至关重要。随着 X 线、CT、MRI 等技术的不断发展完善,脊柱疾病的影像学诊断与鉴别诊断已经成为脊柱外科医生临床工作中必不可少的环节。

《脊柱影像精析》一书由 Heung Sik Kang 等专家教授编写,全书共分为 19 章,涵盖了临床工作中的脊柱常见病、多发病和各类罕见病。本书在提供 1 300 余张图、表和示意图的基础上,归纳了日常临床工作中会经常遇到的各类问题和许多实用的阅片技巧,这对广大医学生、脊柱外科和影像科医师具有非常巨大的实用价值。

本书译者均为我国脊柱外科领域的佼佼者,其中大部分为来自临床一线的中青年杰出专家,有着较为丰富的理论和临床经验。相信读者在仔细阅读本书后一定会获益匪浅。

本书在翻译过程中,难免有错漏之处,望广大脊柱外科和影像科同道及读者批评指正。

李　明　魏显招
2019 年 9 月

　　脊柱疾病是人们生活中最常遭遇的疾患之一,影响了世界上多达80%的人口,是导致残疾和经济损失的一大原因。随着老龄化社会的到来,脊柱疾病的发病率显著上升。相应的,许多外科医生和影像科医生在日常临床工作中需要面临大量脊柱影像分析。然而,对想要学习脊柱影像学分析的临床和影像科实习生来说,相关的书籍少之又少。基于这一点,本书通过呈现大量代表性病例并提供实用技巧,以此涵盖大部分常见的、重要的脊柱疾病影像学表现。同时,本书也提出了这些年来被作者同事在临床实践中问过的许多问题。

　　本书有两大特点。第一,本书致力于促进自学。为了提升读者对于关键概念的理解,本书使用了超过1 300张图、表和示意图。3位经验丰富的影像学专家为我们提供了许多读片的实用技巧,并提供了许多有特点的重要的脊柱疾病的最新信息。第二,本书专注于提供日常临床工作会碰到的实质性问题,而不是各种深奥的问题。本书从常见的脊柱疾病开始,并以相似疾病的鉴别点为总结。

　　本书适用于所有关心患者脊柱疾病的外科和影像学医生。本书从第一例病例到最后一例病例都是我们为读者精心准备的,希望读者在学习过程中有所收获。

　　最后,感谢Le Roy Chong博士在编写过程中提供的帮助。

Heung Sik Kang
Joon Woo Lee
Jong Won Kwon

目 录

第一篇 基础：常见的脊柱疾病

第 1 章 脊柱解剖 ·· 2
第 2 章 腰背痛相关的常见脊柱疾病 ··· 14
第 3 章 颈痛相关的常见脊柱疾病 ·· 55
第 4 章 常见的胸腰椎创伤性疾病 ·· 71
第 5 章 脊柱骨髓的 MR 影像 ·· 90
第 6 章 可类似病变的常见脊柱正常结构和 MRI 伪影 ························· 113
第 7 章 术后影像 ··· 131

第二篇 进阶：严重的脊柱疾病

第 8 章 感染性脊柱炎 ··· 160
第 9 章 颈椎创伤 ··· 180
第 10 章 脊髓疾病 ·· 206
第 11 章 脊柱肿瘤 ·· 235
第 12 章 先天性脊柱疾病 ··· 285
第 13 章 罕见的退变性疾病 ·· 311
第 14 章 炎症性关节炎 ·· 328
第 15 章 脊髓血管畸形 ·· 353

第三篇 高阶：少见但典型的脊柱疾病

第 16 章 少见但典型的脊柱疾病：肌肉骨骼疾病 ·································· 368
第 17 章 少见但典型的脊柱疾病：神经元病变 ···································· 386
第 18 章 少见但典型的脊柱疾病：其他 ·· 410

第四篇 脊柱疾病的鉴别诊断

第 19 章 鉴别诊断的实用技巧 ·· 436

第一篇

基础：常见的脊柱疾病

第 1 章　脊柱解剖

内　容

1.1　骨性结构和关节突关节 ·· 3

1.2　椎间盘 ··· 3

1.3　钩椎关节（Luschka 关节） ·· 3

1.4　中央管和神经孔 ··· 3

1.5　脊髓、脊髓圆锥、马尾和脊神经根 ·· 4

1.6　韧带 ··· 4

1.7　影像精析：脊柱解剖 ··· 5

　　1.7.1　正常脊柱解剖 ··· 5

　　1.7.2　MR 上的椎间盘和韧带解剖 ····································· 8

　　1.7.3　颈椎解剖 ··· 10

　　1.7.4　脊髓和神经根解剖 ··· 11

参考文献 ·· 13

每节脊椎都由椎体、椎弓和骨性附件构成。上下关节突组成了椎间小关节。每节脊椎有两对小关节，峡部是上下关节突之间椎弓的狭窄部分，神经孔则由对应上下椎体的椎弓根围成。正常的椎间盘在 T2 像表现为中央区域高信号，周围低信号。在 C1–C7 神经根的命名是对应下位椎体水平，由于 C8 神经根位于 C7 和 T1 椎体之间，T1–S5 神经根则对应于上位椎体水平。

1.1　骨性结构和关节突关节

脊柱由 32 或 33 节脊椎构成，包括 7 节颈椎、12 节胸椎、5 节腰椎、5 节骶椎和 3–4 节尾椎。每节脊椎都由椎体、椎弓和骨性附件构成。椎体由外在的皮质骨和内在的小梁骨和骨髓构成。椎弓位于椎体后部，由两个前部的椎弓根（一边一个）和后部的椎板组成。椎弓根由皮质骨组成，并连接椎体与椎板。横突和上下关节突从椎弓根和椎板连接处发出（LaMasters and Dorwart，1985）。峡部是位于上下关节突之间的狭窄部分。峡部裂是指峡部的缺失，大部分发生于下腰椎（最常发生于 L5）（Grogan 等 1982；Grenier 等 1989）。

脊柱运动节段的关节包括前柱的椎间盘和后柱的关节突关节（Del Grande 等 2012）。上下关节突构成关节突关节（又称为 Z 关节或小关节），每个脊椎有两个小关节位于两侧。小关节铰链样地将相邻椎体连接在一起。小关节是真正的滑膜关节，包含透明软骨关节面和关节滑液，并由关节囊包绕。颈椎的小关节主要呈水平方向排列，而胸椎和腰椎小关节则为垂直方向排列。胸椎小关节呈冠状面方向，腰椎小关节则为矢状面方向，其中上腰椎小关节处于为旁矢状面，下腰椎小关节为朝向前内侧的斜矢状面。事实上，大多数小关节方向处于水平面和垂直面之间，这样可以允许其在各个方向上的活动。大多数成年人的腰椎小关节间隙和滑膜可以超过关节面边缘，在 MR 和 CT 中可以显示滑膜和关节间隙沿着上下关节突延伸，在黄韧带下方并进入黄韧带。腰椎小关节腹侧由于关节间隙延伸进入黄韧带或位于黄韧带和椎板之间，在 MR 上呈现为局部 T2 像高信号。小关节背侧在 MR 上表现为纤维关节囊的隆起，关节间隙在关节囊下方沿上下关节突延伸（Xu 等 1990）。

1.2　椎间盘

椎间隙的主要组成部分是相邻椎体的透明软骨终板、椎间盘胶质内核（髓核）和周围肥厚的纤维环（Rumboldt 2006）。髓核的具有高含水量（80%~90%），吸收冲击能量并均匀的向外环分布轴向载荷。蛋白多糖和胶原蛋白分别占髓核干重的 65% 和 15%~20%（Del Grande 等 2012）。纤维环由 20 个纤维软骨环形薄带组成，并包含了部分髓核。纤维环可以抵抗由轴向载荷引起的放射性张力，以及对抗扭转和屈曲。成人正常椎间盘在 T1 加权像的信号略低于骨髓，在 T2 像则呈高信号（Castillo 等 1990）。正常的椎间盘表现为 T2 像中央高信号和周围低信号，中央 T2 像高信号代表的是中央髓核和内层纤维环。椎间盘中央高信号中的水平暗信号区则代表髓核的早期蜕变，常发生于 30 岁以后（被称为"髓核内裂缝"）（Aguila 等 1985）。软骨终板厚度在 0.6~1mm 之间，由透明软骨和纤维软骨构成。随着椎间盘退变，纤维软骨则占据主导。终板致密结合于椎间盘，与软骨下骨连接则稍弱。终板与软骨下骨髓的紧密连接则对椎间盘通过软骨终板和髓核基质获取营养至关重要。

1.3　钩椎关节（Luschka 关节）

椎间关节由椎间盘和后部的两个小关节构成。对于颈椎，椎体之间的两侧有另外的侧方关节即钩椎关节（Luschka 关节）（Rumboldt 2006），由下位椎体的钩突和上位椎体的下关节面构成，其不是真正意义上的滑膜关节。钩突是从椎体后外侧向上方的骨性凸起。钩椎关节是 C3–C7 特征性结构。

1.4　中央管和神经孔

中央管是沿着脊柱长轴的脊椎内管状通道，由椎体和椎弓围绕而成。椎管内有被硬膜外隙所包绕的硬膜囊，硬膜囊内为包含脑脊液、脊髓和神经根的液性囊腔。硬膜外间隙是硬膜囊外包含脂肪、静脉丛和横行神经根的腔隙。

神经孔（椎间孔）是神经根出行脊髓的骨性出口。在相邻的每对椎体间有两个神经孔，每侧一个。神经孔由相对应的上下椎弓根围成。神经孔内，出行的神经根被包绕的周围脂肪组织所保护。

颈椎的神经孔方向为前外侧朝向，因此同侧的斜位观可以看到最宽的颈椎椎间孔。斜位观上椎间孔在桥接样的同侧椎弓根间开口，而对侧椎弓根可点状连续显示。胸椎和腰椎的神经孔方向为侧方朝向，因此侧位观可以最佳显示神经孔。

1.5 脊髓、脊髓圆锥、马尾和脊神经根

脊髓是硬膜囊内的中枢神经系统，起于枕骨大孔，终于 L1–L2 水平附近，因其末端为圆锥结构而得名脊髓圆锥。脊髓有两个膨大区域：颈膨大和腰膨大。马尾是圆锥水平以下神经纤维的集束。

C1–C7 神经根以神经根相对应的下位椎节命名（例如 C6 神经根位于 C6 椎体上方），因为 C8 神经根位于 C7 和 T1 椎体间，因此 T1–S5 神经根以神经根对应的上位椎节命名（例如 L4 神经根位于 L4 椎体下方）。腰椎下行神经根位于其出行上方的椎体水平硬膜外侧，然后沿着相同命名序列椎体的椎弓根内侧下行，并在相同椎体的椎弓根下方出行。例如，L5 神经根位于 L4/5 椎间盘水平硬膜外间隙，沿 L5 椎弓根内侧下行，并最终在 L5 椎弓根下方在 L5–S1 椎间孔出行。

MR 图像中，可以根据脊髓 T1 像和 T2 像呈现中等信号强度与脑脊液区分。正常情况下脊髓终止于 L1–L2 水平。脊神经根可以根据其在 T1 像或 T2 像呈现线性低信号结构与包绕的脂肪组织区分。

1.6 韧带

前纵韧带覆盖了从枕骨底部到 S1 的椎体前部，并与椎体和椎间盘紧密结合。后纵韧带覆盖了 C2–S1 的椎体后部，在头端与颅底斜坡相延续形成覆膜，其与椎体疏松结合、与椎间盘紧密结合。在椎体和后纵韧带之间存在静脉丛和硬膜外脂肪组织。

黄韧带是连接上位椎板前方和下位椎板后方的弹性纤维韧带，并向侧方走行至小关节的前方关节囊。

棘间韧带跨越相邻椎体棘突，棘上韧带连接棘突后表面，在 C7 水平以上转变为项韧带。

> **要点**
> - 正常的椎间盘表现为中央 T2 像高信号和周围 T2 像低信号。
> - 神经孔由对应上下椎体的椎弓根围绕而成。
> - C1–C7 神经根的命名是对应下位椎体水平，由于 C8 神经根位于 C7 和 T1 椎体之间，T1–S5 神经根命名则对应于上位椎体水平。

1.7　影像精析：脊柱解剖

1.7.1　正常脊柱解剖

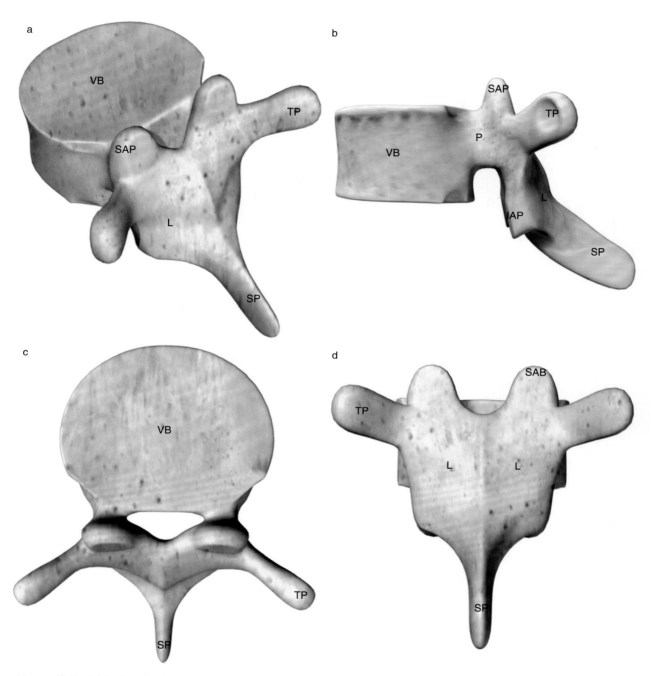

图 1.1　脊柱示意图（a–d）。每个脊椎由椎体（VB）、椎弓和骨性附件构成，椎弓由前方的椎弓根（P）和后方的椎板（L）组成，椎弓根是由连接椎体和椎板的皮质骨构成。横突（TP）、上关节突（SAP）、下关节突（IAP）起始于椎弓根和椎板的连接处，棘突（SP）在中线上位于椎板之间并向后突起

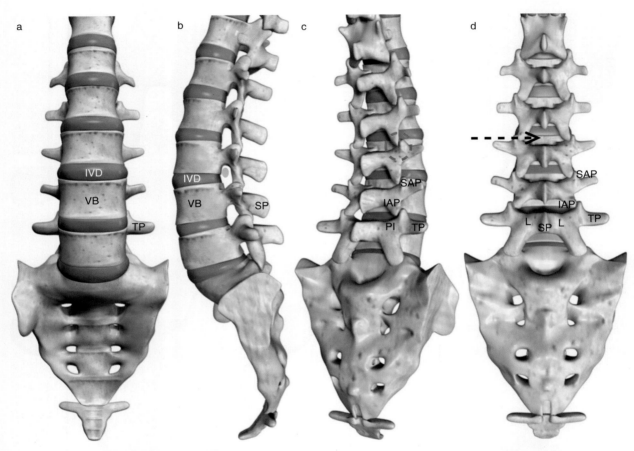

图 1.2 腰椎示意图。椎体（VB）的前面观（a）和侧面观（b），椎间盘（IVD）位于上下两椎体之间。腰椎的神经孔呈侧方走行（箭头），上关节突（SAP）、下关节突（IAP）构成了椎间关节（Z 关节，即小关节，图中圆圈部分），在后斜位（c）观察最为清晰。关节峡部（PI）是上下关节突间狭窄的骨性部分，同样在后斜位（c）可以清晰地观察到。从后看（d）可以清晰显示椎板（L）、横突（TP）、棘突（SP）和上下关节突。上下椎板之间有间隙（椎板间隙，虚线箭头所指），可以作为脊髓穿刺或硬膜外注射的路径

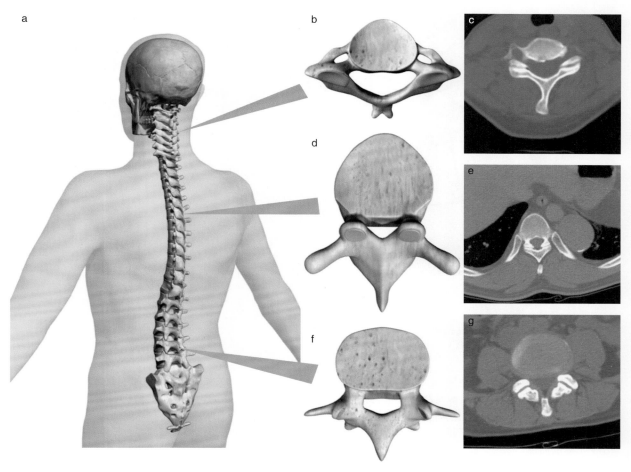

图 1.3 小关节方向。颈椎的小关节主要是位于冠状面呈水平方向(b,c),胸椎和腰椎的小关节则主要为垂直方向,胸椎小关节位于冠状面(d,e),而腰椎小关节则为斜矢状面的前内方向(f,g),使得退变的腰椎小关节倾向于向前移位(a,b,d,f)

1.7.2　MR 上的椎间盘和韧带解剖

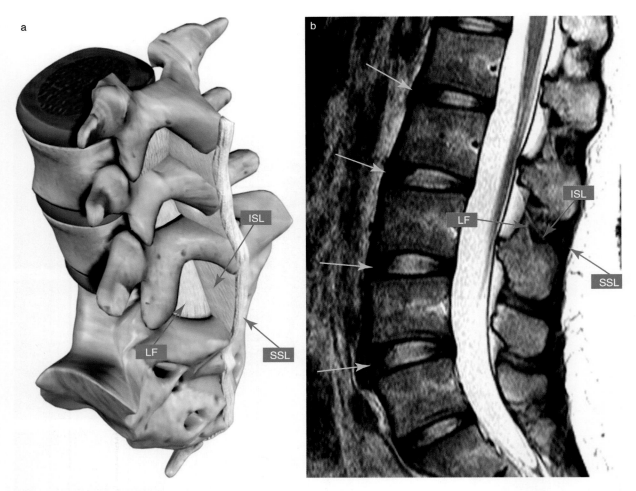

图 1.4　正常椎间盘和韧带示意图（a，c）和 T2 加权像 MRI（b，d）。椎间盘（箭头所指）是相邻椎体之间的纤维软骨结构，黄韧带（LF）位于椎板前方，棘间韧带（ISL）跨越棘突之间，棘上韧带（SSL）连接棘突的后表面。椎间盘由内部的髓核（NP）和外层的纤维环构成，正常的椎间盘在 T2 像 MR 表现为中央高信号（虚线箭头）和周围低信号。中央 T2 像高信号代表髓核（NP）和内层的纤维环。黄韧带（LF）是连接上位椎板前部和下位椎板后部的弹性纤维，并且向侧方走行到小关节囊的前部（a，c）

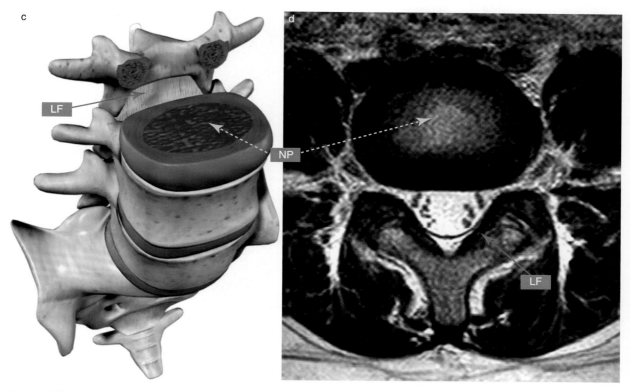

图 1.4 （续）

1.7.3 颈椎解剖

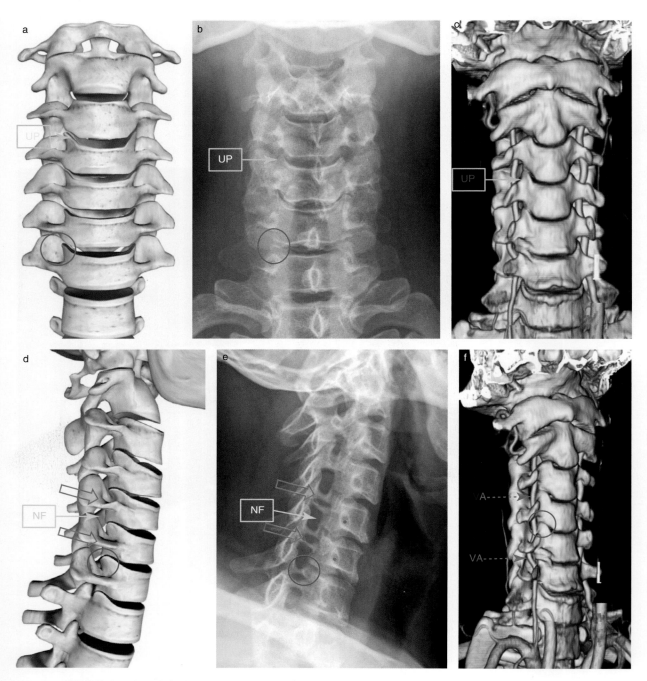

图 1.5 颈椎前位（a–c）和右斜位（d–f）的解剖示意图（a,d）、平片（b,e）和 CT 血管成像（c,f）。钩突（UP）是起于颈椎椎体后外侧面向上的骨性突起。颈神经孔（NF）为前内方向走行，斜位片可以清晰显示（d–f）。同侧的神经孔（NF）在同侧斜位上可见其正面，位于同侧椎弓根之间（开放箭头），椎弓根看起来类似骨桥。斜位片（e）可显示对侧连续的椎弓根（原点）。钩椎关节（圆圈）由下位椎体的钩突和上位椎体的下关节面构成，其位于神经孔的前部，因此钩椎关节的增生可以导致神经孔狭窄，造成神经根压迫。椎动脉（VA）走行于 C1–C6 横突的的椎动脉孔内，位于神经孔的前半部分（a,d）

1.7.4　脊髓和神经根解剖

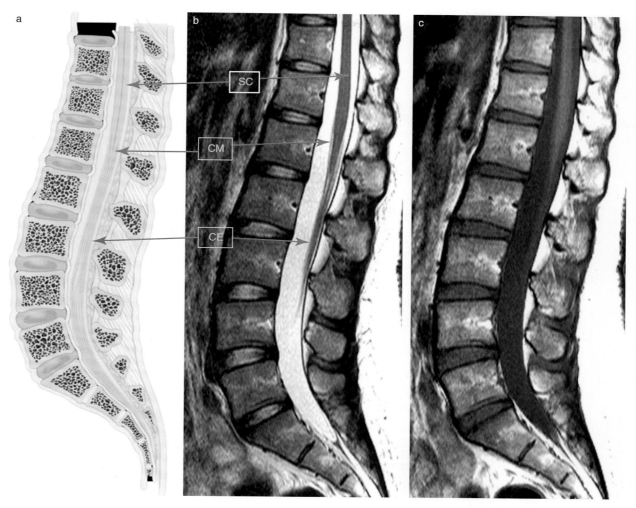

图 1.6　脊髓和神经根的示意图（a）、T2 加权像（b）和 T1 加权像（c）的矢状位 MR。脊髓是中枢神经系统在脊柱硬膜囊内的延续。脊髓（SC）以圆锥状终止于 L1 水平，成为脊髓圆锥（CM）。脊髓有 2 个区域膨大：颈膨大和腰膨大。马尾（cauda equina, CE）是指脊髓圆锥远端神经纤维的集束（a）

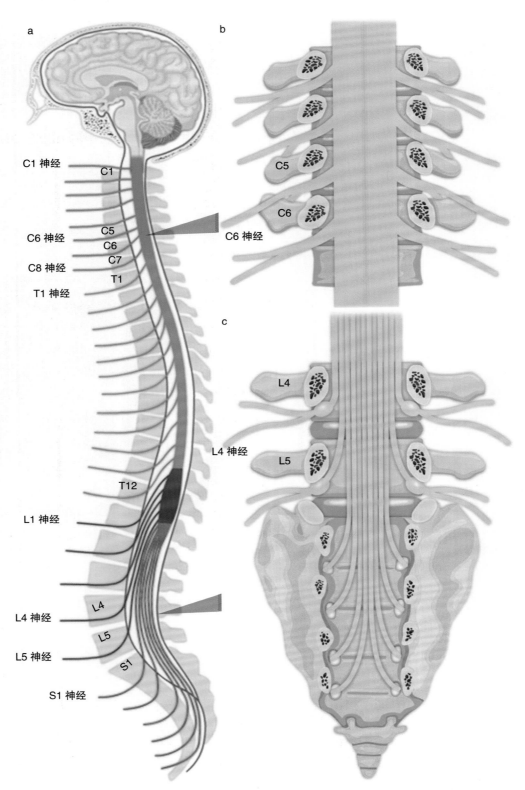

图 1.7　神经根的示意图。C1–C7 神经根以神经根相对应的下位椎节命名，而 T1–S5 神经根以对应的上位椎节命名，因此 C7 和 T1 椎体之间的神经根命名为 C8 神经根（a）。例如，C6 神经根在 C6 椎体上方从 C5/6 椎间孔内穿出（b），而 L4 神经根在 L4 椎体上方从 L4/5 神经孔穿出（c）

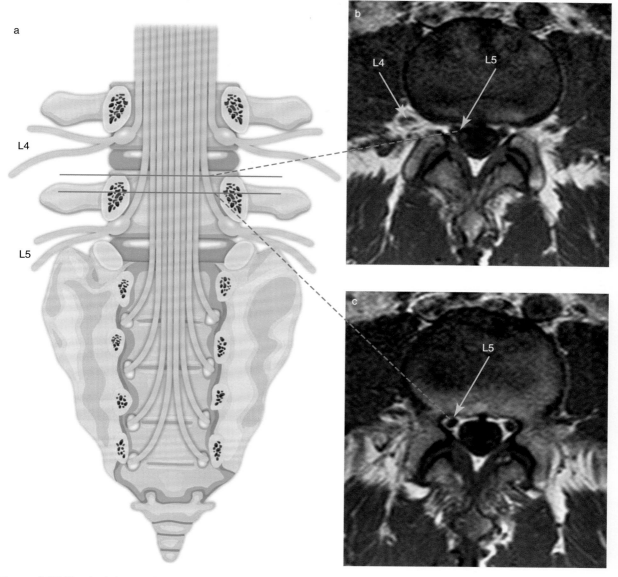

图 1.8 腰椎神经根出行和下行的示意图。在示意图（a）中，出行的 L4 神经根位于 L4/5 神经孔内，而下行的 L5 神经根位于硬膜外沿 L5 椎弓根内侧走行，最终在 L5 椎弓根的远端穿出 L5/S1 神经孔。L4/5 椎间盘层面的 T1 加权像轴状面 MR（b）显示 L4 神经根位于神经孔内，L5 神经根位于硬膜外。在 L4/5 间盘的正下方，L5 神经根沿 L5 椎弓根内侧下行（c）

参考文献

Aguila LA, Piraino DW, et al. The intranuclear cleft of the intervertebral disk: magnetic resonance imaging. Radiology. 1985;155(1): 155–8.

Castillo M, Malko JA, et al. The bright intervertebral disk: an indirect sign of abnormal spinal bone marrow on T1-weighted MR images. AJNR Am J Neuroradiol. 1990;11(1):23–6.

Del Grande F, Maus TP, et al. Imaging the intervertebral disk: age-related changes, herniations, and radicular pain. Radiol Clin North Am. 2012;50(4):629–49.

Grenier N, Kressel HY, et al. Isthmic spondylolysis of the lumbar spine: MR imaging at 1.5 T. Radiology. 1989;170(2):489–93.

Grogan JP, Hemminghytt S, et al. Spondylolysis studied with computed tomography. Radiology. 1982;145(3):737–42.

LaMasters DL, Dorwart RH. High-resolution, cross-sectional computed tomography of the normal spine. Orthop Clin North Am. 1985;16(3):359–79.

Rumboldt Z. Degenerative disorders of the spine. Semin Roentgenol. 2006;41(4):327–62.

Xu GL, Haughton VM, et al. Lumbar facet joint capsule: appearance at MR imaging and CT. Radiology. 1990;177(2):415–20.

第 2 章　腰背痛相关的常见脊柱疾病

内　　容

2.1 腰背痛患者腰椎 MR 影像：我们应该关注什么？ ··· 15

2.2 椎间盘突出 ·· 15

2.3 椎管狭窄 ·· 16

2.4 序列紊乱（滑脱、侧凸、后凸） ··· 16

2.5 腰椎后方结构退行性改变（小关节病、棘突撞击现象） ·· 17

2.6 影像精析：腰背痛相关的常见脊柱疾病 ·· 18

　　2.6.1　椎间盘突出术语的示意图 ··· 18

　　2.6.2　椎间盘突出 ··· 21

　　2.6.3　腰椎中央管狭窄 ·· 34

　　2.6.4　腰椎间孔狭窄 ·· 38

　　2.6.5　峡部裂 / 滑脱 ·· 42

　　2.6.6　后方结构退行性改变 ·· 51

参考文献 ··· 54

本章节将介绍腰椎 MR 读片的方法和技巧，并阐述腰背痛和腰椎神经根病相关常见脊柱疾病的影像学特征：如椎间盘突出、腰椎管狭窄、腰椎滑脱、脊柱关节病、脊柱滑脱、后凸畸形及脊柱侧弯等。

2.1　腰背痛患者腰椎 MR 影像：我们应该关注什么？

为了更好地解释腰背痛患者的脊柱 MR 影像，最好从矢状面开始阅片。在矢状面 T2 加权像中，三个解剖区域需要认真观察：中央椎管、脊髓和椎间盘。在矢状面 T1 加权像中，需要对照椎间盘的信号认真观察骨髓信号是否异常，任何聚集或弥散的骨髓低强度信号都可能表明骨病发生。阅读完矢状面影像后，从头至尾观察轴状面影像，再反过来阅读。在 T2 加权像轴状面中，椎间盘后缘与硬膜囊和神经根的关系需要仔细辨认以确认是否有椎间盘突出。常见的错误包括遗漏向上游离至椎间孔或椎间孔外区域、或向下游离至小关节下区域的突出椎间盘。在 T1 加权像轴状面中，要注意从硬膜囊至神经孔内下行神经根的走行，判断是否存在联合神经根等异常（Song 等 2008）。

表 2.1　腰椎 MR 的重点关注区域

矢状位 T2 加权像	中央管、脊髓、椎间盘
矢状位 T1 加权像	骨髓信号改变
轴状位 T2 加权像	椎间盘后缘、中央管、小关节下区域、椎间孔到椎间孔外区域
轴状位 T1 加权像	神经根走行、椎间盘后缘

近来研究发现：没有临床证据表明存在潜在严重问题的下腰痛，腰椎影像学检查并不改善临床预后（Modic 等 2005；Chou 等 2009）。一项前瞻性研究显示：在没有肿瘤、体重减轻、系统性疾病证据以及保守治疗无效等病史的 1 170 名小于 50 岁的腰痛患者中，影像学检查没有发现恶性肿瘤病例（Deyo 和 Diehl 1988）。美国放射学会认为只有当存在潜在系统性疾病，进行性神经系统障碍，或者马尾综合征等危险信号时，进行脊柱影像学检查才是恰当的（Bradley 2007）。美国疼痛协会及美国内科医师学会进一步强调：只有当患者的神经根病需要进行治疗性干预，如硬膜外激素注射或手术治疗时，才推荐进行脊柱影像学检查（Chou 等 2007）。

表 2.2　腰背痛和腰椎神经根病相关的常见脊柱疾病

椎间盘突出
椎管狭窄
序列紊乱（滑脱、后凸、侧弯）
小关节病
棘突撞击现象
纤维环裂隙、椎间盘退变

腰背痛或腰椎神经根病相关的常见脊柱疾病包括椎间盘突出、椎管狭窄、腰椎峡部裂、腰椎滑脱、后凸、侧弯、小关节病和棘突撞击现象等。

2.2　椎间盘突出

由美国脊柱影像学协会、美国神经影像学协会和北美脊柱协会组成的联合工作组，对腰椎间盘突出的定义术语进行了推荐（Fardon 和 Milette 2001）。根据推荐，突出的椎间盘定义为"椎间盘组织在椎间盘空间外的局部位移"。这里的"局部"指位移的椎间盘组织在轴状面上累及范围小于椎间盘圆周的一半。椎间盘边界由邻近椎体除骨赘外的轮廓决定。

根据椎间盘位移的形态，椎间盘突出可进一步分为突出和挤出。突出是指椎间盘突出部分的基底部宽度大于突出远端的宽度。挤出是椎间盘突出部分的基底部宽度小于突出远端的宽度。

轴状面影像中，移位的椎间盘按位置可分为中央区、关节下区（侧隐窝）、椎间孔区（椎弓根）或椎间孔外侧区（极外侧）。中央区和关节下区由小关节内侧缘的矢状位面分隔；关节下区和椎间孔区由椎弓根内侧缘的矢状面分隔；椎间孔区和椎间孔外侧区由椎弓根外侧缘的矢状面分隔。矢状位或冠状面影像中，椎间盘组织的水平位置可分为椎弓根上水平、椎弓根水平、椎弓根下水平和椎间盘水平。

在一些病例中，突出的椎间盘组织在 T2 加权像呈现比原椎间盘更高的信号强度，这可能是其检出率降低的原因之一。因此仔细观察椎间盘后缘对于定位突出的椎间盘十分重要。

如果突出的椎间盘已和原椎间盘脱离，则可

能被误诊为硬膜外肿瘤。突出椎间盘与硬膜外肿瘤相鉴别的特征是：①相邻椎间盘基底部相关突出；②T2像椎间盘内组织低信号；③椎间盘环状强化。

突出椎间盘和相邻神经根的关系可分为：接触、分离或挤压（Pfirrmann 等 2004）。由于在硬膜外下行的神经根经经下位椎体水平的神经根孔穿出，因此腰椎的神经根编号较易混淆。例如，在 L4-5 椎间盘水平的硬膜囊外，有两对神经根：L4 神经根位于双侧椎间孔或椎间孔外侧区域，而 L5 神经根位于双侧中央区或关节下区。因此位于 L4-5 中央区或关节下区的突出椎间盘可压迫 L5 神经根（不压迫 L4 神经根），同理，位于 L4-5 椎间孔或椎间孔外侧区域突出的椎间盘可能压迫 L4 神经根。

神经根病主要由椎间盘突出导致的神经周围炎症引起，而不是由神经根受压迫本身造成。神经根病意味着存在神经功能障碍的客观体征，包括运动减弱、感觉减退/感觉异常、或深腱反射消失。神经根病特征性的伴随着间歇性、刺痛性、电击性或灼烧型放射痛（Del Greande 等 2012）。

2.3　椎管狭窄

椎管狭窄是中央椎管、侧隐窝或椎间孔狭窄的退行性疾病，导致神经根或脊髓受压迫。腰椎管狭窄患者的最常见症状是腰背痛（95%）、跛行（91%）、腿痛（71%）、无力（33%）和排尿障碍（12%）（Amundsen 等 1995）。跛行是指患者在行走过程中感到下肢疼痛及无力。椎管狭窄是跛行的常见病因之一（神经性跛行）。血管原因（尤其是动脉供血不足）是跛行发生的另一类常见原因（血管性跛行）。

用于描述中央椎管狭窄的常用参数包括硬膜囊前后径和硬膜囊横断面积。硬膜囊前后径小于 10mm 或硬膜囊横断面积小于 $100mm^2$ 被认为是椎管狭窄（Maus 2012）。最近一项研究（Lee 等 2011）认为轴状面和矢状面上蛛网膜下腔腹侧闭塞可诊断腰椎中央椎管狭窄，并根据脑脊液（CSF）闭塞程度及神经根聚集程度分为轻度、中度或重度。轻度中央椎管狭窄，其神经根仍在硬膜内未聚集。对于中度中央椎管狭窄，其神经根在硬膜囊内存在聚集。重度中央椎管

狭窄由于聚集程度大，可见硬膜囊内存在单束神经根。

腰椎椎间孔狭窄根据其神经孔内神经周围脂肪闭塞和相应神经根压迫进行分级（Lee 等 2011）。轻度、中度和重度腰椎神经孔狭窄定义如下：轻度椎间孔狭窄是指在单一方向（前后、上下）上神经周围脂肪有闭塞；中度椎间孔狭窄是指在两个及以上方向上神经周围脂肪有闭塞；重度椎间孔狭窄是指存在神经根压迫或由于压迫出现神经根的形态变化。

2.4　序列紊乱（滑脱、侧凸、后凸）

脊柱序列紊乱如滑脱、侧凸、后凸等可能导致背部疼痛，也有可能因造成椎管狭窄而引起放射痛或跛行。脊椎滑脱是椎体相对于下一椎体向前移位，而反滑脱指椎体相对于下一椎体向后移位。

滑脱严重程度可按如下分级：下位椎体上终板表面的前后直径被平均分为 4 等分，根据上位椎体滑移占据四等分的程度为 I 到 IV 度滑脱。腰椎滑脱的原因有先天性（发育异常）、峡部性（崩裂）、退变性、创伤性、病理性和医源性滑脱（Butt 和 Saifuddin 2005）。腰椎滑脱的两大最常见原因为峡部裂（崩裂性脊柱滑脱）和小关节退变（退变性脊柱滑脱）。峡部裂是指椎弓峡部有缺陷的一种疾病。椎弓峡部是位于上下关节突之间的椎体后方结构的一部分。峡部裂最常见于 L5 节段，如果双侧峡部裂可能导致腰椎滑脱。崩裂性脊柱滑脱可使两侧神经孔变窄，但由于椎板和棘突没有向前移位，因此中央椎管通常会变宽。相反，由于小关节退变引起的退变性腰椎滑脱，大多数病例中央椎管严重狭窄。退变性腰椎滑脱被认为是腰椎节段不稳的最终结局。

退变性腰椎侧凸是指椎间盘和小关节的非对称性退变而导致的腰椎异常弯曲。这类患者可主诉下腰痛和由于椎间孔狭窄导致的放射痛。退变性腰椎侧凸患者的椎间孔狭窄可以是单侧非对称性的，如累及左侧 L1-2、左侧 L2-3、右侧 L4-5 和右侧 L5-S1。

背部肌肉萎缩和小关节退变也可导致腰椎后凸（腰椎退变性后凸 =LDK）。站立侧位平片可诊断 LDK，其表现为腰椎序列后凸。磁共振表现为背部肌肉严重的脂肪萎缩。

2.5　腰椎后方结构退行性改变（小关节病、棘突撞击现象）

椎间小关节属于滑膜关节，像其他关节一样，也容易发生如关节间隙变窄、骨赘形成、软骨下骨硬化、软骨囊肿、关节积液和滑膜囊肿等退变性改变。椎间小关节退变（小关节病）是老年患者腰背痛的常见病因；是伴中央管狭窄导致放射痛和跛行的退变性腰椎滑脱的主要原因；有时也产生骨赘导致侧隐窝狭窄。椎间关节的腹侧滑膜囊肿可压迫下行的神经根，导致神经根性疾病。对于硬膜外囊性肿物，考虑为滑膜囊肿的特征有：①相邻小关节退行性改变；②与关节积液或关节腔相交通；③老龄。

邻近节段上下棘突极度靠近可导致棘突间假关节和囊肿形成。这种情况被称为 Baastrup 现象即棘突撞击现象（Malfair 和 Beall 2007）。棘突间韧带的冗余使棘突间韧带挤入中央椎管后方，导致髓鞘脂肪垫消失，椎管后方变窄。如果后方退变严重，小关节外膜滑膜囊可能形成，有时可与小关节相通。棘突间滑膜囊或肥厚性退变可从棘突间隙向前延伸，导致椎管狭窄。

要点

- 矢状位 T2 加权像中，应仔细观察中央椎管、脊髓和椎间盘三个解剖区域。
- 矢状位 T1 加权像中，应参考椎间盘信号仔细评估骨髓信号是否存在异常。
- 椎间盘突出与硬膜外肿瘤相鉴别的特征是：①在邻近椎间盘基底部突出，②椎间盘组织 T2 低信号强度，③椎间盘组织环形强化。
- 腰椎管狭窄症可根据脑脊液（CSF）阻塞程度（中央椎管狭窄）和神经周围脂肪闭塞程度（椎间孔狭窄）进行分级。
- 腰椎滑脱最常见的两类病因为：峡部裂（崩裂性腰椎滑脱）和小关节退变（退行性腰椎滑脱）。
- 小关节可与其他滑膜关节一样表现出退变特征，包括关节间隙变窄、骨赘形成、软骨下硬化、软骨下囊肿、关节积液和滑膜囊形成。

2.6 影像精析：腰背痛相关的常见脊柱疾病

2.6.1 椎间盘突出术语的示意图

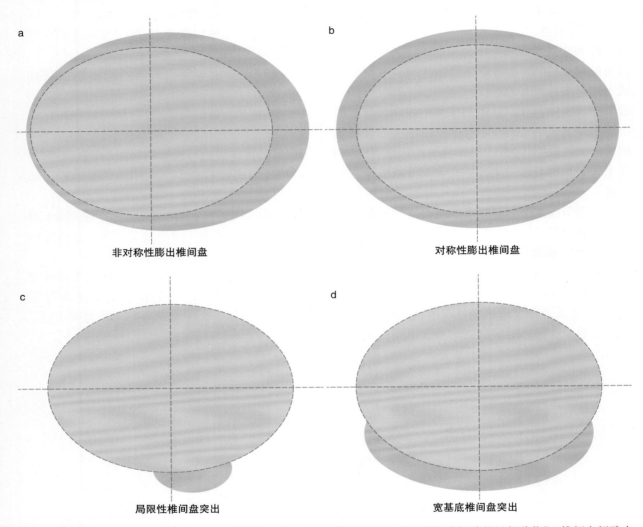

图 2.1 椎间盘突出定义的示意图。突出的椎间盘被定义为"椎间盘组织超出椎间盘间隙的局部移位"。椎间盘间隙由相邻椎体除骨赘以外的轮廓描绘。"局部"指移位的椎间盘组织在轴状面影像上累及范围小于椎间盘圆周的一半。因此（a，b）不是椎间盘突出，仅表现为椎间盘膨出。（c，d）是椎间盘突出示意图：突出的椎间盘组织在轴状面累及范围小于椎间盘圆周的一半。（c）局限性突出的椎间盘组织小于椎间盘周长的四分之一，而宽基底部（d）的椎间盘突出超过椎间盘周长的四分之一

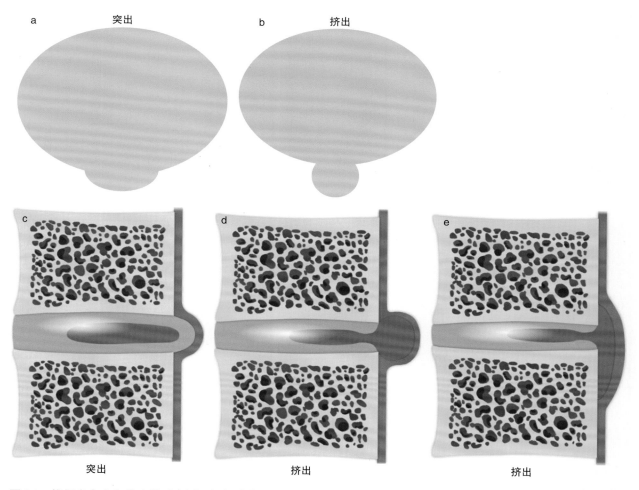

图 2.2　椎间盘突出和挤出的示意图。根据移位椎间盘的形态可将椎间盘突出进一步分为突出和挤出。突出是指轴状面和矢状面上椎间盘突出部分的基底部宽度大于突出远端的宽度（a，c）。挤出是指轴状面和矢状面上椎间盘突出部分的基底部宽度小于突出远端的宽度（b，d，e）

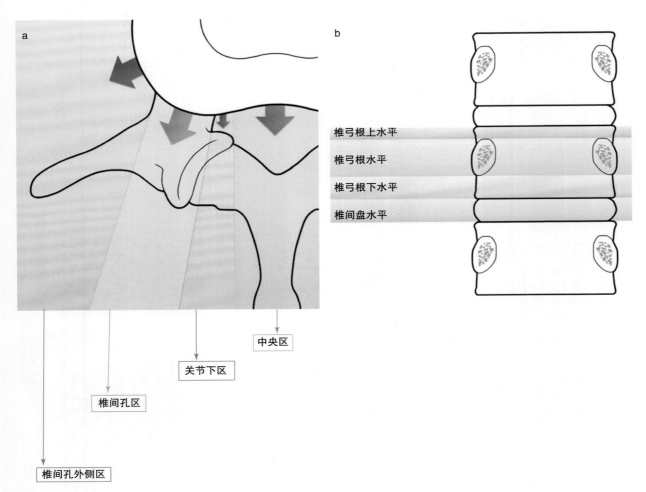

图 2.3 图示突出椎间盘定位分布的示意图。椎间盘组织位置可被分为中央区、关节下区（侧隐窝）、椎间孔区（椎弓根）和椎间孔外侧区（极外侧区）（a）。中央区和关节下区由小关节内侧缘的矢状位面分隔；关节下区和椎间孔区由椎弓根内侧缘的矢状面分隔；椎间孔区和椎间孔外侧区由椎弓根外侧缘的矢状面分隔。矢状位或冠状面影像中，椎间盘组织的水平位置可分为椎弓根上水平、椎弓根水平、椎弓根下水平和椎间盘水平（b）

2.6.2　椎间盘突出

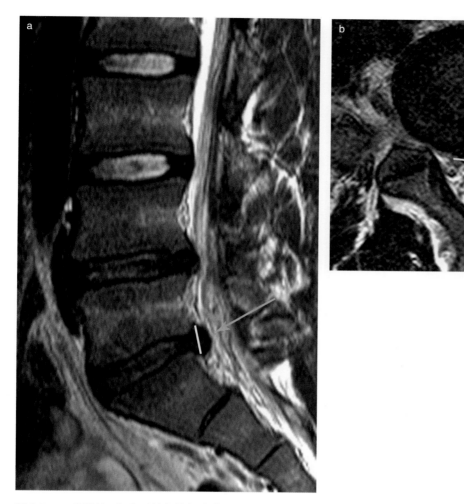

图 2.4　20 岁男性,中央区局部椎间盘突出。可见 L5/S1 椎间盘局部突出(小于轴状面周长的 25%)(a,b 中箭头)。由于其基底宽度(直线)在轴状面和矢状面上都大于突出椎间盘的最大径,因此其类型是突出。突出的椎间盘位于中央至小关节内侧缘,因此可判断其位于中央区。根据影像学表现,突出的椎间盘位于中央区左侧至中线,累及左侧中央区。突出的椎间盘压迫 L5/S1 左侧 S1 下行的神经根(虚线)。最终的影像学报告应为:"L5/S1 左中央区腰椎间盘突出伴左侧 S1 神经根压迫"

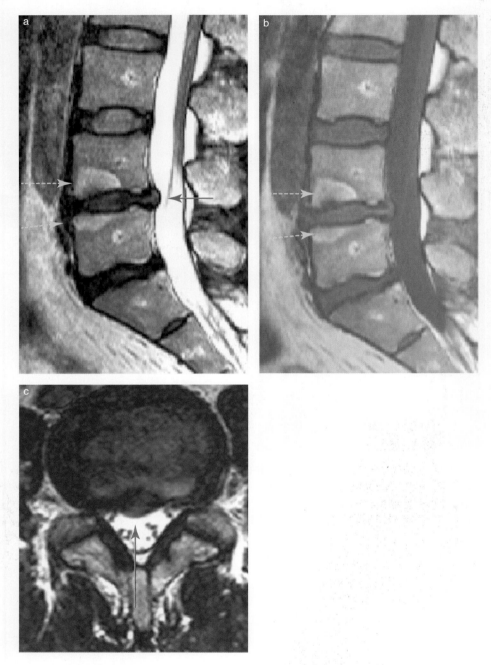

图 2.5　38 岁女性，椎间盘突出。L4/L5 节段中央区（实线箭头）椎间盘突出（a，c）。Modic Ⅱ 型终板退行性改变（T2 和 T1 加权像都呈高信号（b），提示脂肪浸润）也可见于 L4/L5 节段（虚线箭头）

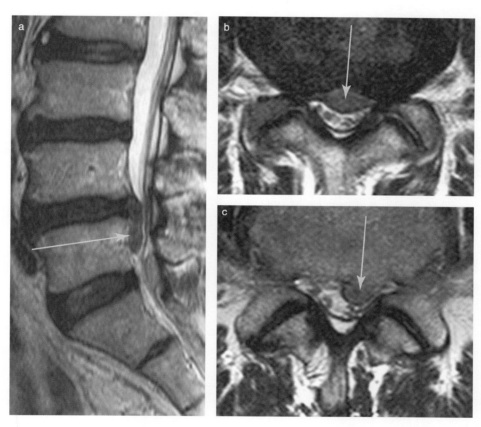

图 2.6　73 岁男性，腰椎间盘突出。突出的椎间盘位于 L4/L5 左侧中央区伴向下游离（a–c）

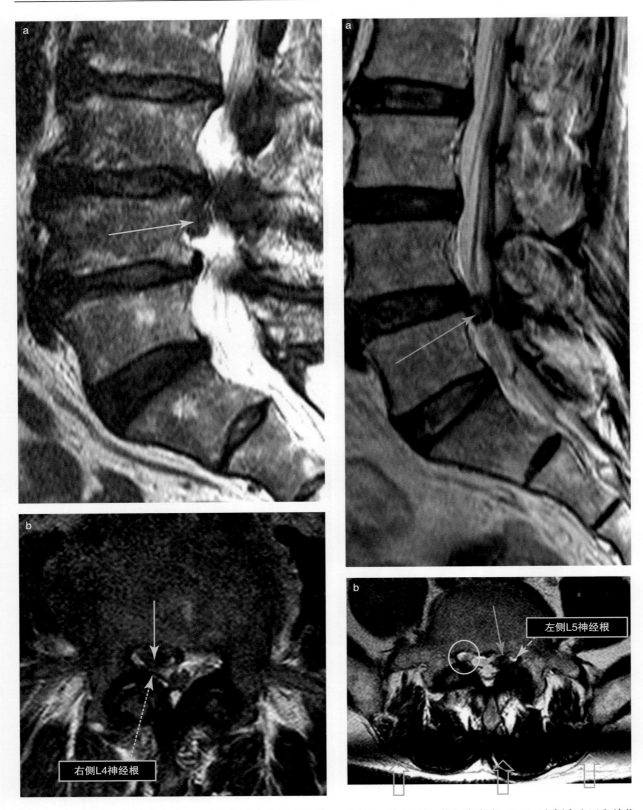

图 2.7 72 岁男性，椎间盘突出。L3/L4 右侧中央区和关节下区椎间盘突出（挤出，箭头）伴向下游离，导致右侧 L4 神经根受压（a，b）

图 2.8 66 岁男性，椎间盘突出。L4/L5 左侧中央区和关节下区椎间盘突出（挤出），伴向下游离至 L5 椎弓根水平，左侧 L5 神经根受压迫（虚线箭头）（a，b）。可见完整的右侧 L5 神经根位于右侧 L5 椎弓根内侧（圆圈）。腰椎神经根位于相近椎弓根内侧（如 L5 神经根位于 L5 椎弓根内侧）。T2 像轴状面后方的线丛（开放箭头）为饱和伪影

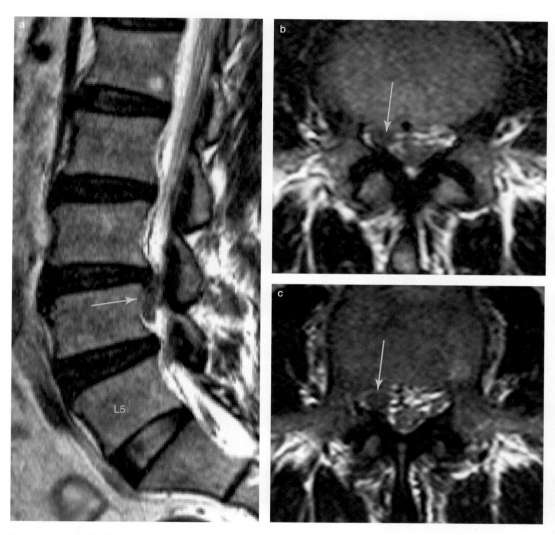

图 2.9 54 岁男性,椎间盘突出,该患者存在腰骶移行椎(L5 骶化)(a)。L3/L4 右侧小关节下区(小关节矢状面内侧缘的外侧)椎间盘突出(箭头)伴向下游离,导致右侧 L4 神经根受压迫(b,c)

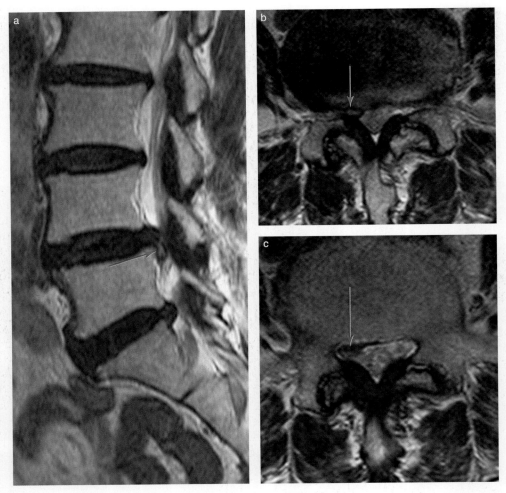

图 2.10　67 岁女性，关节下区小的椎间盘突出但严重神经根受压迫。突出的椎间盘可见于 L4/L5 右侧关节下区（箭头）伴向下游离，压迫右侧 L5 神经根（右侧 L5 椎弓根内缘）（a–c）。磁共振影像中小的椎间盘突出易被忽视，此区域的神经根受压迫是导致严重放射痛的原因

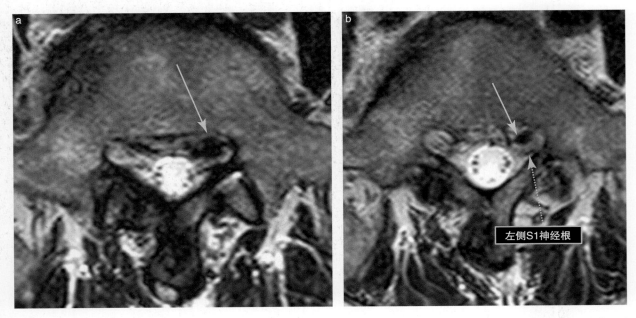

图 2.11　56 岁男性，椎间盘突出。L5/S1 左侧关节下区椎间盘突出（箭头）位于伴向下游离，左侧 S1 神经根受压迫（a,b）

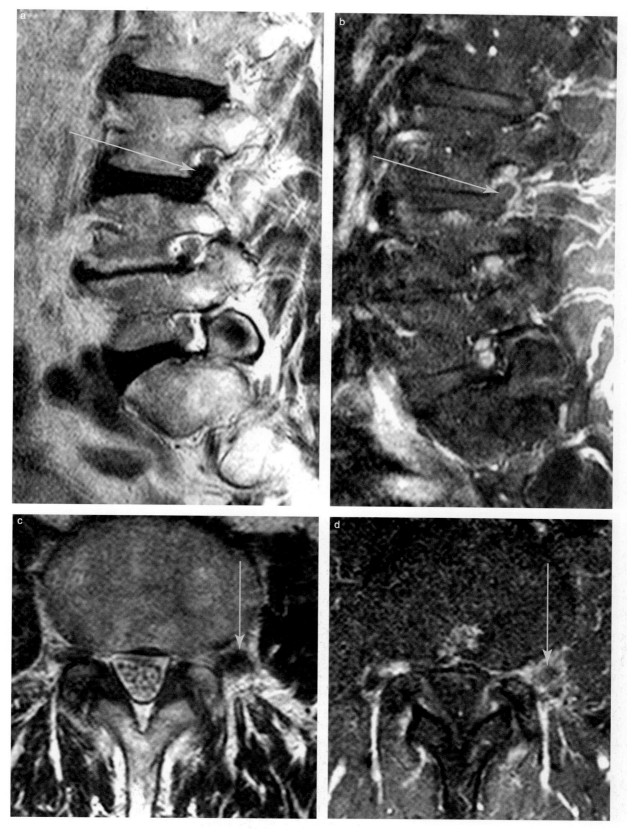

图 2.12　71 岁男性，L3/L4 左侧椎间孔区椎间盘突出（挤出）伴向上游离。矢状位 T2 加权像（a）和矢状位 T1 对比增强影像（b），局部椎间盘突出（箭头）进入神经孔伴边缘强化。在 L3/L4 椎间盘上方水平的轴状面 T2 加权像（c）和 T1 增强影像（d）显示：游离的椎间盘组织（箭头）位于左侧椎间孔区，T2 像低信号伴周围强化。椎间孔区在判断椎间盘突出时易被忽视，因此读片时要仔细观察矢状位和轴状位的椎间孔区域

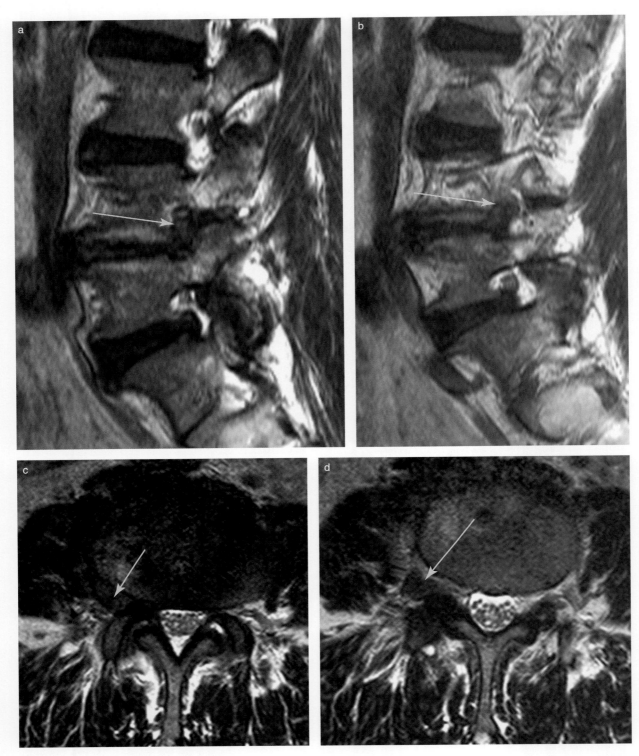

图 2.13　72 岁男性，椎间盘突出，T2 加权像（a–d）。突出的椎间盘（箭头，挤出）位于 L4/L5 右侧椎间孔区和椎间孔外侧区伴向上游离，导致右侧 L4 神经根压迫

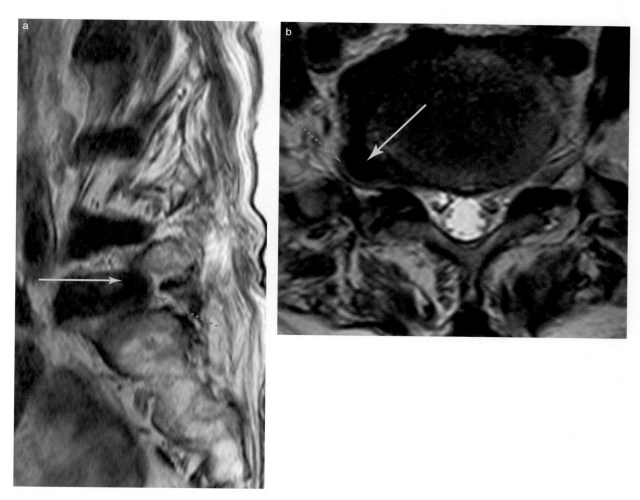

图 2.14　69 岁女性，椎间盘突出。L5/S1 右侧椎间孔外侧区域（箭头）椎间盘突出伴右侧 L5 神经根（虚线箭头）受压迫（a，b）。椎间孔外侧区域的椎间盘突出在矢状位上难以发现，但在轴状位上较易判断，因此应在轴状位图像检查椎间孔外侧区域以判断椎间盘突出的位置

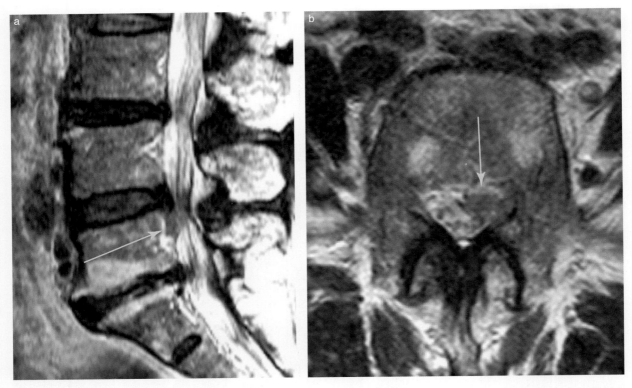

图2.15   66岁男性，椎间盘突出，易被忽视，T2像呈高信号。突出的椎间盘（箭头）在T2加权像呈高信号，与原椎间盘的信号不同。对这类病例，椎间盘突出易被忽视

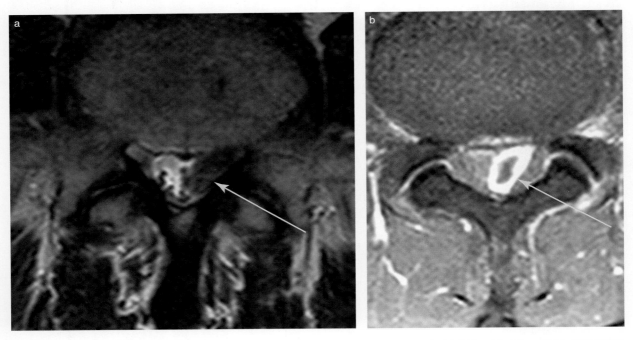

图2.16   69岁男性，类似硬膜外肿瘤的椎间盘突出。椎间盘突出（游离）位于左侧硬膜外区域后方。类似于硬膜外肿瘤，但T2像呈高信号（a），2周后随访周围呈现环形强化（b），提示为椎间盘突出。2周后进行对比增强影像（b）发现，椎间盘突出的形状及位置同先前T2加权像比较发生改变，也提示为椎间盘突出而非肿瘤

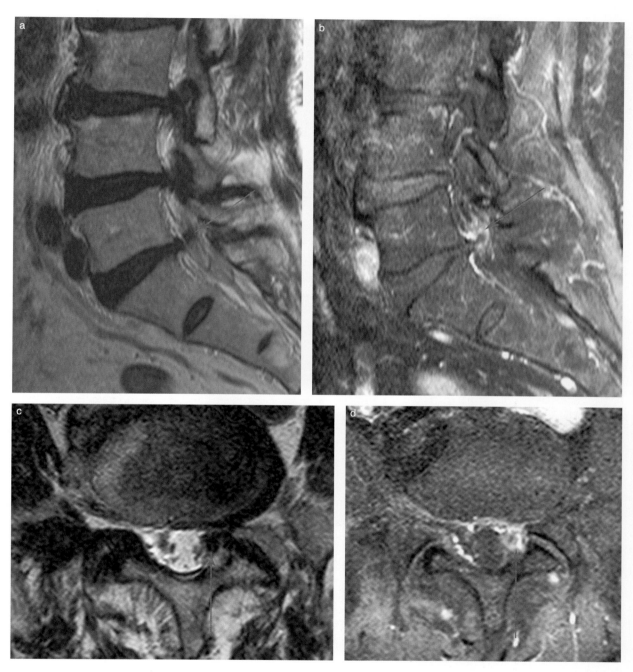

图 2.17　73 岁男性,椎间盘突出。椎间盘突出(箭头,游离)位于左侧中央区,T2 像呈现高信号(a,c)以及周围信号强化(b,d)

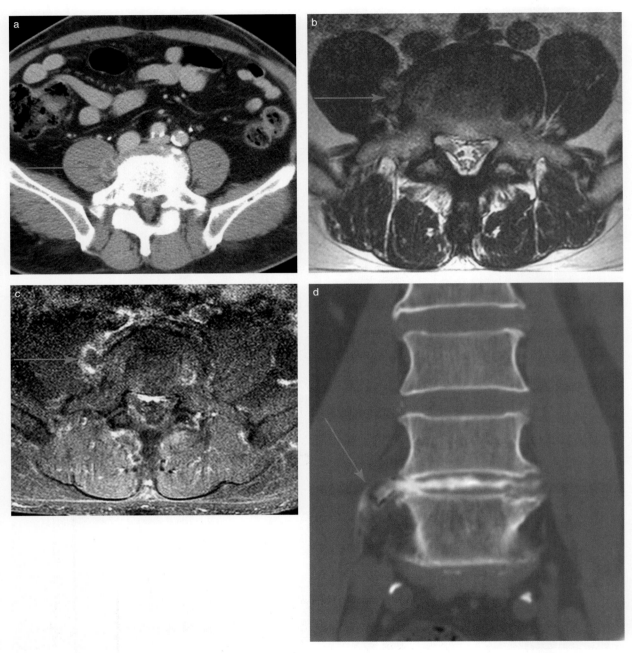

图 2.18 72 岁男性，类似于椎旁肿物的椎间盘突出。腹部 CT（a）显示右侧椎旁区域圆形肿物（箭头）。脊柱磁共振进一步评估肿物，磁共振图像上，肿物（箭头）呈现 T2 像混杂高低信号（b）伴有周围信号强化（c）。基于磁共振影像结果，怀疑为椎间盘突出，行 CT 椎间盘造影。结果显示造影剂从原先 L4/L5 椎间盘处渗入肿物（箭头），证实了椎间盘突出的诊断

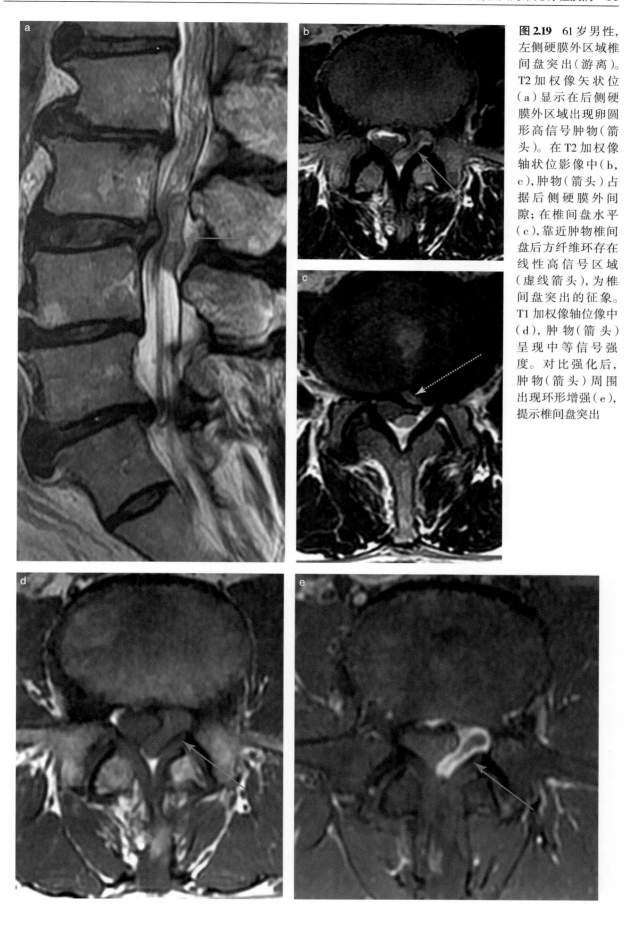

图 2.19　61 岁男性，左侧硬膜外区域椎间盘突出（游离）。T2 加权像矢状位（a）显示在后侧硬膜外区域出现卵圆形高信号肿物（箭头）。在 T2 加权像轴状位影像中（b，c），肿物（箭头）占据后侧硬膜外间隙；在椎间盘水平（c），靠近肿物椎间盘后方纤维环存在线性高信号区域（虚线箭头），为椎间盘突出的征象。T1 加权像轴位像中（d），肿物（箭头）呈现中等信号强度。对比强化后，肿物（箭头）周围出现环形增强（e），提示椎间盘突出

2.6.3　腰椎中央管狭窄

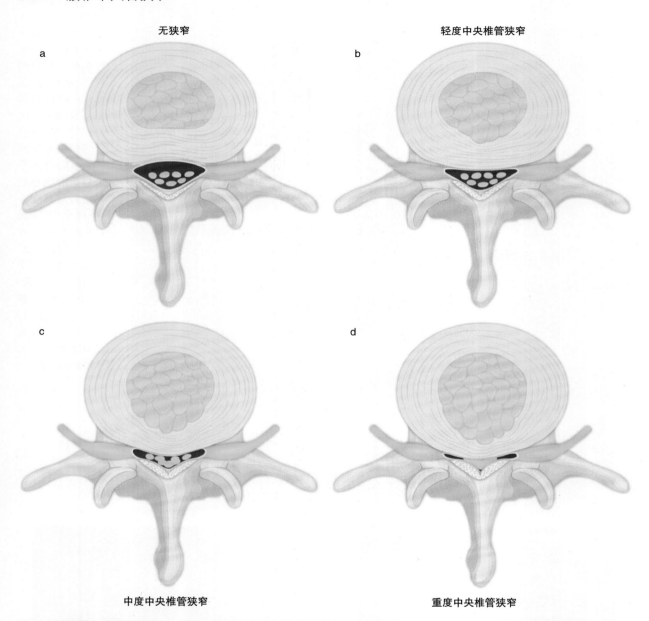

无狭窄

a

轻度中央椎管狭窄

b

c

d

中度中央椎管狭窄

重度中央椎管狭窄

图 2.20　腰椎中央椎管狭窄示意图。当轴状位和矢状位影像中出现腹侧蛛网膜下腔阻塞，可诊断为腰椎中央椎管狭窄，并根据脑脊液的阻塞程度和神经根聚集情况为轻度，中度和重度（a–d）。轻度中央椎管狭窄，硬膜内神经根保持相互分离，无聚集（b）。中度中央椎管狭窄，硬膜内神经根出现部分聚集（c）。重度中央椎管狭窄，由于严重的神经根聚集，只能在硬膜内观察到一整束神经根（d）

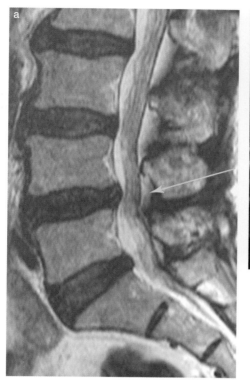
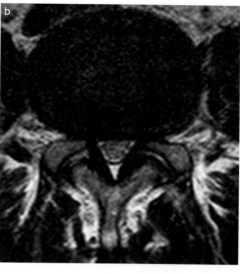

图 2.21　62 岁女性，L4/L5 轻度中央椎管狭窄。L4/L5 水平腹侧蛛网膜下腔阻塞，与中央椎管狭窄表现一致（a，b）。但马尾神经根在 L4/L5 水平仍分离，无聚集表现，提示为轻度中央椎管狭窄

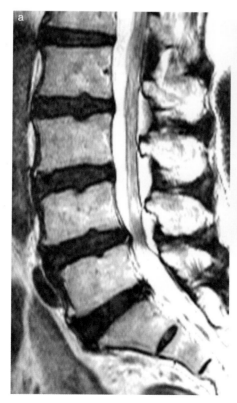
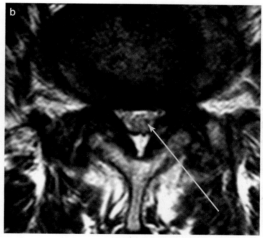

图 2.22　65 岁女性，L4/L5 中度中央椎管狭窄。L4/L5 水平出现部分马尾神经根聚集（箭头），与中度中央椎管狭窄表现一致

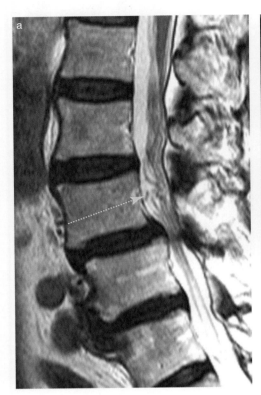
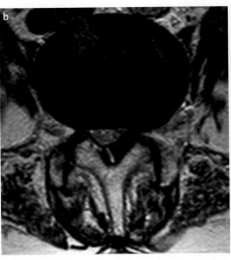

图 2.23　74 岁女性，L4/L5 中度中央椎管狭窄（a，b）。狭窄节段近端表现出马尾神经冗余（虚线箭头）提示长期狭窄（a）

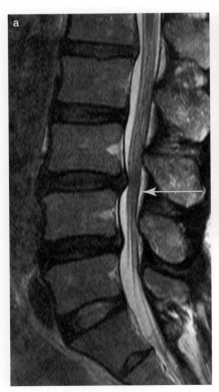
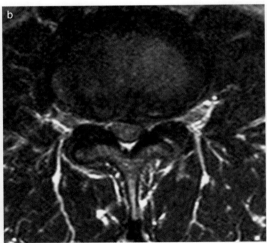

图 2.24　52 岁男性，L3/L4（箭头）中央椎管中度狭窄（a，b）

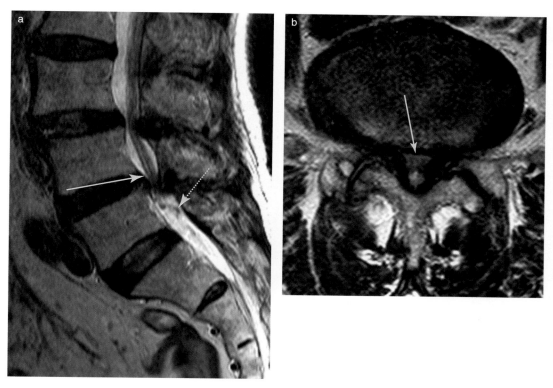

图 2.25　74 岁女性，L4/L5 重度中央椎管狭窄。L4/L5 水平马尾表现为束样外观（箭头），与重度狭窄表现一致（a，b），狭窄节段远端马尾由于狭窄导致神经根冗余（a，虚线箭头）

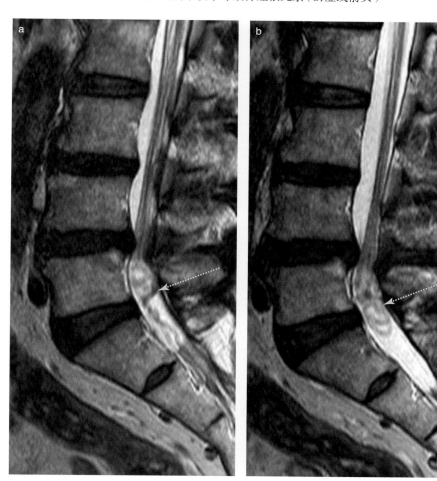

图 2.26　64 岁男性，重度中央椎管狭窄。L4/L5 重度中央椎管狭窄，远端神经根冗余（虚线箭头）（a，b）

2.6.4 腰椎间孔狭窄

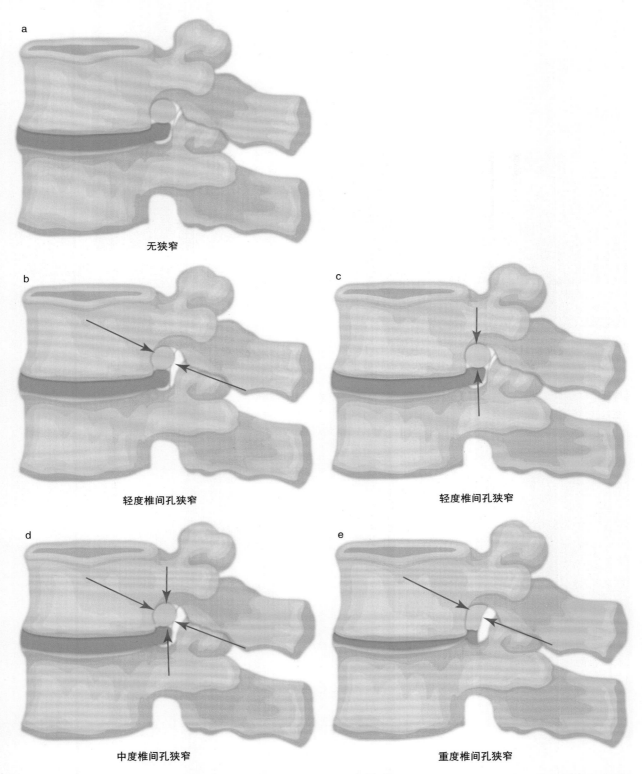

图 2.27 腰椎间孔狭窄示意图。腰椎间孔狭窄可根据神经孔的神经周围脂肪阻塞程度分级（a-e）。轻度、中度、重度腰椎间孔狭窄定义如下：轻度椎间孔狭窄为神经周围脂肪阻塞局限于一个方向，如前后方向或上下方向（b，c），中度椎间孔狭窄为神经周围脂肪阻塞有两个或两个以上方向（d），重度椎间孔狭窄表现为神经根受压迫或由于压破导致神经根形态出现变化（e）

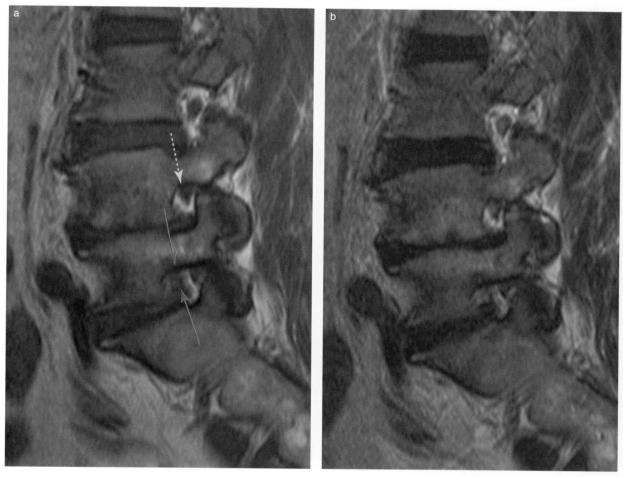

图 2.28 58 岁女性,轻度椎间孔狭窄。矢状位 T1 加权像(a)和 T2 加权像(b)显示左 L5/S1 轻度椎间孔狭窄。L5 神经根周围脂肪在一个方向阻塞(上下方向,箭头所示),神经根无明显变形。可见 L3/L4 完整的神经孔和神经周围脂肪。L4/L5 椎间孔不考虑为狭窄,因为神经周围脂肪阻塞只有一个点(上方,虚线箭头),而下方无累及(神经根下方神经周围脂肪保留正常)

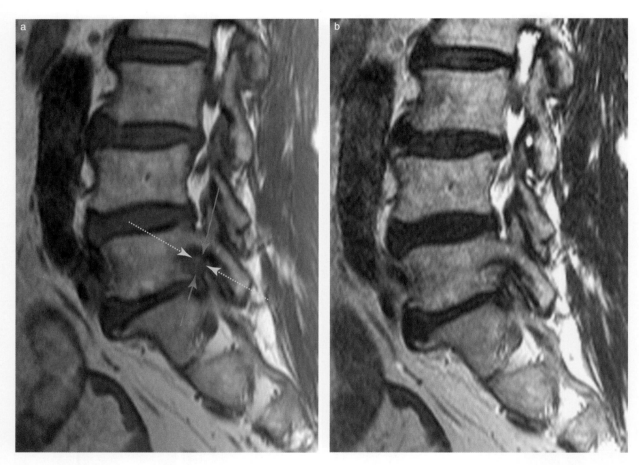

图 2.29 68 岁女性，T1 加权像（a）与 T2 加权像（b）矢状位示 L5/S1 左侧中度椎间孔狭窄。L5 神经根周围脂肪在两个方向（前后方向（虚线箭头）与上下方向（箭头））阻塞，但神经根未变形

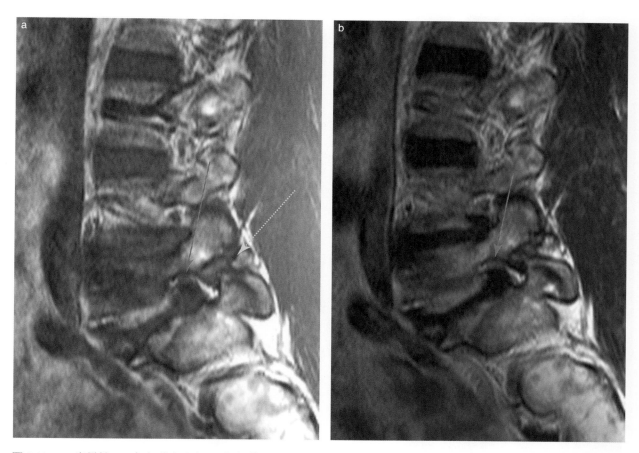

图 2.30　65 岁男性, T1 加权像（a）与 T2 加权像（b）矢状位示 L5/S1 右侧重度椎间孔狭窄。L5 神经根在椎间孔内严重受压（箭头）, L5 峡部裂（虚线箭头）

2.6.5　峡部裂／滑脱

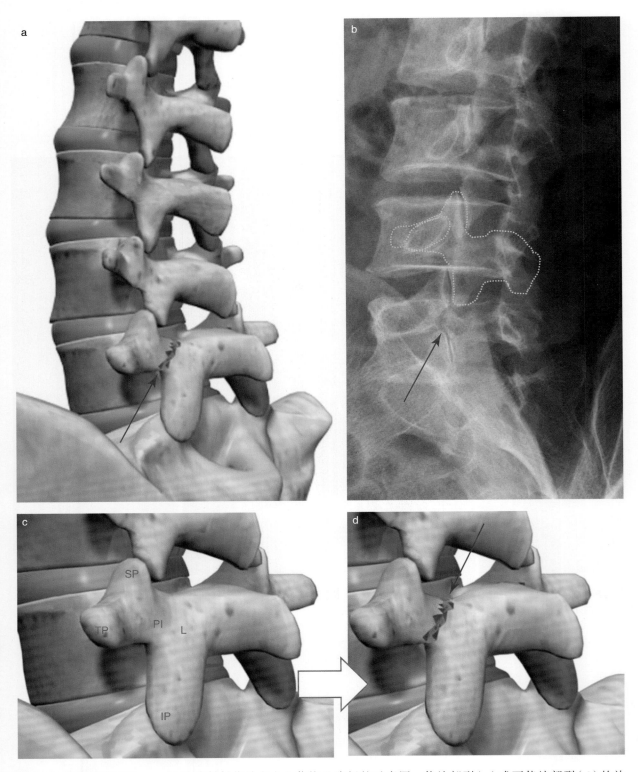

图 2.31　腰椎斜视图(a,c,d)及放射斜位片(b)上苏格兰狗征的示意图。伴峡部裂(c)或不伴峡部裂(d)的放大图像上可以清楚地显示构成苏格兰狗征的后方结构元素:眼睛 = 同侧椎弓根,鼻子 = 横突(TP),耳 = 上关节突(SP),腿 = 下关节突(IP),脖子 = 峡部(PI),身体 = 椎板(L)。峡部是指上下关节突之间的狭窄部分,峡部的英文"parsinterarticularis"指 the part("pars")between("inter-")the facet joints("articularis")。峡部缺如可以清楚地显示为苏格兰狗脖子的缺如(a,b,d 上箭头所示),放射斜位片(b)上表现为 L5 峡部线性缺如(a,c,d),与峡部裂表现一致

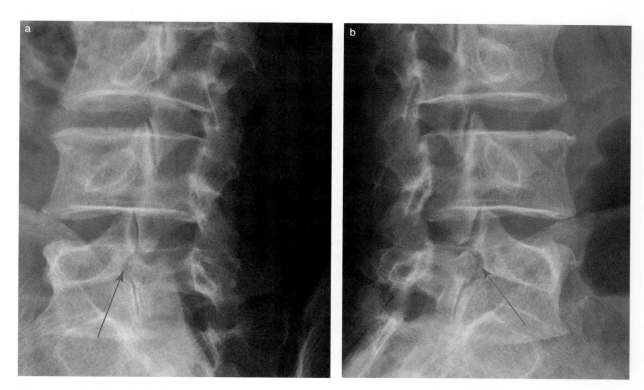

图 2.32　55 岁女性,腰椎斜位片显示苏格兰狗征。L5 双侧峡部线性缺如(箭头)与峡部裂(a,b)一致

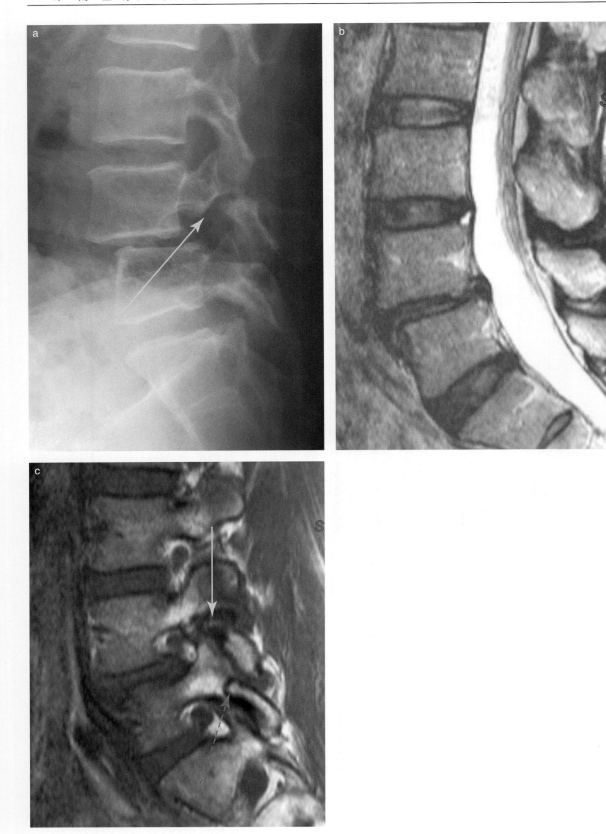

图 2.33 50 岁男性，L4/L5 峡部裂性脊柱滑脱。脊柱滑脱是指一个椎体相对于下端椎体的前移。引起脊柱滑脱的两大最常见原因是峡部裂（崩裂性腰椎滑脱 = 峡部滑脱）和小关节退行性病变（退行性脊柱滑脱），侧方屈位片（a）可清晰显示 L4/L5 峡部裂滑脱，T2 加权像正中矢状位（b）显示，L4/L5 水平中央椎管扩张。峡部裂滑脱常表现为中央椎管扩张，T1 加权像旁矢状位片（c）和侧位平片上可明显看到 L4 峡部裂（箭头），但 L5 峡部裂（虚线）在平片上不容易显示

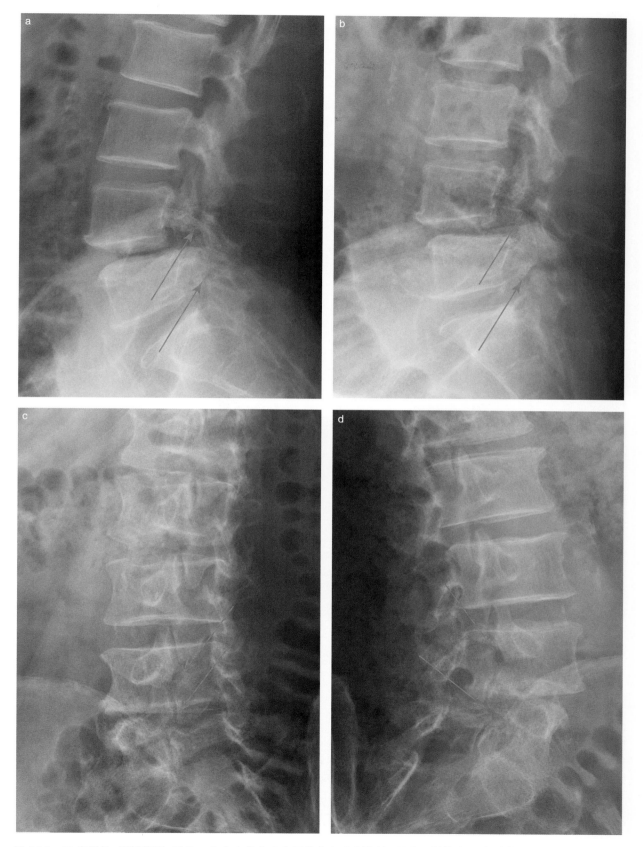

图 2.34　60 岁男性,腰椎滑脱,平片。在中立位(a)和屈曲位(b)侧位片,以及双斜位(c,d)平片可见的 L4 和 L5 双侧峡部裂(箭头)。由于屈曲位时峡部骨缺损更明显,因此屈曲位平片对于诊断峡部裂通常比中立位和过伸位更有价值

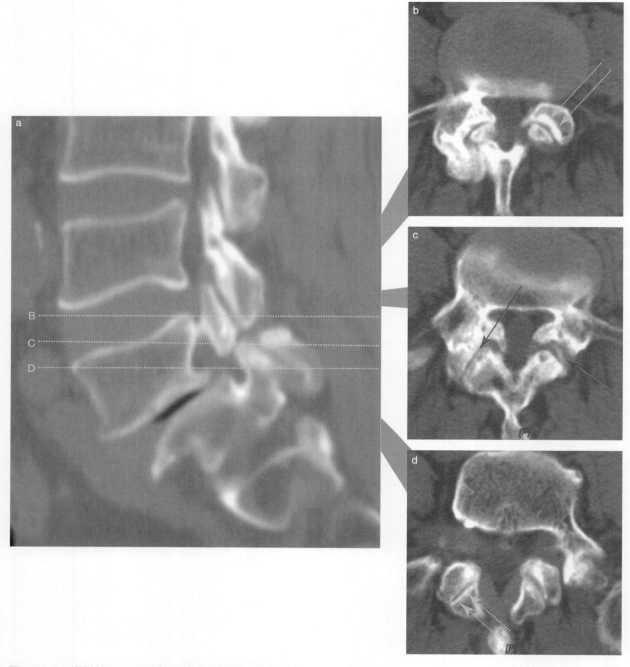

图 2.35　67 岁男性，L5/S1 峡部裂性脊柱滑脱，CT 扫描（a–d）。对脊柱连续扫描影像评估，可发现峡部裂表现为上关节突（b）和下关节突（d）之间的后弓缺损（c 中箭头）。轴状面 CT 影像上，由于外观类似，峡部裂可能会被误判为小关节。鉴别诊断特点如下：①小关节皮质在 CT 图像中具有高衰减，边缘平滑（虚线箭头所示）的特点；②如图（c）轴状位水平可见双侧椎弓根，通常小关节无法被看到；因此，在此平面上看到的所有缺损都代表峡部裂

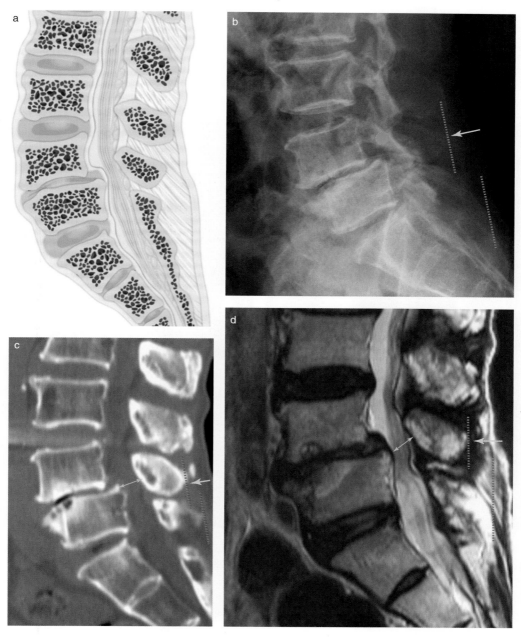

图 2.36　74 岁男性，L4/L5 退变性脊柱滑脱，示意图（a），侧位平片（b），CT（c），以及磁共振矢状位 T2 加权像（d）。在平片上无法辨认 L4 椎弓峡部裂（b 中圆点）。CT（c）和磁共振矢状位（d）显示 L4/L5 水平中央椎管狭窄（左 – 右箭头）。同时可见 L4 棘突向前移位（箭头，虚线），提示退变性脊柱滑脱合并峡部裂性脊柱滑脱

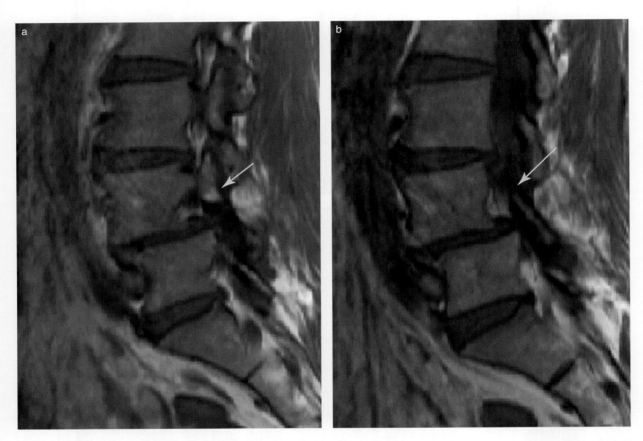

图 2.37 峡部磁共振矢状面图像。此病例无峡部裂发生,因为两张连续的矢状面图像(a,b)可追踪显示峡部(箭头所指)。由于峡部斜向倾斜,在单一矢状面图像上,可能被误诊为峡部裂。因此峡部需要在至少两张连续矢状位图像进行评估

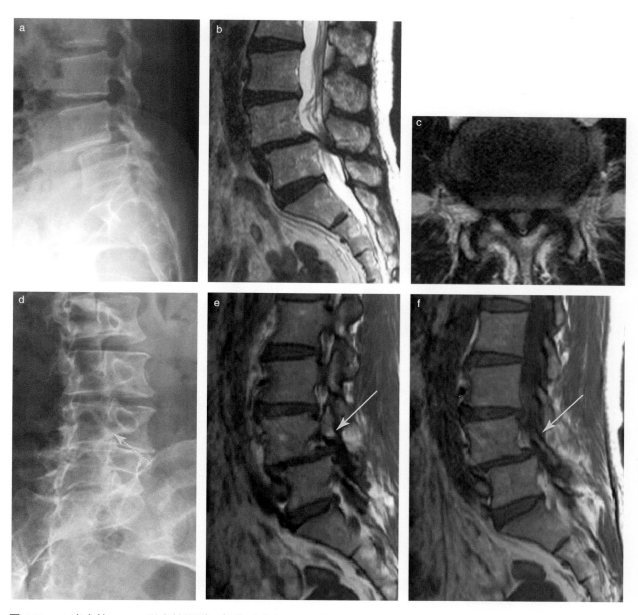

图 2.38　52 岁女性，L4/L5 退变性滑脱。侧位平片（a）及磁共振矢状面 T2 加权像（d）可见 L4/L5 腰椎滑脱。在 T2 加权像矢状面（b）和轴状面（c）上可见 L4/L5 平面中央椎管严重狭窄。在斜位平片（d）上可见峡部硬化（虚线箭头），且不能排除椎体滑脱。但是，两张连续的矢状面 T1 核磁像上显示峡部（箭头）完好（e, f）

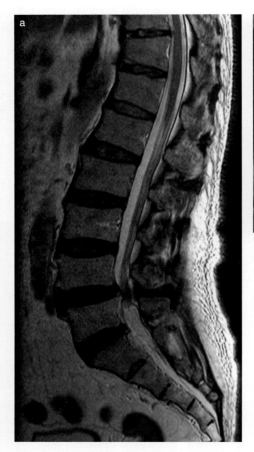
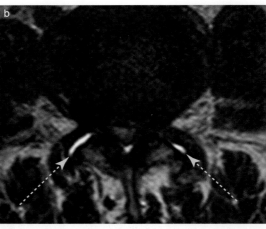

图 2.39 75 岁老年男性，L4/L5 退变性椎体滑脱伴严重中央椎管狭窄。在轴状面 T2 加权像（b）上可见表现为高信号（虚线）的关节积液。小关节退变是退变性椎体滑脱的主要原因。在退变性椎体滑脱中，中央椎管可表现为重度狭窄

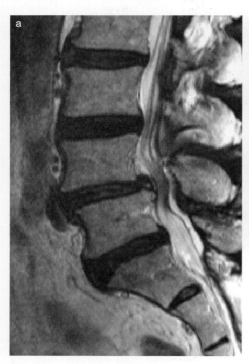
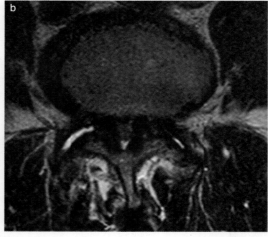

图 2.40 58 岁女性，L4/L5 退变性椎体滑脱伴严重中央椎管狭窄（a，b）

2.6.6　后方结构退行性改变

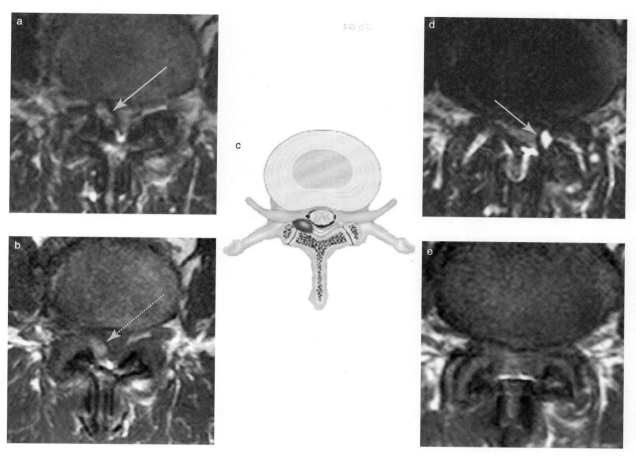

图 2.41　82 岁男性,双侧小关节滑膜囊肿。小关节退变可导致积液,并在关节前方或后方形成滑膜囊肿(c)。小关节前方滑膜囊肿可压迫下行神经根,导致神经根症状。在磁共振轴状面 T2 加权像(a , d),及 T1 加权像(b , e)中,可以看到在小关节前方与小关节连通的滑膜囊肿(箭头)。右侧滑膜囊肿(虚线箭头)显示 T1 高信号(b)提示可能是血性滑膜囊肿(c)

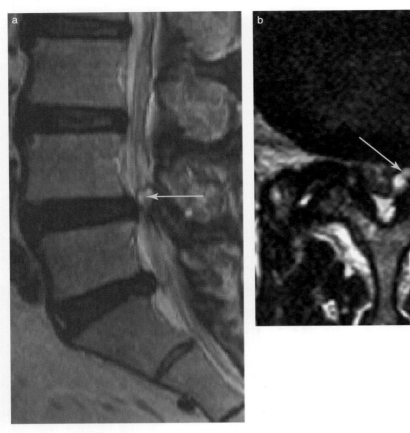

图 2.42 59 岁男性，L4/L5 左侧小关节引起滑膜囊肿（箭头）（a，b）。由于滑膜囊肿属于退行性病变，因此其他的退行性特征，如骨赘、关节间隙狭窄、关节肥大和关节积液也会在小关节周围发生。硬膜外的囊性肿物，提示其为滑膜囊肿的特征包括：①邻近小关节存在退行性改变；②与关节积液或关节间隙相通；③高龄

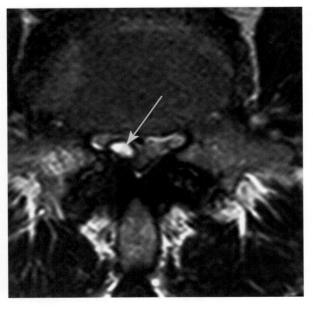

图 2.43 47 岁女性，L5/S1 右侧小关节滑膜囊肿（箭头）。在 L5/S1 小关节可见关节间隙狭窄和软骨下硬化等退行性改变。囊肿位于右侧小关节腹侧附近。腹侧滑膜囊肿可压迫邻近下行神经根以及硬膜囊

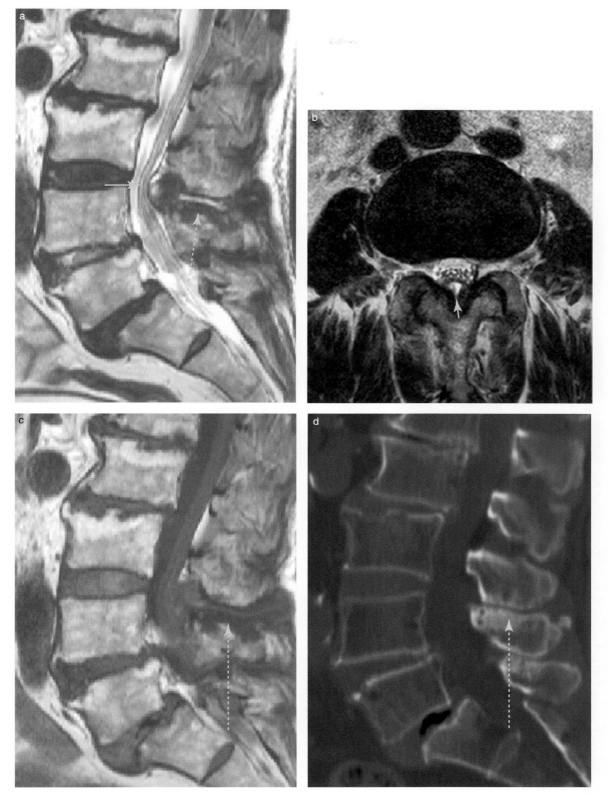

图 2.44　69 岁男性，棘突撞击征象。在 T2 加权像矢状图（a）和轴状位（b）上，可见由于 L3/L4 棘突间滑囊炎导致的硬膜后间隙积液（箭头）。在矢状位 T2 加权像（a）和 T1 加权像（c）上，可见 L3/L4 棘突蚀变，棘间隙狭窄（虚线箭头）。在 CT（d）图像上，可见棘突间隙狭窄，棘突蚀变和硬化（虚线箭头）

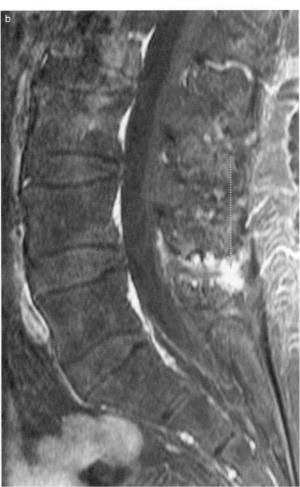

图 2.45　67 岁女性，棘突撞击征象。L4 和 L5 的棘突间距变窄（箭头，a），伴有相关信号增强（虚线箭头，b）。同时 L4 及 L5 棘突存在蚀变现象

参考文献

Amundsen T, Weber H, Lilleas F, Nordal HJ, Abdelnoor M, Magnaes B. Lumbar spinal stenosis. Clinical and radiologic features. Spine (Phila Pa 1976). 1995;20(10):1178–86.

Bradley Jr WG. Low back pain. AJNR Am J Neuroradiol. 2007;28(5):990–2. 28/5/990 [pii].

Butt S, Saifuddin A. The imaging of lumbar spondylolisthesis. Clin Radiol. 2005;60(5):533–46. doi:10.1016/j.crad.2004.07.013. S0009-9260(04)00340-X [pii].

Chou R, Fu R, Carrino JA, Deyo RA. Imaging strategies for low-back pain: systematic review and meta-analysis. Lancet. 2009;373(9662):463–72. doi:10.1016/S0140-6736(09)60172-0. S0140-6736(09)60172-0 [pii].

Chou R, Qaseem A, Snow V, Casey D, Cross Jr JT, Shekelle P, et al. Diagnosis and treatment of low back pain: a joint clinical practice guideline from the American College of Physicians and the American Pain Society. Ann Intern Med. 2007;147(7):478–91. 147/7/478 [pii].

Del Grande F, Maus TP, Carrino JA. Imaging the intervertebral disk: age-related changes, herniations, and radicular pain. Radiol Clin North Am. 2012;50(4):629–49. doi:10.1016/j.rcl.2012.04.014. S0033-8389(12)00064-4 [pii].

Deyo RA, Diehl AK. Cancer as a cause of back pain: frequency, clinical presentation, and diagnostic strategies. J Gen Intern Med. 1988;3(3):230–8.

Fardon DF, Milette PC. Nomenclature and classification of lumbar disc pathology. Recommendations of the combined task Forces of the North American Spine Society, American Society of Spine Radiology, and American Society of Neuroradiology. Spine (Phila Pa 1976). 2001;26(5):E93–113.

Lee GY, Lee JW, Choi HS, Oh KJ, Kang HS. A new grading system of lumbar central canal stenosis on MRI: an easy and reliable method. Skeletal Radiol. 2011;40(8):1033–9. doi:10.1007/s00256-011-1102-x.

Malfair D, Beall DP. Imaging the degenerative diseases of the lumbar spine. Magn Reson Imaging Clin N Am. 2007;15(2):221–38, vi. doi:10.1016/j.mric.2007.04.001. S1064-9689(07)00056-6 [pii].

Maus TP. Imaging of spinal stenosis: neurogenic intermittent claudication and cervical spondylotic myelopathy. Radiol Clin North Am. 2012;50(4):651–79. doi:10.1016/j.rcl.2012.04.007. S0033-8389(12)00057-7 [pii].

Modic MT, Obuchowski NA, Ross JS, Brant-Zawadzki MN, Grooff PN, Mazanec DJ, et al. Acute low back pain and radiculopathy: MR imaging findings and their prognostic role and effect on outcome. Radiology. 2005;237(2):597–604. doi:10.1148/radiol.2372041509. 237/2/597 [pii].

Pfirrmann CW, Dora C, Schmid MR, Zanetti M, Hodler J, Boos N. MR image-based grading of lumbar nerve root compromise due to disk herniation: reliability study with surgical correlation. Radiology. 2004;230(2):583–8. doi:10.1148/radiol.2302021289 2302021289 [pii].

Song SJ, Lee JW, Choi JY, Hong SH, Kim NR, Kim KJ, et al. Imaging features suggestive of a conjoined nerve root on routine axial MRI. Skeletal Radiol. 2008;37(2):133–8. doi:10.1007/s00256-007-0403-6.

第 3 章　颈痛相关的常见脊柱疾病

内　　容

3.1　颈痛患者的颈椎影像：我们应该关注什么？ ·· 56

3.2　脊髓型颈椎病 ·· 56

3.3　神经根型颈椎病 ·· 56

3.4　颈椎间盘突出 ·· 57

3.5　影像精析：颈痛相关的常见脊柱疾病 ··· 58

　　3.5.1　脊髓型颈椎病 ·· 58

　　3.5.2　神经根型颈椎病 ·· 63

　　3.5.3　椎间盘突出 ··· 67

参考文献 ·· 70

本章将阐述颈痛伴/不伴根性症状病患者的颈椎影像评估技巧，同时也会详述脊髓型颈椎病、神经根型颈椎病和颈椎间盘突出的影像学表现。

3.1 颈痛患者的颈椎影像：我们应该关注什么？

与颈痛相关的常见脊柱疾病包括脊髓型颈椎病（cervical spondylotic myelopathy，CSM）、神经根型颈椎病（cervical spondylotic radiculopathy，CSR）和颈椎间盘突出症（cervical herniated intervertebral disks，HIVD）。常规的平片最多包括 6 幅影像：前后位片（anterior-posterior，AP）、侧位片、侧方过伸过屈位片和双斜位片。前后位片上应仔细评估上位椎体终板双侧的钩椎关节是否增生。侧位片上应观察是否存在颈椎序列异常、后纵韧带骨化（OPLL）和椎体后方骨赘。过伸过屈位片上，应通过评估角度变化和移位来判断是否有节段不稳。斜位片最适合观察同侧神经孔和因钩椎关节增生引起的神经孔狭窄。例如，由于左侧神经孔的前侧方的朝向，在左前斜位片上左侧神经孔呈现最宽的正面成像。

应用三维 CT 可以直观地观察到终板骨赘、钩椎关节增生和后纵韧带骨化，通过调整窗口的水平和宽度也可以诊断软性椎间盘突出。

MR 是评估脊柱包括脊髓疾病的最好影像学方法。在 T2 加权像，除了扫描中央管以确定造成的脑脊液循环空间阻塞的任何疾病如椎间盘突出和中央管狭窄（椎间盘膨出或黄韧带褶皱引起）外，仔细评估脊髓同样重要。累及脊髓的大多数病变表现为 T2 加权像的高信号改变，T1 加权像中应仔细评估骨髓的信号强度。由于 T1 像中突出的椎间盘表现出等强度信号，而骨赘通常为较低强度信号，因此可以区分软性的椎间盘突出和骨赘。

表 3.1 颈痛患者的颈椎图像：我们应该关注什么？

前后位平片	上终板双侧钩椎关节增生
侧位平片	颈椎序列异常、后纵韧带骨化和后方骨赘
过伸过屈位片	节段不稳
斜位片	因钩椎关节增生引起的同侧神经孔狭窄
CT	骨赘、钩椎关节增生和后纵韧带骨化
T2 加权像	椎间盘突出、中央管狭窄、脊髓病变
T1 加权像	骨髓信号改变、软性椎间盘突出

3.2 脊髓型颈椎病

脊髓型颈椎病（CSM）是由于颈椎退变压迫脊髓导致的脊髓病变。导致 CSM 的常见机械性压迫包括椎间盘的膨突出、黄韧带褶皱、后方骨赘形成和后纵韧带骨化。这些机械性压迫因素直接引起神经组织的损伤和继发性的缺血、炎症和坏死。脊髓型颈椎病的组织学特征包括囊性空化、中央灰质的胶质增生和长条状白质中央部分的脱髓鞘。在后柱和压迫部位头端的后外侧束发生了 Wallerian 退变，伴随着压迫部位和尾端前脚细胞的丢失和皮质脊髓束的退变（Baptiste 和 Fehlings 2006；Maus 2012）。

可以通过评估脊髓周围脑脊液的阻塞、脊髓变形和髓内 T2 高信号的改变来诊断颈椎中央管狭窄并对严重程度进行分级。1 度中央管狭窄，是指不伴有脊髓变形的脊髓前方或后方超过 50% 蛛网膜下腔空间闭塞的引起的中央管狭窄。2 度是合并脊髓变形的中央管狭窄。3 度是合并髓内 T2 像高信号改变的中央管狭窄（Kang 等 2011）。

脊髓型颈椎患者的脊髓 T2 像高信号代表脊髓水肿、脱髓鞘改变、胶质增生和囊性坏死，这些改变可能是可逆性或非可逆性得到。微弱、模糊的脊髓 T2 像信号增强更倾向于可逆性的水肿，但强烈和明确的高信号则更可能代表不可逆的胶质增生和囊性坏死。T1 像脊髓信号降低则代表不可逆性的坏死和脊髓软化（Al-Mefty 等 1988；Ohshio 等 1993；Ramanauskas 等 1989；Takahashi 等 1989；Taneichi 等 1994）。

3.3 神经根型颈椎病

颈椎相对于腰椎，钩椎关节增生引起神经孔狭窄而导致的神经根病变比椎间盘突出更为常见。神经根型颈椎病是指因颈椎神经孔的退变性狭窄造成的神经根压迫和继发性神经根病变。因此神经根型颈椎病主要影像学表现为钩椎关节增生或关节突骨赘造成的神经孔狭窄。

在前后位片上钩椎关节增生表现为位于钩椎关节侧面的骨性突起，在侧位片可以表现为椎体下缘骨皮质上的双线征，斜位片显示的是同侧神经孔的正面，而钩椎关节正位于神经孔的前方。

CT 影像的轴位和斜位矢状面重建可以清晰的显示钩椎关节的增生。然而，正确评估神经孔需要最佳的窗口设置,因为不同的窗口设置可使钩椎关节的边缘模糊而导致神经孔狭窄的被放大。窗口水平和宽度的设置对于清晰的显示皮质边缘非常重要。

MR 的轴状位影像比矢状位影像可更好的评估神经孔。轴位片中椎间盘水平和间盘之上的椎体下缘水平对于评估神经孔狭窄至关重要,因为:①颈神经根穿行于椎间盘和椎间盘之上的椎体下缘水平的神经孔的下部(而在腰椎神经根则穿过神经孔的上部);②由于钩突向上延伸,在此两个水平最适合观察钩椎关节的增生。因此,在 T2 加权的轴位片中,在椎间盘水平和椎间盘之上的椎体下缘水平的神经孔的前后径应仔细观察,以评估是否有来自钩椎关节或小关节突增生导致的狭窄。尽管斜位矢状位 MR 图像可以最清晰地显示神经孔,但大多数医疗机构并不将其作为常规的检查项目。

3.4　颈椎间盘突出

在很多病例的 MR 图像中无法简单的区分颈椎间盘突出(HIVD)和终板骨赘,而 CT 可以对二者进行鉴别。MR 的 T1 矢状位加权像可以帮助鉴别 HIVD,不同于后方骨赘和增厚的后纵韧带,突出的椎间盘和原有椎间盘一样表现为等强度信号,并和原有椎间盘相连续。后方骨赘表现为与椎体皮质相同的低信号,增厚的后纵韧带在 T1 加权像同样表现为低信号。T2 加权像中,突出的椎间盘和椎间盘中央部分一样表现为高信号,而骨赘则为低信号。

Schmorl 结节是指椎间盘穿过终板缺损突入到椎体内的区域。急性期时突向椎体内椎间盘的周围椎体表现出骨髓水肿,因此需要鉴别诊断局部转移和早期感染性脊柱炎。在 CT 和 T1 加权矢状位 MR 影像中,终板不连续是 Schmorl 结节的征象。

要点
- 斜位片可以显示同侧神经孔的最宽轮廓。
- 导致脊髓型颈椎病的机械性压迫通常来自椎间盘膨突出、黄韧带褶皱、后方骨赘和后纵韧带骨化。
- 脊髓颈椎病患者脊髓的 T2 加权像高信号代表脊髓水肿、脱髓鞘、胶质增生和囊性坏死的混合型改变。
- MR 轴位片中椎间盘水平和间盘之上的椎体下缘水平对于评估神经孔狭窄至关重要。
- 突出的颈椎间盘在 T1 像表现为与原有椎间盘同等的中等强度信号,并与之相连续。在 T2 像则表现为同等的高信号。

3.5　影像精析：颈痛相关的常见脊柱疾病

3.5.1　脊髓型颈椎病

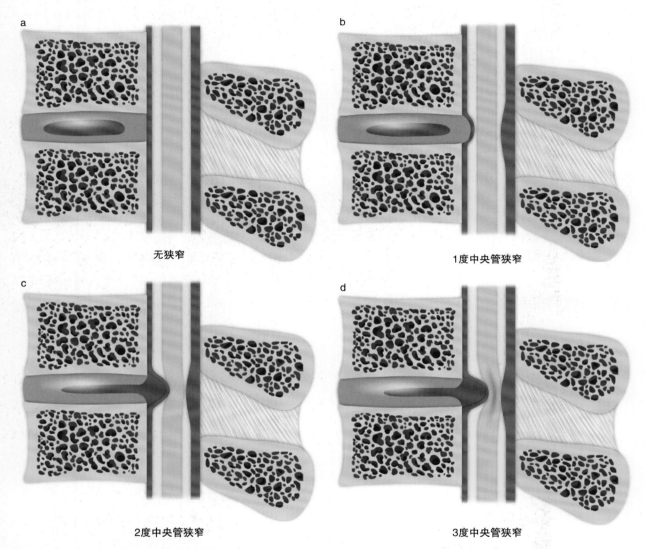

图 3.1　颈椎中央管狭窄示意图（a–d）。颈椎中央管狭窄的诊断和分级主要基于脊髓周围脑脊液的阻塞程度、脊髓变形和髓内 T2 像高信号改变。1 度中央管狭窄，是指不伴有脊髓变形的脊髓前方或后方超过 50% 蛛网膜下腔空间闭塞引起的中央管狭窄（b）。2 度是合并脊髓变形的中央管狭窄（c）。3 度是合并髓内 T2 像高信号改变的中央管狭窄（d）

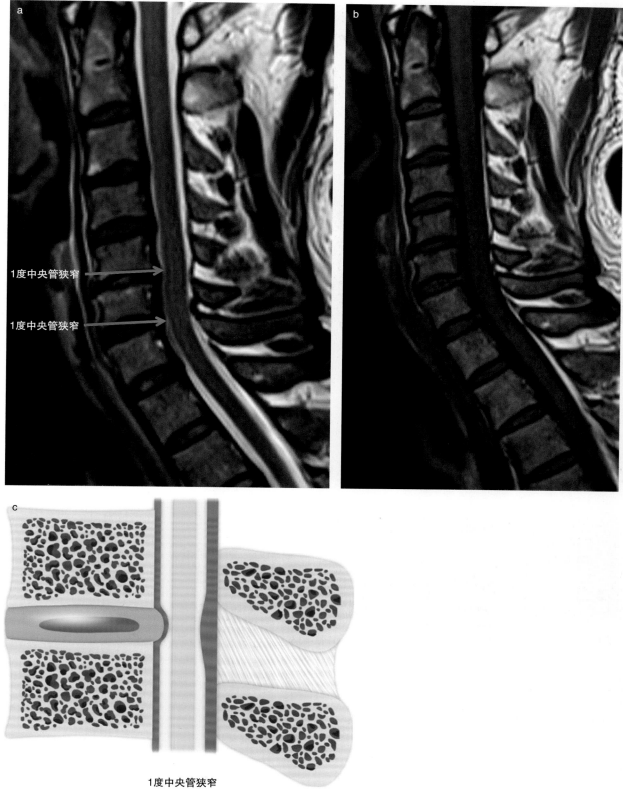

1度中央管狭窄

图 3.2　51 岁男性，1 度颈椎中央管狭窄。T2 加权像矢状位（a）和 T1 加权像矢状位（b）影像显示 C5/C6 和 C6/C7 水平 1 度中央管狭窄，相应水平蛛网膜下腔宽度超过 50% 的闭塞，无脊髓的变形（c）

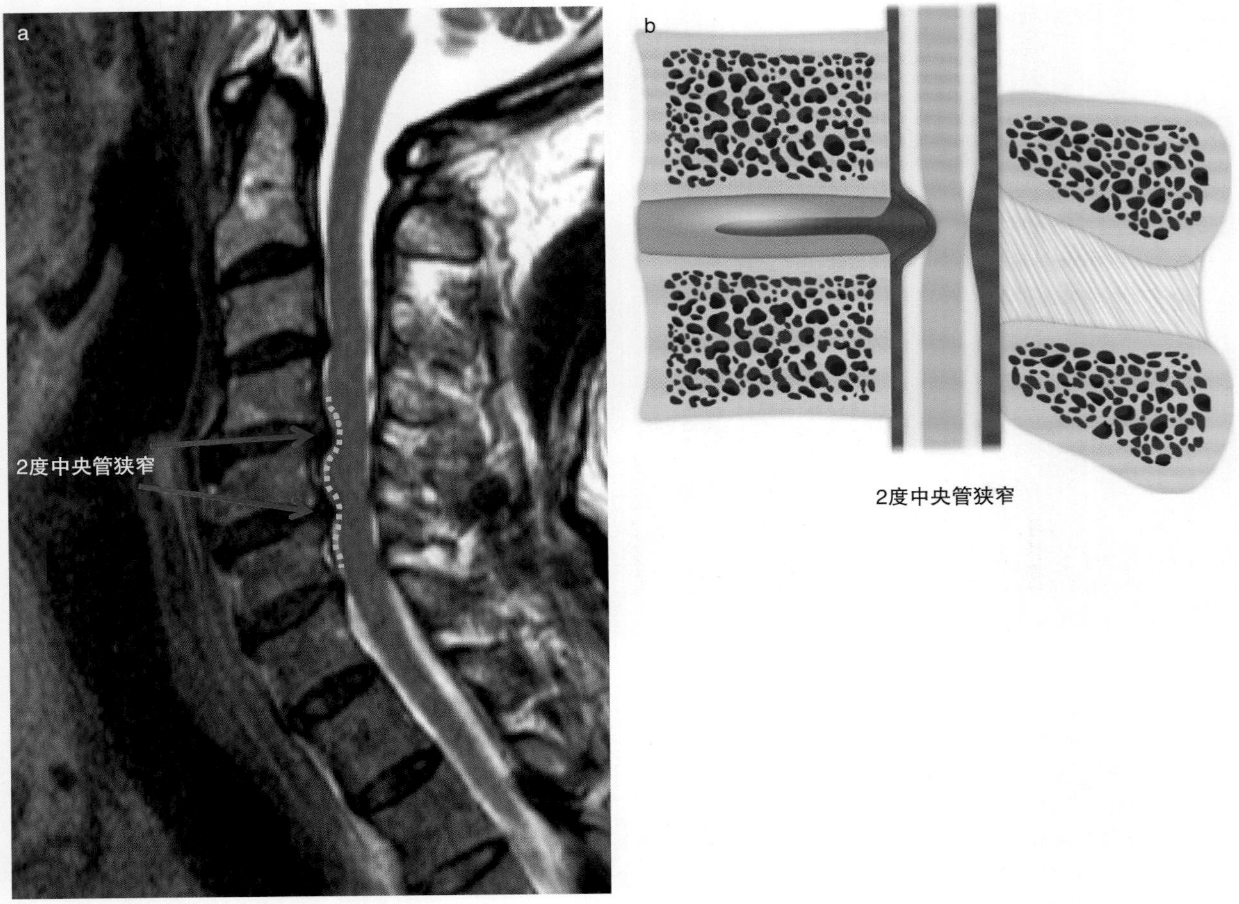

图 3.3 64 岁男性，2 度颈椎中央管狭窄（a，b）。C4/C5 和 C5/C6 水平 2 度中央管狭窄，伴有继发性的脊髓变形（虚线所示）（a）

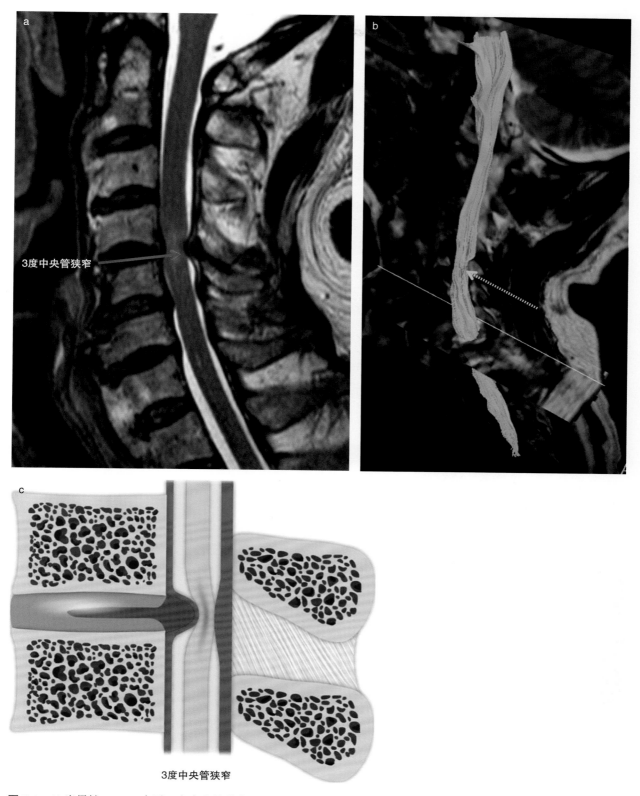

图 3.4　64 岁男性，C4/C5 水平 3 度中央管狭窄。C4/C5 节段髓压迫导伴髓内 T2 像高信号（a，实线箭头）。MR 新技术如弥散张量成像显示相应节段脊髓纤维的有凹痕（虚线）而非中断（b，c）。

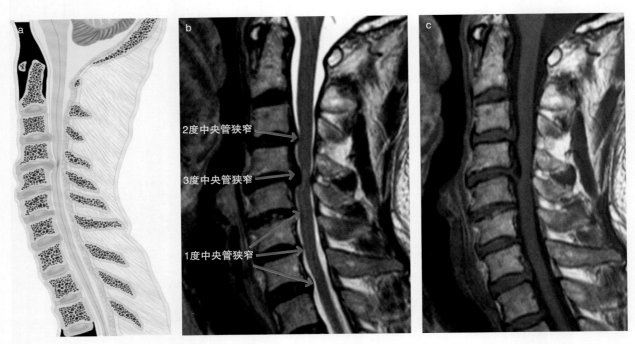

图 3.5   57 岁男性，多节段颈椎中央管狭窄：C3/C4（2 度），C4/C5（3 度），C5/6（1 度），C6/7（1 度），C7/T1（1 度）（a-c）

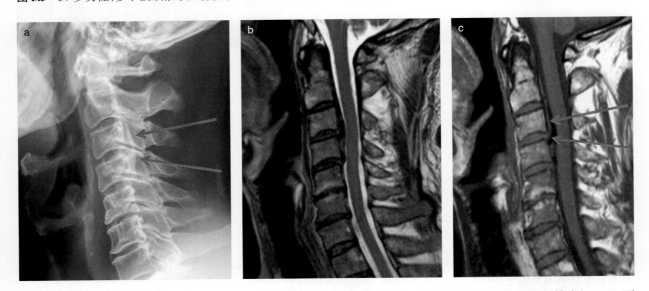

图 3.6   57 岁男性，后纵韧带骨化症（OPLL）引起的中央管狭窄。侧位片（a）显示 C3/4 水平的 OPLL（箭头），OPLL 可以引起脊髓压迫和脊髓型颈椎病，在 MR 影像上表现为多种信号强度（b，c）。多数 OPLL 病例在矢状位 T1 加权像表现为低信号强度（箭头），但有时因存在内部脂髓而表现为 T1 像高信号

3.5.2　神经根型颈椎病

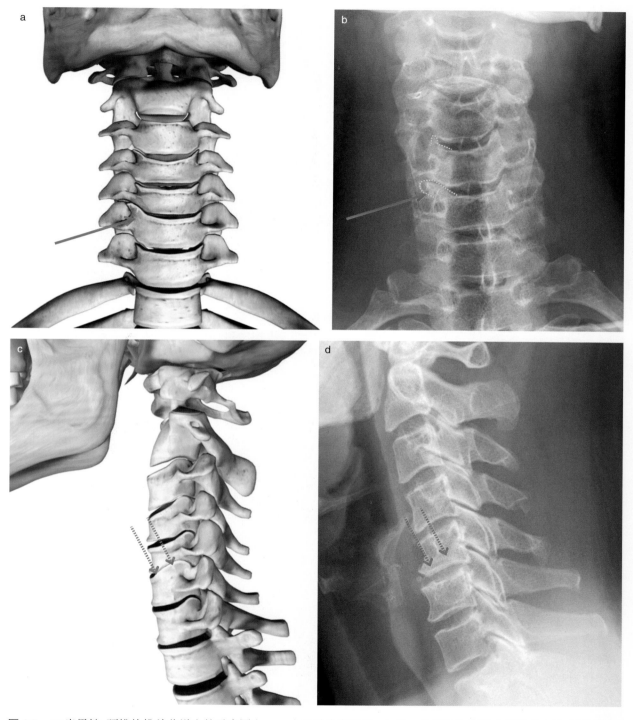

图 3.7　47 岁男性, 颈椎钩椎关节增生的示意图 (a, c, e) 和平片表现 (b, d, f)。在前后位片 (b)、侧位片 (d)、斜位片 (f) 可以见到右侧 C5/C6 钩椎关节增生。为了在前后位片确认钩椎关节增生, 应对钩突的轮廓 (图 b 的虚线) 进行仔细的评估。侧位片 (d) 中与下终板分离的双线征 (虚线所示) 提示钩椎关节的增生。斜位片 (e, f) 中可容易判断椎间孔前方 (a, c, e) 钩椎关节增生 (箭头)

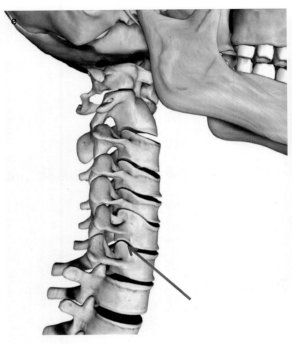
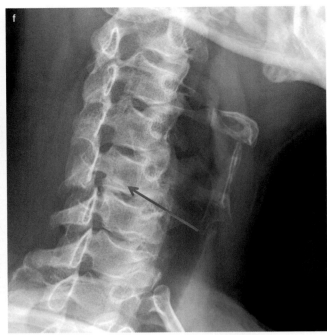

图 3.7 （续）

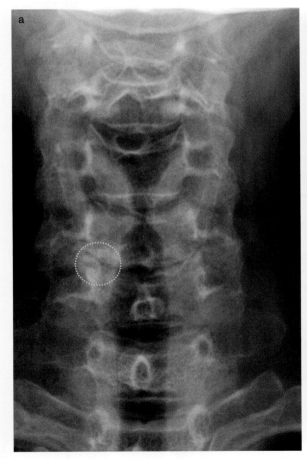
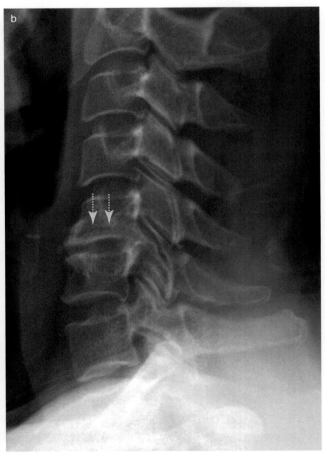

图 3.8 57 岁女性，C5/6 右侧钩椎关节增生。前后位片（a）虚线圆圈区域可见 C5/6 右侧钩椎关节增生。侧位片（b）上从下终板分离的双线征（虚线箭头）提示钩椎关节增生。如右斜位片（c）中虚线圆圈所示，C5/6 右钩椎关节增生导致椎间孔狭窄，而左斜位片（d）则显示左侧椎间孔正常。MR 的 T2 像斜位（e）和轴位（f）可清晰显示 C5/6 右侧钩椎关节增生导致的椎间孔狭窄（虚线圆圈）

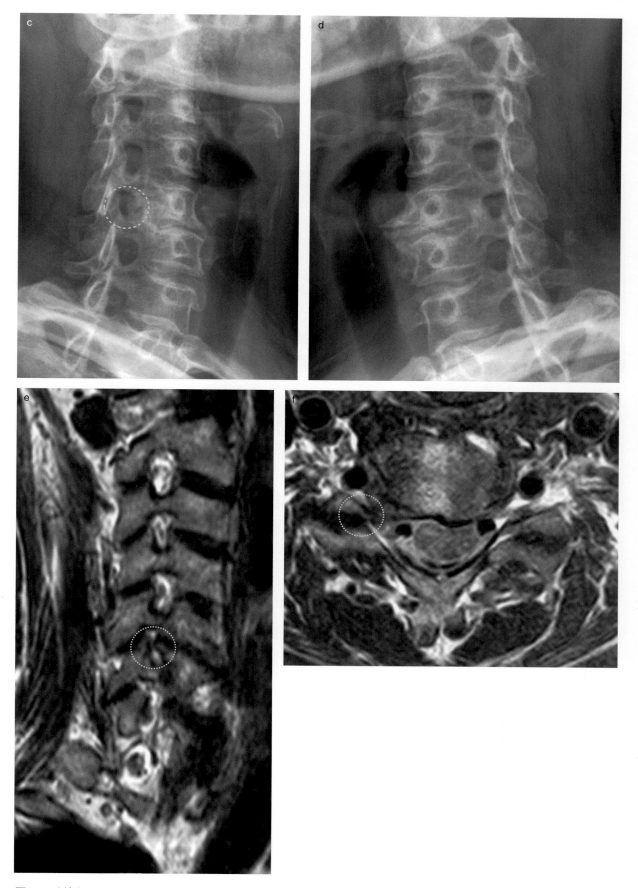

图 3.8 （续）

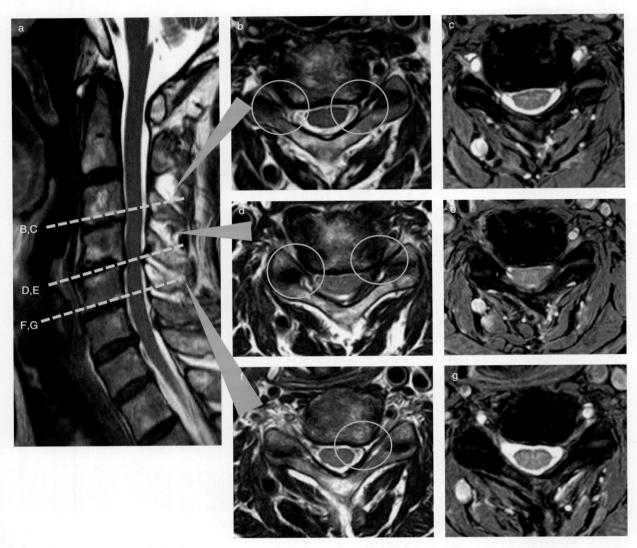

图 3.9　74 岁男性，在 MR 轴位影像判断椎间孔狭窄。下终板附近和椎间盘上方水平的 T2 自旋回波像（b，d，f）和梯度回波像（c，e，g）可评估椎间孔狭窄情况（a 中虚线所示）。圆圈区域显示 C3/C4 和 C4/C5 双侧、C5/C6 左侧椎间孔狭窄

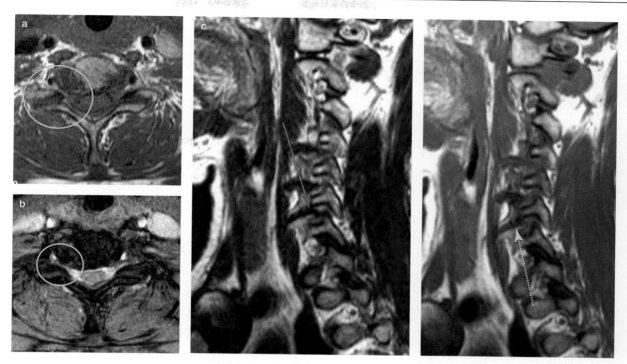

图 3.10 59 岁男性,右上肢疼痛,钩椎关节增生导致右侧 C6/C7 椎间孔狭窄。MR 轴状位(a,b)显示右侧椎间孔相对于左侧狭窄(圆圈)。矢状位 MR 上(c,d)可鉴别钩椎关节增生与椎间盘突出。钩椎关节增生的皮质与钩突相连续,T1 像矢状位影像(d)显示内部低信号(硬化所致)或高信号(内部脂髓所致);而椎间盘突出 T1 像显示中等信号强度且无皮质边缘。对于此病例,T2 像矢状位(c)的皮质轮廓(箭头)和 T1 像矢状位(d)上脂髓的内部高信号(虚线箭头)可确认为钩椎关节增生

3.5.3 椎间盘突出

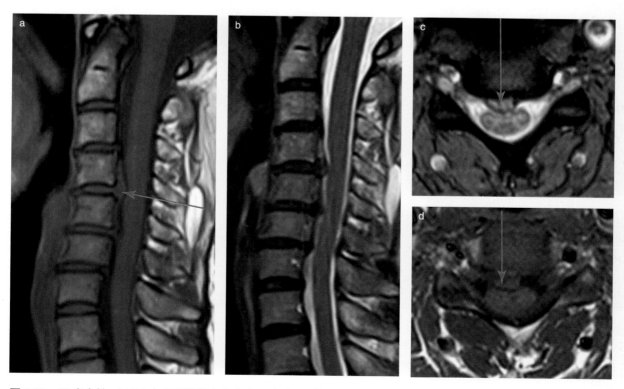

图 3.11 59 岁女性,C4/C5 中央型椎间盘突出(a-d),在 T1 像(a,d)显示中等信号强度,而 T2 像轴位梯度回波像(c)则显示出高信号强度

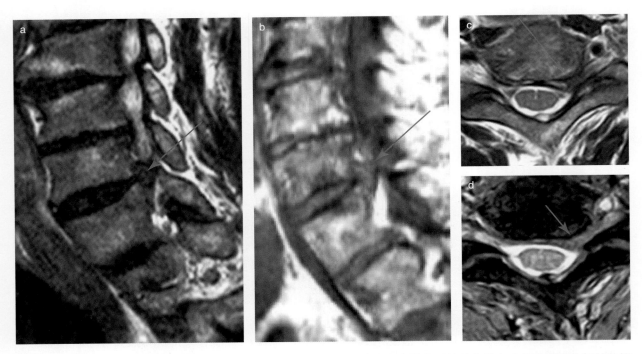

图 **3.12** 74 岁男性，T2 像斜矢状位（a）、T1 像矢状位（b）、T2 像轴位（c）和梯度回波轴位像（d）显示椎间孔区域的椎间盘突出（箭头）。椎间孔区域突出的椎间盘在 T1 像表现为聚集的中等信号（与椎间盘信号相似，b），而在梯度回波轴位像（d）表现为稍高信号，不同于骨赘或钩椎关节增生的低信号

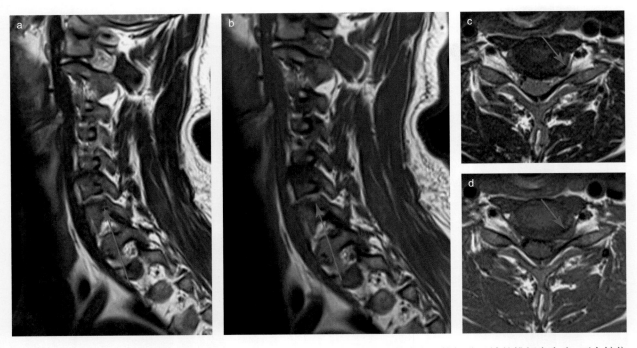

图 **3.13** 51 岁男性，椎间孔区椎间盘突出。矢状位 T2 像（a）和 T1 像（b）很难发现椎间孔区域的椎间盘突出，而在轴位影像（c,d）则清楚的显示椎间孔区域突出的椎间盘（箭头）

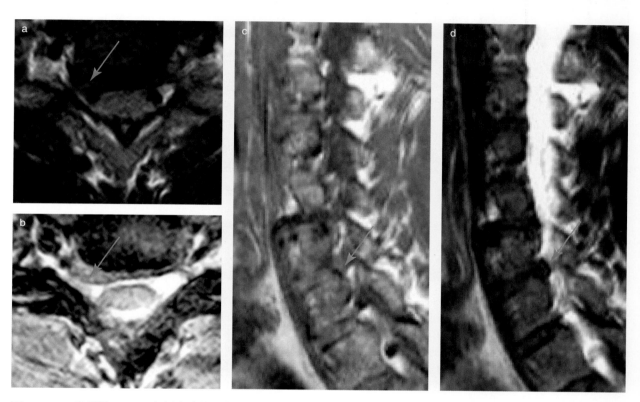

图 3.14　75 岁男性，C6/C7 右侧小关节下方和椎间孔区域椎间盘突出（a–d）。在 T2 像轴位（a）中突出的椎间盘显示为低信号（箭头），无法与钩椎关节增生鉴别；而在梯度回波轴位像（b）中突出的椎间盘显示为高信号（箭头），不同于钩椎关节增生所表现的低信号。T1 像矢状位（c）突出的椎间盘则显示为中等信号强度（箭头）

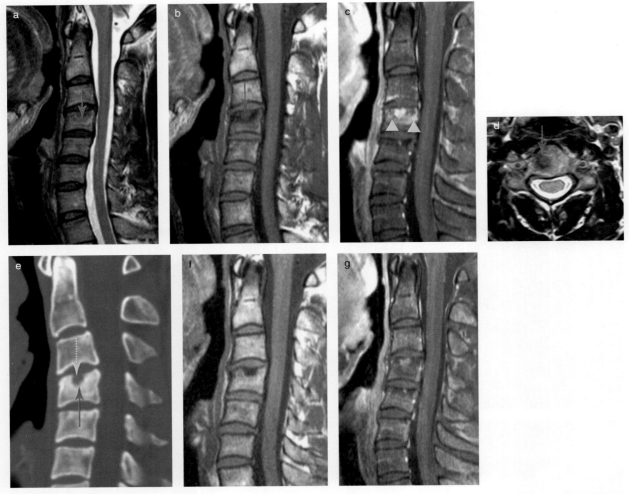

图 3.15 37 岁男性，颈部疼痛，急性 Schmorl 结节。在矢状位 T2 像（a）和 T1 像（b）显示 C4 椎体上部低信号的圆形结节状区域（箭头），在增强像（c）显示明显的信号增强（箭头）。围绕圆形结节是一个骨髓水肿区，表现为 T2 像高信号，增强 T1 像低信号（c 中三角箭头）。CT 图像显示 C4 的上终板结节区域边缘不清（箭头），这些表现提示急性 Schmorl 结节。Schmorl 结节的产生是由于突出的椎间盘经终板缺损进入椎体。急性期时，突入椎间盘的周围椎体表现为骨髓可水肿。矢状位 CT 或 MR 矢状位 T1 像上的终板不连续是提示 Schmorl 结节的征象。鉴别诊断包括局部转移瘤和早期感染性脊柱炎，终板不连续是 Schmorl 结节诊断的重要特征。在 6 个月后随访的 T1 像和增强像 MR 上（f，g），Schmorl 结节周围的骨髓水肿消失，但周围某些区域仍存在强化

参考文献

Al-Mefty O, Harkey LH, Middleton TH, Smith RR, Fox JL. Myelopathic cervical spondylotic lesions demonstrated by magnetic resonance imaging. J Neurosurg. 1988;68(2):217–22. doi:10.3171/jns.1988.68.2.0217.

Baptiste DC, Fehlings MG. Pathophysiology of cervical myelopathy. Spine J. 2006;6(6 Suppl):190S–7S. doi:10.1016/j.spinee.2006.04.024. S1529-9430(06)00222-1 [pii].

Kang Y, Lee JW, Koh YH, Hur S, Kim SJ, Chai JW, et al. New MRI grading system for the cervical canal stenosis. AJR Am J Roentgenol. 2011;197(1):W134–40. doi:10.2214/AJR.10.5560. 197/1/W134 [pii].

Maus TP. Imaging of spinal stenosis: neurogenic intermittent claudication and cervical spondylotic myelopathy. Radiol Clin North Am. 2012;50(4):651–79. doi:10.1016/j.rcl.2012.04.007. S0033-8389(12)00057-7 [pii].

Ohshio I, Hatayama A, Kaneda K, Takahara M, Nagashima K. Correlation between histopathologic features and magnetic resonance images of spinal cord lesions. Spine (Phila Pa 1976). 1993;18(9):1140–9.

Ramanauskas WL, Wilner HI, Metes JJ, Lazo A, Kelly JK. MR imaging of compressive myelomalacia. J Comput Assist Tomogr. 1989;13(3):399–404.

Takahashi M, Yamashita Y, Sakamoto Y, Kojima R. Chronic cervical cord compression: clinical significance of increased signal intensity on MR images. Radiology. 1989;173(1):219–24.

Taneichi H, Abumi K, Kaneda K, Terae S. Monitoring the evolution of intramedullary lesions in cervical spinal cord injury. Qualitative and quantitative analysis with sequential MR imaging. Paraplegia. 1994;32(1):9–18. doi:10.1038/sc.1994.3.

第 4 章　常见的胸腰椎创伤性疾病

内　容

4.1　稳定 / 不稳定性脊柱创伤 ··· 72

4.2　胸腰椎损伤 : Denis 分型 ·· 73

4.3　良性骨质疏松性骨折 vs 恶性压缩性骨折 ··· 73

4.4　骶骨不全性骨折 ··· 73

4.5　影像精析 : 常见的胸腰椎创伤性疾病 ··· 74

　　4.5.1　压缩性骨折 ·· 74

　　4.5.2　爆裂性骨折 ·· 76

　　4.5.3　分离骨折 ··· 80

　　4.5.4　肿瘤转移导致的恶性脊柱骨折 ··· 84

　　4.5.5　骶骨不全性骨折 ·· 87

参考文献 ·· 89

这一章，我们将探讨不稳定型脊柱创伤的影像学表现，阐述 Denis 三柱理论和脊柱创伤的四种主要类型：压缩性骨折、爆裂性骨折、安全带损伤及骨折脱位。我们还会介绍胸腰椎和颈椎创伤的最新分型系统。此外，我们还会讨论良性骨质疏松性骨折和恶性压缩性骨折的鉴别特点。最后，也将讨论判断骶骨不全骨折的要点。

4.1   稳定 / 不稳定性脊柱创伤

Daffner 等报道提示椎体不稳的 5 种影像学表现：移位、椎板间隙增宽、小关节间隙增宽、椎体后缘连线中断以及椎管增宽（Daffner 等 1990）。

表 4.1   椎体不稳的 5 种影像学特征

特征	意义
移位	主要韧带和关节结构损伤
椎板间隙增宽	后方韧带结构和小关节损伤
小关节间隙增宽	后方韧带结构损伤
椎体后缘连线中断	前方骨性结构和后方韧带结构断裂的爆裂性损伤
椎管增宽（椎弓根间距增加超过 2mm）	矢状面整个椎体的损伤

Denis 三柱理论将脊柱分为前柱（椎体前半部分），中柱（椎体后半部分包括后壁）及后柱（后方的骨性结构，包括椎弓根、椎板、小关节、棘突和韧带结构包括黄韧带、棘间韧带、棘上韧带和小关节囊）（Denis 1983）。如果损伤只累及一柱，则该损伤在力学上是稳定的。如果损伤累及两柱或超过两柱，则为不稳定损伤（Denis 1983）。胸腰椎损伤分型及严重程度（TLICS）评分近年来被提出，其侧重基于损伤三大要素评分的临床决策（Vaccaro 等 2005）。三大要素是指损伤形态（压缩性 =1，爆裂性 =2，平移 / 旋转 =3，分离 =4），后方韧带复合体完整性（完整 =0，可疑 / 不确定 =2，损伤 =3）和神经功能（完好 =0，神经根损伤 =2，完全性脊髓损伤 =3）。通过累加各项变量得分最终得到脊柱损伤程度评分。总分超过 4 分提示有手术指征。最近，下颈椎损伤分型（SLIC）评分被提出用于评估颈椎损伤（Vaccaro 2007），该分型的三大变量分别为损伤类型（压缩性 =1，爆裂性 =2，分离 =3，旋转 / 移位 =4），椎间盘韧带复合体完整性（完

整 =0，不确定 =1，损伤 =2）和神经功能（完好 =0，神经根损伤 =1，完全性脊髓损伤 =2，完全性脊髓损伤 =3）。

表 4.2   胸腰椎损伤分型及严重程度（TLICS）评分

	得分
损伤形态	
压缩性骨折	1
爆裂性骨折	2
平移 / 旋转性骨折	3
分离性骨折	4
神经功能	
完好	0
神经根受损	2
完全性脊髓受损	2
不完全性脊髓受损	3
马尾受损	3
后方韧带复合体	
完好	0
可疑受损	2
明确受损	3

总分大于 4 分表示有手术指征

表 4.3   下颈椎损伤分型（SLIC）评分

	得分
损伤形态	
压缩性骨折	1
爆裂性骨折	2
分离性骨折	3
平移 / 旋转性骨折	4
神经功能	
完好	0
神经根受损	1
完全性脊髓受损	2
不完全性脊髓受损	3
脊髓持续受压神经受损	+1
椎间盘韧带复合体	
完好	0
可疑受损	1
明确受损	2

评分总分大于 4 分则表示具有手术指征

4.2　胸腰椎损伤：Denis 分型

Denis 将胸腰椎损伤分为四种主要类型：压缩性骨折，爆裂性骨折，安全带损伤和骨折脱位（Denis 1983）。

压缩性骨折是指前方椎体塌陷，而椎体后壁完好的骨折，这种类型的骨折因压缩力破坏了前柱，而中柱没有受损。爆裂性骨折累及前后椎体的塌陷，椎体后壁破裂导致椎体后移，压缩力破坏了脊柱前柱和中柱。安全带损伤是指由屈曲和分离产生的张力破坏了脊柱的中柱和后柱，此时前柱发挥铰链作用（如果前柱失去铰链功能，则分类为骨折 – 移位 – 屈曲分离亚型损伤）。安全带损伤伴有骨破坏时又叫 Chance 骨折。安全带损伤也被称为屈曲 – 分离损伤，这是目前更常用的术语。如果表明有后方韧带复合体损伤的棘突间隙增宽，同时伴有椎弓根和关节突的水平骨折，则可以诊断为屈曲 – 分离损伤。屈曲分离损伤的准确诊断十分重要，因为如果不处理，进行性后凸畸形可导致迟发性神经功能障碍。Gloves 等提出了诊断 Chance 屈曲 – 分离损伤的六大标准（表 4.4）（Gloves 2005）。最后，骨折 – 脱位损伤是指所有三柱全部受损导致的滑移或脱位。这种类型的损伤也可分为三种亚型：屈曲 – 旋转、撕脱和屈曲 – 分离。

表 4.4　Chance 型屈曲 – 分离损伤标准

1. 脊柱后方结构破坏
2. 破坏的脊柱后方结构纵向分离
3. 椎体前方无或仅有少量降低
4. 椎体上方骨折部分无或仅有少量前移
5. 椎体上方骨折部分无或仅有少量侧移
6. 损伤椎体后方高度等于或大于邻近下方椎体

然而根据目前的分型系统如 TLICS，如果存在后方韧带受损就难以区分屈曲爆裂骨折和屈曲 – 分离骨折，因为屈曲 – 分离损伤可以有爆裂的亚型（屈曲 – 分离爆裂性损伤）。目前 TLICS 中没有标准可以区别伴后方韧带复合体损伤的屈曲爆裂性骨折和屈曲分离损伤爆裂性亚型（屈曲 – 分离爆裂性骨折）。我们认为如果后方韧带复合体明确损伤伴有棘突间隙变宽，则该类型的损伤可以被定义为屈曲 – 分离爆裂性骨折。

4.3　良性骨质疏松性骨折 vs 恶性压缩性骨折

骨质疏松患者中，压缩性或爆裂性骨折的发生通常不伴有急性创伤的病史。急性骨质疏松压缩性或爆裂性骨折可以通过 MRI 诊断。MRI 影像中，骨折椎体骨髓水肿（T1 加权像低信号，脂肪抑制 T2 加权像和对比增强 T1 加权像高信号）提示是损伤的急性期。无骨髓水肿而脂肪骨髓代替强烈提示陈旧性愈合的压缩性骨折。

肿瘤转移也可以是没有急性创伤的情况下导致椎体压缩性骨折的原因之一，即恶性压缩性骨折。鉴别恶性压缩性骨折和骨质疏松性压缩性骨折十分重要。提示恶性压缩性骨折的征象主要包括：骨髓信号改变累及整个椎体、椎体后缘凸起、骨髓异常强化伴椎旁肿物及发现远处转移。提示骨质疏松性压缩性骨折的表现主要有：骨折椎体保留有正常骨髓信号、骨髓强化不明显、椎体内有液腔或气腔以及其他陈旧性愈合压缩性骨折的征象。

T1 加权轴状面影像是评估肿瘤延伸至硬膜与否的好方法，因为通常硬膜外静脉大量充血，如果肿瘤没有向硬膜延伸，富血管性的骨转移时，硬膜外静脉可被强化。因此，T1 加权轴状面影像中，硬膜外间隙低信号提示转移瘤延伸至硬膜。

表 4.5　良性骨质疏松性骨折 vs 恶性压缩性骨折

良性骨质疏松性骨折	恶性压缩性骨折
骨折椎体保留有正常的骨髓信号	骨髓信号异常累及全椎体
T1 加权像椎体轻度低信号改变	T1 加权像椎体显著低信号改变
骨髓强化不多	骨髓强化显著
非强化区域呈线性或盒状	非强化区域呈小的不规则改变
椎体后缘后移	椎体后缘凸起
液腔或气腔	椎旁或硬膜外肿物
其他陈旧性压缩性骨折的征象	远处转移的征象

4.4　骶骨不全性骨折

骶骨不全性骨折通常发生于患有骨质疏松但没有近期外伤史的老年患者。早期诊断骶骨不全性骨折较为困难，因为患者通常缺少明确的近期外伤史及表现，且常伴有下腰椎退变性改变，特别是常规骶骨影像难以判断骨折情况。在 T1 加权 MR 矢状位影像中，骨折表现为骶骨体和骶骨翼内的低信号区域。由于在常规腰椎 MR，骶骨的 T2 加权抑脂像、对比增强像和轴状面影像通常难以获得，因此应该可在 T1 加权矢状位影像中发现骶骨不全性骨折。骶骨不全性骨折有时在没做脂肪抑制和对比增强的常规腰椎 MRI 影像漏诊，因此需要仔细评估 T1 加权矢状位影像中骶骨体和骶翼内的骨髓信号变化。在对比强化的 T1 加权脂肪抑制轴状位影像中，可见含有线性分布低信号的广泛骨髓强化（代表急性期骨折线）。广泛的骨髓强化有时会被误认为是肿瘤或感染；然而，特征位置（双侧骶翼和骶骨体）及线性低信号区域（代表骨折）是提示急性骶骨不全性骨折的重要线索。

要点

- 5 种影像学征象提示脊柱不稳：移位、椎板间隙增宽、小关节增宽、椎体后缘连线中断和椎管增宽。
- 屈曲 – 分离损伤伴棘突间距增宽提示后侧韧带复合体损伤，伴椎弓根和关节突水平面骨折。
- 恶性压缩性骨折的影像学征象有：骨髓信号改变累及整个椎体，椎体后缘凸起，骨髓显著强化，伴椎旁肿物和远处转移证据。
- 诊断急性骶骨不全性骨折需要仔细评估 T1 加权像矢状位骶骨体和骶翼的骨髓异常信号改变。

4.5　影像精析：常见的胸腰椎创伤性疾病

4.5.1　压缩性骨折

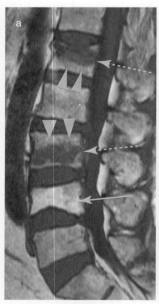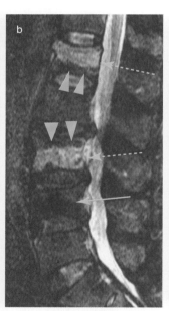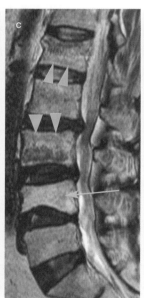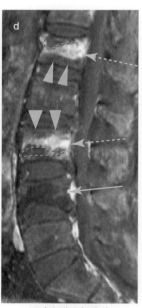

| T1加权像 | T2加权抑脂像 | T2加权像 | 对比增强抑脂像 |

图 4.1　62 岁女性患者 L1，L3 及 L4 良性压缩性骨折（a–d）。这些节段中，L4 的压缩性骨折（箭头）显示无内在骨髓水肿，提示陈旧性愈合的压缩性骨折，而 L1 和 L3 椎体伴广泛的骨髓水肿（虚线箭头），表现为 T1 像低信号（a），T2 抑脂像高信号（b），伴对比增强（d），这些都是急性骨折的表现。L1 和 L3 的急性压缩性骨折椎体保有正常的骨髓信号（三角箭头），伴带状信号改变和内部带状低信号的轻度强化（d 中点状区域，提示骨折部分），上述特征提示良性压缩性骨折的表现

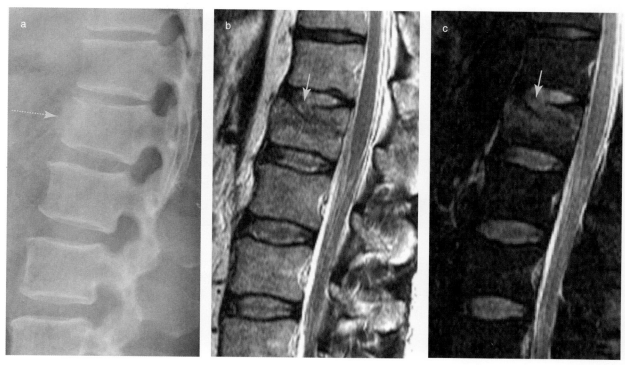

图 4.2　51 岁男性，L1 椎体良性压缩性骨折。平片 X 线（a）诊断需要仔细阅片，否则急性压缩性骨折（虚线箭头）容易漏诊。在无脂肪抑制（b）或脂肪抑制（c）的 T2 像可以发现上终板骨皮质破坏（箭头）伴带状骨髓水肿。L1 椎体保留有正常信号骨髓，提示良性压缩性骨折而非恶性压缩性骨折

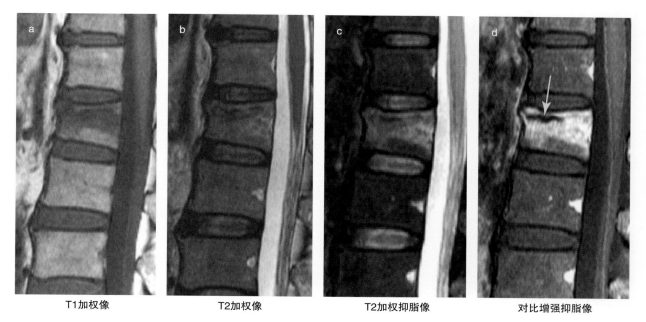

| T1加权像 | T2加权像 | T2加权抑脂像 | 对比增强抑脂像 |

图 4.3　59 岁男性，L1 椎体急性良性压缩性骨折（a–d）。良性骨折的特征表现：T1 像保留正常黄骨髓信号，T1 像骨髓水肿伴轻度低信号，T2 像轻度高信号，以及对比增强像不同于肿瘤的轻度强化，同时伴有内部带状低信号区域（箭头，提示骨折线）

4.5.2 爆裂性骨折

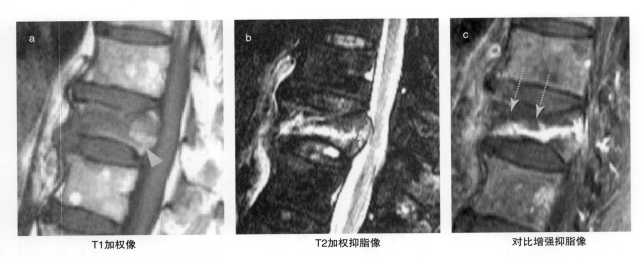

T1加权像　　　　　　　　　　　T2加权抑脂像　　　　　　　　　　对比增强抑脂像

图 4.4 81 岁男性，T12 爆裂性骨折（a–c）。爆裂性骨折椎体前后面均会塌陷（Denis 三柱理论的前柱和中柱），这一点与压缩性骨折表现的后方椎体完好不同。骨折椎体后壁高度降低（箭头），是爆裂性骨折的一大特征。另可见更广泛的骨髓水肿，但骨折椎体仍保留部分正常黄骨髓信号（双向箭头），提示良性骨折而非恶性骨折。骨折区域（骨折部位周围血肿）表现为强化区域内有低信号区域（虚线），和骨折急性期一致

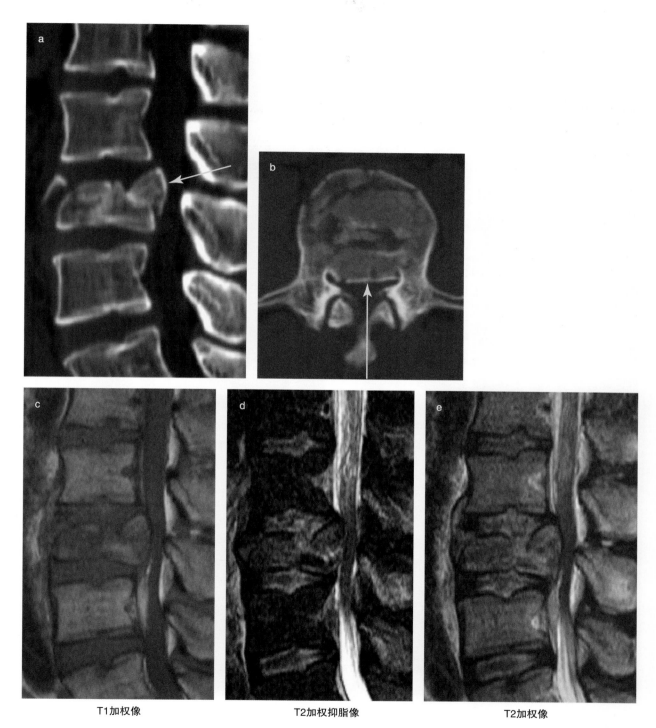

图 **4.5**　34 岁男性，L3 轴向爆裂性骨折。CT 影像（ a，b ）显示 L3 椎体骨折，伴椎体前、后和椎体后壁高度丢失，与爆裂性骨折表现一致可见椎体后壁骨折部分向后移位（ 箭头 ）。MR（ c-e ）显示，明显可见中央椎管及硬膜囊受骨折椎体压迫

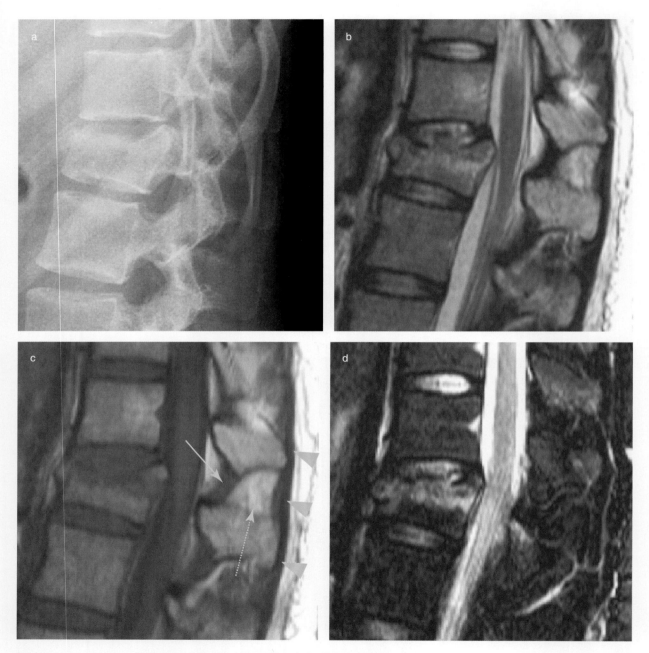

图 4.6   18 岁女性，L1 椎体屈曲性爆裂性骨折不伴后侧韧带复合体损伤（a–d）。后方韧带复合体包括黄韧带（实线箭头），棘间韧带（虚线箭头）和棘上韧带（三角箭头）均完好。爆裂性骨折与屈曲 – 分离骨折的鉴别特征在于爆裂性骨折后部椎体高度丢失

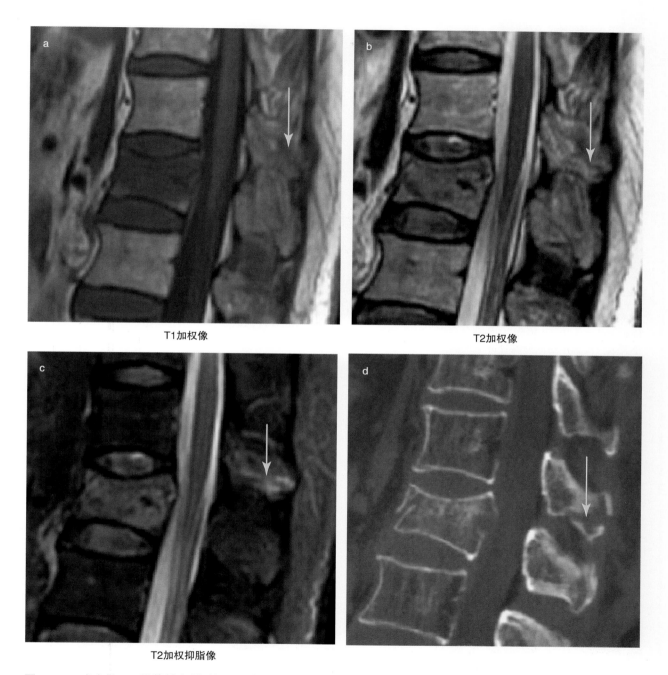

T1加权像

T2加权像

T2加权抑脂像

图 4.7 67 岁女性，L1 椎体轴向爆裂性骨折伴 T12 棘突骨折。棘突骨折（箭头）在 MR 上容易漏诊（a-c），在矢状面 CT 重建影像中较容易发现（d）

4.5.3　分离骨折

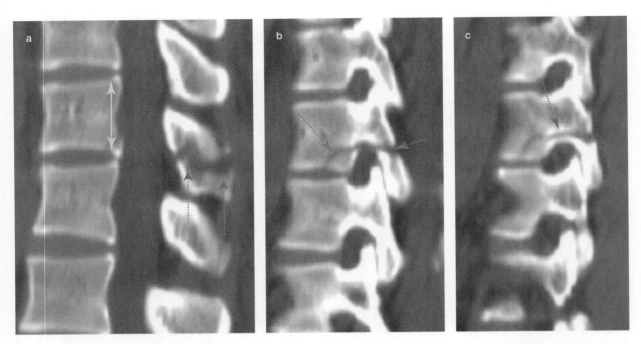

图4.8　46岁女性，屈曲分离骨折CT影像。骨折水平线从棘突延伸至关节突、椎弓根，直至椎体下后角（虚线箭头）。椎体后壁高度未丢失（箭头）。屈曲分离损伤和爆裂性骨折的鉴别特征在于椎体后壁高度：高度丢失提示爆裂性骨折，高度不变或升高提示屈曲分离骨折

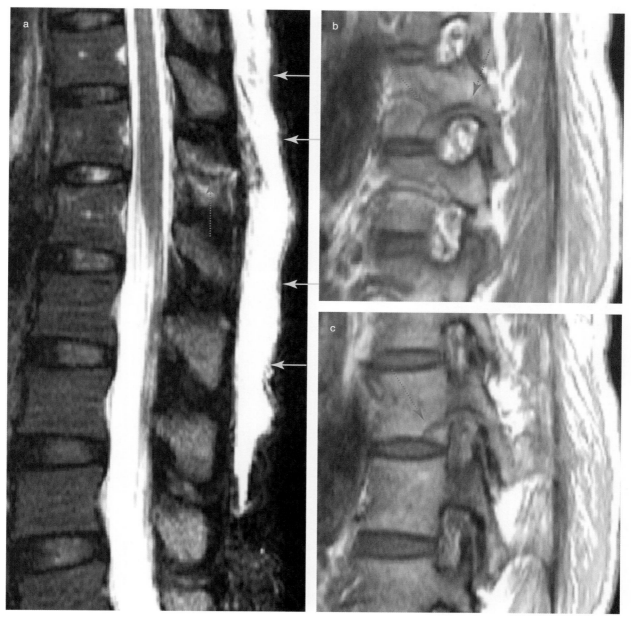

图 4.9　46 岁女性，屈曲分离骨折 MR 影像（a–c）。水平骨折线（虚线箭头）从棘突延伸至关节突和椎弓根，直至椎体后下角。椎体后壁高度保留完好。屈曲分离骨折通常可见皮下水肿（实线箭头）。大部分屈曲分离骨折都应该手术固定，因为其可导致后凸引起迟发性神经损伤

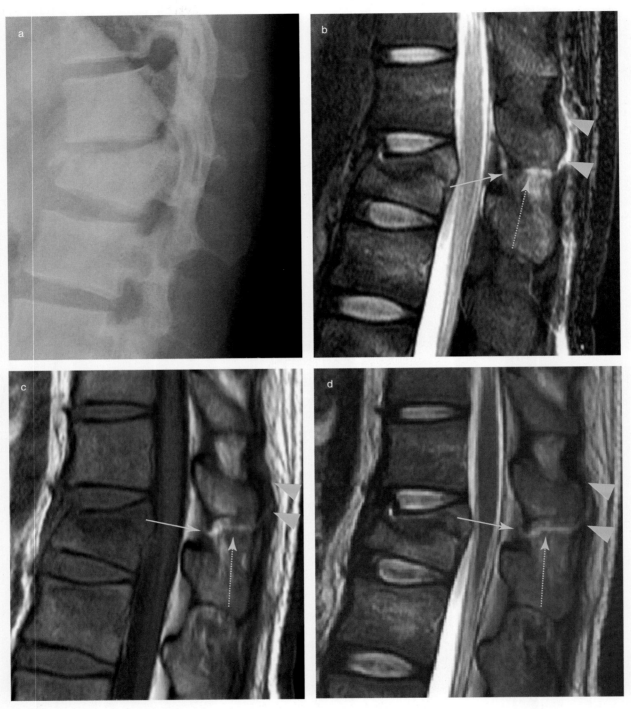

图 4.10 28 岁男性，T12 屈曲分离爆裂骨折伴后侧韧带复合体（PLC）损伤（a-d）。PLC 结构存在破坏，包括黄韧带（实线箭头）、棘间韧带（虚线箭头）和棘上韧带（三角箭头）（b-d）。PLC 由棘上韧带、棘间韧带、黄韧带和小关节前关节囊韧带组成。PLC 损伤常见于屈曲分离损伤，应当仔细评估。PLC 的完整性在胸腰段创伤中对维持脊柱稳定具有重要作用，PLC 损伤后可能导致后凸畸形，引起迟发性神经症状。尽管区分爆裂性骨折和屈曲分离性骨折可以依据椎体后壁高度（高度丢失提示爆裂性骨折，高度不变或升高提示屈曲分离性骨折。），但在 PLC 损伤时，区分屈曲爆裂性骨折和屈曲分离骨折伴爆裂性亚型存在困难。根据目前胸腰椎损伤类型和严重程度分级系统（TLICS），没有严格的标准来区分屈曲爆裂性骨折伴 PLC 损伤和屈曲分离骨折伴爆裂亚型（屈曲分离爆裂性损伤）。我们的建议是：对于明确的 PLC 损伤伴棘间隙增宽的骨折类型，分类为屈曲分离爆裂性损伤

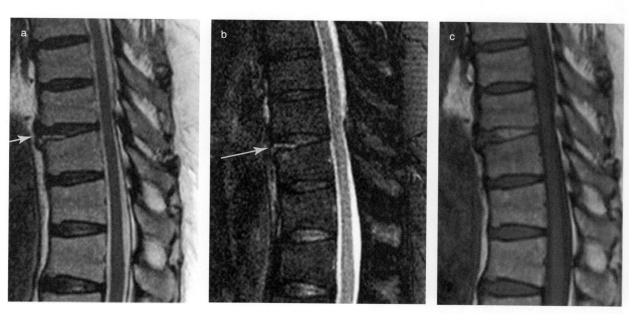

图 4.11　72 岁男性，背伸分离性损伤（a-c）。椎间盘前部存在破坏（箭头），伴前方椎间隙增宽，提示背伸分离性损伤

4.5.4 肿瘤转移导致的恶性脊柱骨折

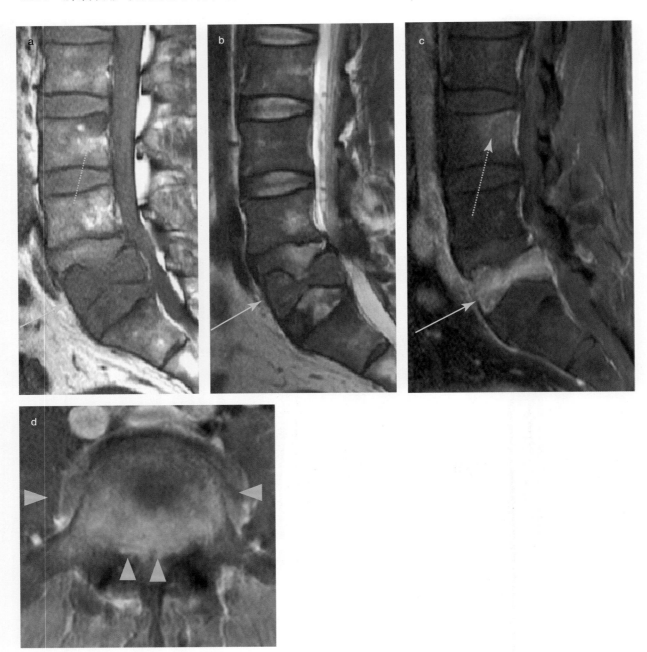

图 4.12 45 岁男性，肿瘤脊柱转移导致恶性骨折（a–d）。继发于肿瘤骨转移，导致 L5 椎体恶性骨折（箭头）。病理性恶性骨折表现为椎体没有正常黄骨髓信号，T1 像明显低信号，硬膜外及椎旁肿物（三角箭头）和远处转移（虚线箭头）的强化增强

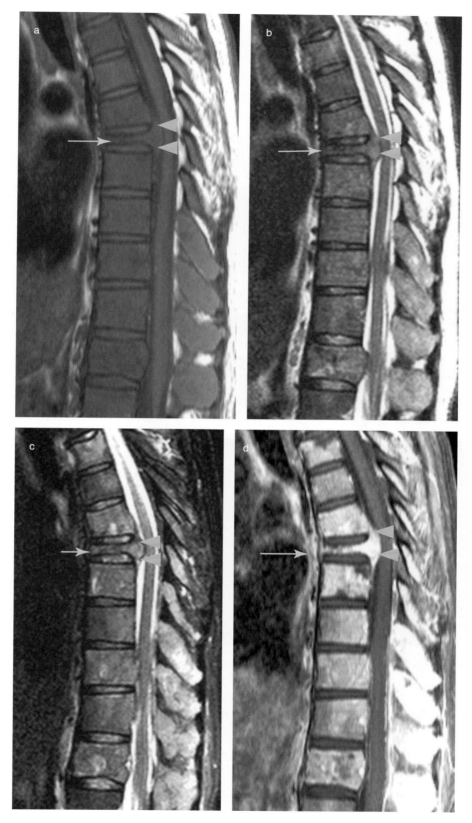

图 4.13 40 岁女性，T6 恶性爆裂性骨折（实线箭头）。椎体后壁隆起（三角箭头）是怀疑恶性骨折的一大征象。T1 像弥散性的骨髓信号显著降低，而强化明显，提示恶性骨折。广泛的远处转移也提示恶性骨折。

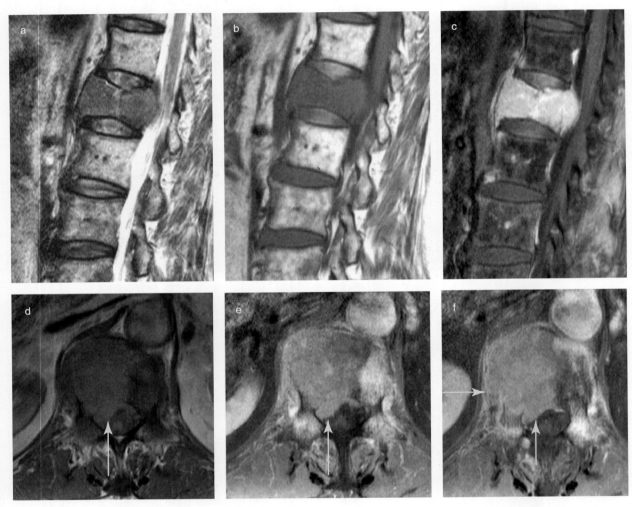

图 4.14 79 岁男性，肝细胞癌转移导致 L1 恶性骨折。L1 椎体全骨髓信号异常（a–c）。L1 椎体后壁膨隆。L1 椎体 T1 像极低信号（b，d），强化明显（c–f）。可见硬膜和椎旁肿物（实线箭头）。T1 轴状面影像对评估肿瘤向硬膜延伸有重要作用，因为硬膜外静脉会大量充血，如果肿瘤没有向硬膜延伸，对于富血管的骨转移，硬膜静脉可被明显强化。对这类病例，T1 轴状面影像上硬膜外间隙低信号提示肿瘤向硬膜外延伸

4.5.5 骶骨不全性骨折

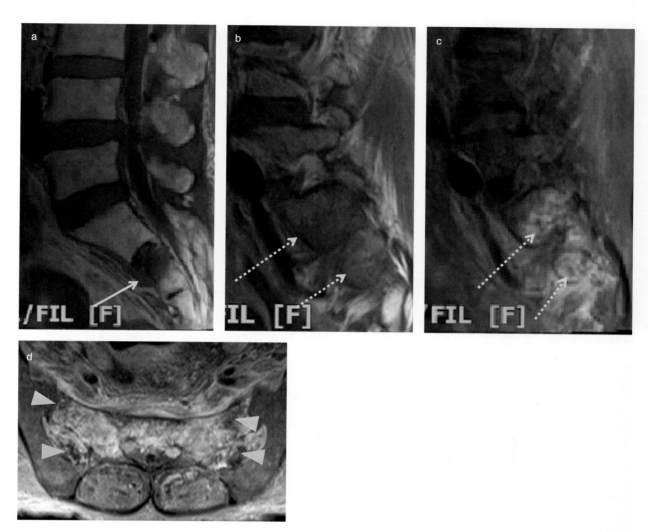

图 4.15 60 岁女性,骶骨不全性骨折。T1 中矢状面(a),S2 椎体可见低信号区,伴前方皮质膨胀(实线箭头)及骨折。T1 旁矢状面(b)和 T2 旁矢状面抑脂像(c),骶骨翼有急性骨髓水肿(虚线箭头)表现,即 T1 低信号,T2 高信号。在对比增强 T1 轴状抑脂像中,广泛强化伴内部不规则低信号线(箭头)提示急性骨折线(箭头)。骶骨不全性骨折有时在没有抑脂像和对比增强的常规 MR 影像中难以发现;因此需要仔细评估 T1 矢状面,检查是否有骶骨体和骶骨翼异常信号改变。广泛强化有时会被误诊为肿瘤或感染。典型部位(双侧骶骨翼和骶骨体)及内部线性低信号区(代表骨折)是骶骨不全骨折的征象

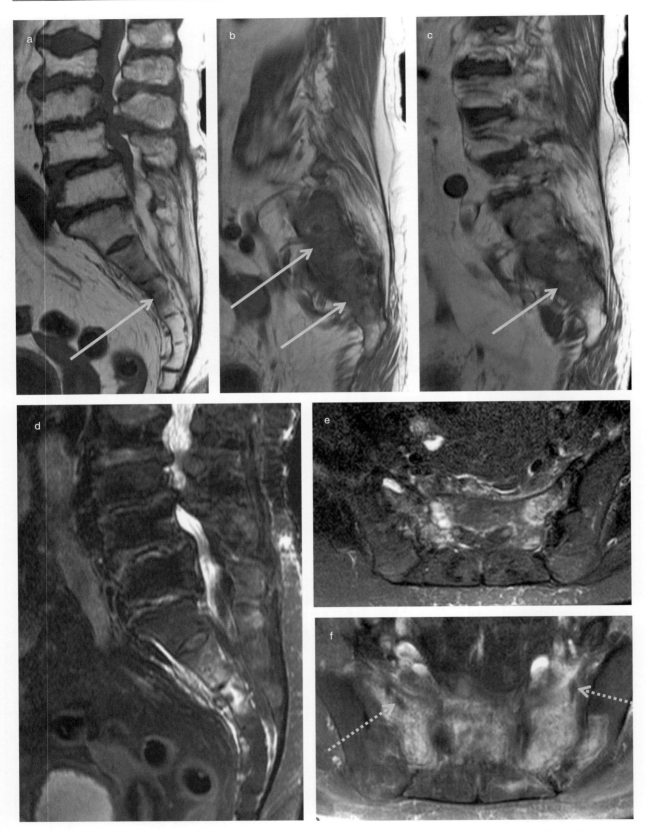

图 4.16 76 岁女性，骶骨不全性骨折。T1 像矢状面（a）S2 椎体低信号区（实线箭头）提示骨折。T1 像旁矢状面（b，c）骶骨翼低信号（实线箭头）区域提示急性骨髓水肿。T2 抑脂像（d，e）骶骨体和骶骨翼均可见急性骨髓水肿。T1 对比增强轴抑脂像（f），广泛增强伴内部不规则低信号线性区域（虚线箭头）提示急性骨折线。常规腰椎 MR，经常缺少骶骨 T2 抑脂像、对比增强像和轴状面扫描，因此骶骨不全性骨折应该在 T1 像矢状面影像中判断。骶骨不全性骨折有时在未做脂肪抑制或对比增强的常规 MRI 中被遗漏；因此需要在 T1 像矢状面仔细评估骶骨体和骶骨翼是否存在骨髓信号异常改变

参考文献

Daffner RH, Deeb ZL, Goldberg AL, Kandabarow A, Rothfus WE. The radiologic assessment of post-traumatic vertebral stability. Skeletal Radiol. 1990;19(2):103–8.

Denis F. The three column spine and its significance in the classification of acute thoracolumbar spinal injuries. Spine (Phila Pa 1976). 1983;8(8):817–31.

Groves CJ, Cassar-Pullicino VN, Tins BJ, Tyrrell PN, McCall IW. Chance-type flexion-distraction injuries in the thoracolumbar spine: MR imaging characteristics. Radiology. 2005;236(2):601–8. doi:10.1148/radiol.2362040281. 2362040281 [pii].

Vaccaro AR, Hulbert RJ, Patel AA, Fisher C, Dvorak M, Lehman Jr RA, et al. The subaxial cervical spine injury classification system: a novel approach to recognize the importance of morphology, neurology, and integrity of the disco-ligamentous complex. Spine (Phila Pa 1976). 2007;32(21):2365–74. doi:10.1097/BRS. 0b013e3181557b9200007632-200710010-00015 [pii].

Vaccaro AR, Lehman Jr RA, Hurlbert RJ, Anderson PA, Harris M, Hedlund R, et al. A new classification of thoracolumbar injuries: the importance of injury morphology, the integrity of the posterior ligamentous complex, and neurologic status. Spine (Phila Pa 1976). 2005;30(20):2325–33. 00007632-200510150-00015 [pii].

第 5 章　脊柱骨髓的 MR 影像

内　　容

5.1　脊柱骨髓的转换 ··· 91

5.2　MR 影像中的不均质骨髓信号 ··· 91

5.3　骨髓浸润性疾病：增生、替代和消耗性疾病 ·· 92

5.4　影像精析：脊柱骨髓的 MR 影像 ··· 93

　　5.4.1　骨髓转换 ·· 93

　　5.4.2　骨髓信号非均质性 ··· 104

　　5.4.3　骨髓浸润性疾病 ·· 109

参考文献 ··· 112

脊柱骨髓由各种比例的红骨髓和黄骨髓组成，两者的比例取决于年龄和其他因素。在本章节中，我们会详述脊柱骨髓转换的不同类型和导致骨髓非均质的各种原因。本章也将为鉴别局部红骨髓和局部转移提供指导，也会阐释也包括骨髓增生、骨髓替代和骨髓消耗性疾病，并突出多发性骨髓瘤的 MR 特点。

5.1　脊柱骨髓的转换

正常骨髓是由红骨髓（造血骨髓）、黄骨髓（脂肪骨髓）和骨小梁按不同比例组成。由于含有脂肪成分，黄骨髓在 T1 加权像和 T2 加权像呈现高信号，而红骨髓同时存在水和脂肪成分，所以在 T1 加权像表现为中等信号，与椎间盘信号相同或略高，在 T2 加权像表现为中等信号。

出生时整个骨骼系统充满大量红骨髓，生长过程中按照从长骨骨骺、骨干、干骺远端、干骺近端的顺序发生骨髓的转换。成人的中轴骨如脊柱和长骨如股骨的干骺近端红骨髓依然占主要部分。随着年龄的增长，脊柱同样会发生脊髓转换，但个体间有差异。

已有椎体 4 种红骨髓到黄骨髓的转换类型在 T1 加权像被阐述（Ricci 等 1990；Tall 等 2007）。1 型：见到椎基底静脉周围出现线性高信号提示黄骨髓转换，椎体其余部分由于红骨髓则显示单一的低信号。小于 20 岁的人群中接近半数可以观察到这类型。2 型：沿着椎体前角和后角及靠近终板的椎体周围，红骨髓转换为黄骨髓，类似于 Modic Ⅱ 型终板退变性改变。3 型：可见弥漫性区域分布的高信号。3a 型由大量数毫米或更小的模糊 T1 像高信号点组成。3b 型由数个大小为 0.5~1.5cm 的边缘清晰的高信号区域组成。2 型和 3 型均见于年龄较大的个体。

表 5.1　椎体的 4 种骨髓转换类型

1 型	椎基底静脉周围出现线性黄骨髓（T1 像高信号）
2 型	黄骨髓出现在沿前后角和靠近终板的椎体周围部
3a 型	大量弥散分布的数毫米或更小的模糊 T1 高信号点
3b 型	数个大小 0.5~1.5cm 的边缘清晰的 T1 高信号区域

5.2　MR 影像中的不均质骨髓信号

在阅读脊柱 MR 影像时经常会遇到椎体内骨髓信号不均质，常见的导致不均质骨髓信号的原因包括多发血管瘤，局部的黄骨髓或红骨髓沉积和 Modic 终板退变改变。

血管瘤是脊柱最常见的良性肿瘤，主要的特点是病变内部出现脂肪信号（T1 加权像高信号），因此含有内部脂肪信号的椎体肿瘤最可能是血管瘤。少部分情况下血管瘤也可因其丰富的血管腔（侵蚀性或血管性血管瘤）或内部栓塞而呈现 T1 像低信号。

如果椎体内发现小结节状或团块，最可能诊断为局部红骨髓的沉积或转移瘤。区分两者的方法是评估 T1 像信号强度并与椎间盘的信号进行比较。因为局部黄骨髓沉积包括 40% 脂肪，在 T1 像表现为与椎间盘的等信号或略高信号，而转移瘤通常则表现为比椎间盘更低的 T1 信号。另一鉴别点是局部红骨髓由于保留有骨小梁和中央小脂肪区域而出现内部点状灶。局部区域的中央脂肪是骨髓转化正常的离心方向导致。局部红骨髓在对比增强 MR 表现为轻度强化，而转移瘤通常剧烈强化。

局部黄骨髓的沉积可以作为骨髓转换过程的一部分而发生，通常倾向发生于椎体后部、沿着终板或围绕椎基底静脉丛，但也可以发生于椎体的任何局部区域。

Modic 所描述的 MR 影像中的终板退变与组织病理学相关（Modic 等 1988）。Modic Ⅰ 型改变指的与骨髓水肿相关的 T1 像低信号和 T2 像高信号。Modic Ⅱ 型改变是指与脂肪变相关的 T1 像和 T2 像均高信号。Modic Ⅲ 型是指与硬化改变相关的 T1 像和 T2 像均低信号。

表 5.2　局部红骨髓 vs 局部转移瘤

局部红骨髓	局部转移瘤
T1 像与椎间盘等信号或略高信号	T1 像与椎间盘比较呈较低信号
T1 像有中央高亮区域	无中央脂肪区域
片状强化	剧烈强化

5.3　骨髓浸润性疾病：增生、替代和消耗性疾病

　　骨髓增生性疾病是由于正常脊髓成分的过度增生，导致 MRI 弥散性的骨髓信号异常。骨髓增生性疾病包括弥散性红骨髓逆转换（如慢性贫血、高海拔适应、再生障碍性贫血的治疗）、多发性骨髓瘤和白血病。多发性骨髓瘤表现为正常、局灶、斑驳和弥散浸润等不同 MR 特征。多发骨髓瘤的局部浸润表现为与转移瘤相似的影像学特征。斑驳侵犯的多发骨髓瘤表现为遍布整个椎体的不同大小的微小结节。这些微小结节 T1 像呈低信号，可被强化。脊柱中播散的骨髓浸润表现为广泛的 T1 像低信号，弥漫性强化。弥散性骨髓浸润的鉴别诊断包括白血病和淋巴瘤。

　　骨髓替代疾病是正常骨髓组织被异常细胞所替代。转移瘤和淋巴瘤被归于此类疾病。通常表现为多发的局部占位，也可弥散性分布。淋巴瘤偶尔可表现为骨、神经、软脑膜和硬膜外间隙的多分隔组织侵犯，通常为均匀的信号强度，呈 T2 像中等信号和均匀强化。如多分隔团块表现为上述信号特点（均匀强化、T2 像中等信号强度），淋巴瘤应该被列为最可能的鉴别诊断。

　　骨髓消耗性疾病导致正常骨髓组织的缺失，由于弥散性黄骨髓改变，MR 影像表现为 T1 像和 T2 像高信号。常见原因包括放疗后改变、化疗后改变和再生障碍性贫血（Tall 等 2007）。

表 5.3　骨髓浸润性疾病

骨髓增生性疾病	红骨髓逆转化、多发骨髓瘤、白血病
骨髓替代性疾病	转移瘤、淋巴瘤
骨髓消耗性疾病	放疗后、化疗后、再生障碍性贫血

要点
- 成年早期，T1 像可见椎基底静脉周围高信号线性区域。
- 红骨髓在 T1 像中表现为较椎间盘信号略高的信号，并包括片状强化的中央脂肪区。
- 斑驳侵犯的多发骨髓瘤表现为遍布整个椎体的不同大小的微小结节。

5.4　影像精析：脊柱骨髓的 MR 影像

5.4.1　骨髓转换

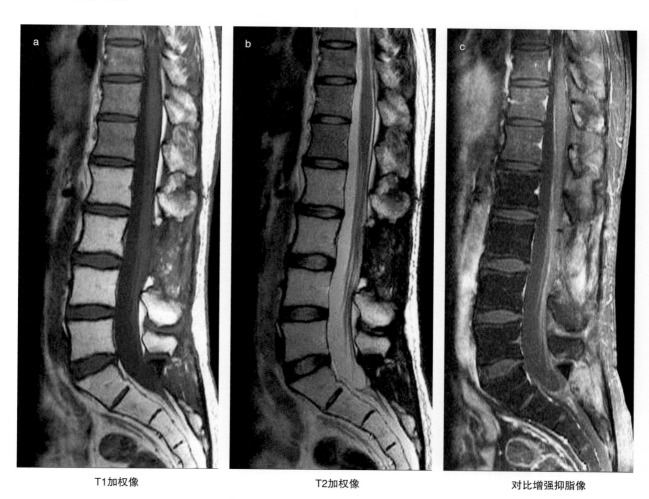

| T1加权像 | T2加权像 | 对比增强抑脂像 |

图 5.1　红骨髓和黄骨髓对比。放疗后 L2 至骶骨弥散性骨髓脂肪变。L1 层面以上正常的红骨髓和 L2 以下的黄骨髓对比。红骨髓在 T1 像（a）、T2 像（b）和 T1 对比增强像（c）表现为中等信号。黄骨髓在 T1 像和 T2 像均表现为高信号，在抑脂像表现为低信号

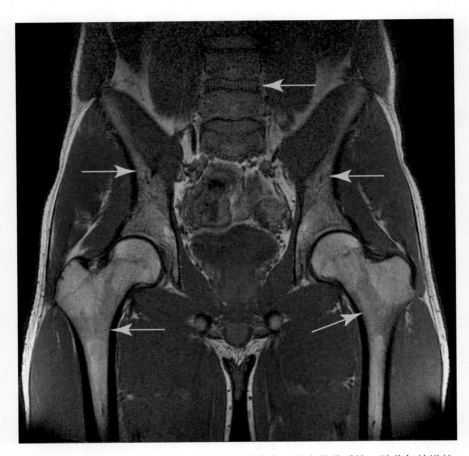

图 5.2 成人的骨髓分布形式。出生时红骨髓分布于整个骨骼系统。随着年龄增长,按照从长骨骨骺、骨干、干骺远端、干骺近端的顺序发生红骨髓向黄骨髓的转换。成人的中轴骨(如脊柱、骨盆)和长骨(如股骨)的干骺近端红骨髓依然占主要部分。本病例展现了成人骨髓的分布形式,红骨髓在中轴骨如脊柱和骨盆占主要部分,双侧股骨干骺近端(箭头)也是如此。随着年龄的增长,不同个体的脊柱中可见各种程度的骨髓转换

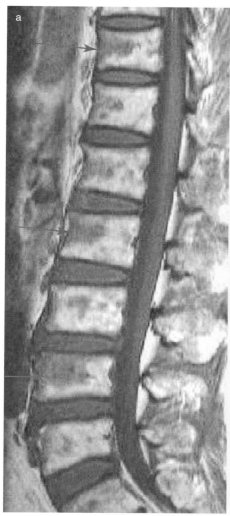
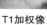

T1加权像

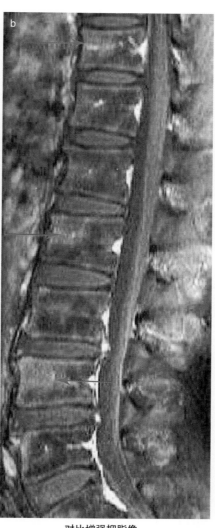

对比增强抑脂像

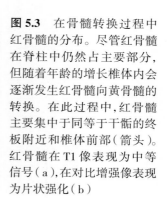

图 5.3　在骨髓转换过程中红骨髓的分布。尽管红骨髓在脊柱中仍然占主要部分，但随着年龄的增长椎体内会逐渐发生红骨髓向黄骨髓的转换。在此过程中，红骨髓主要集中于同等于干骺的终板附近和椎体前部（箭头）。红骨髓在 T1 像表现为中等信号（a），在对比增强像表现为片状强化（b）

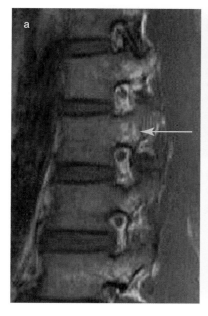
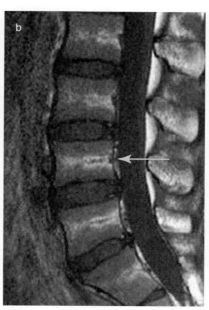
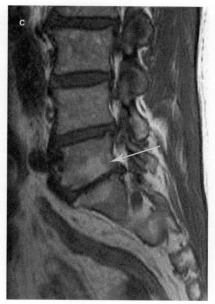

图 5.4　脊柱骨髓转换过程中黄骨髓的分布。骨髓转换过程中，黄骨髓（箭头）主要沿椎基底静脉（b）分布于椎体后部结构（a），以及呈条带状沿着终板分布（b）

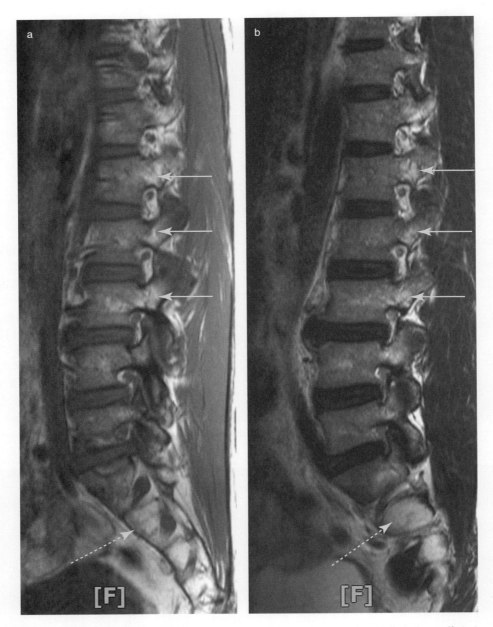

图 5.5 脊柱后部结构和尾端节段黄骨髓转换的 T1 像（a）和 T2 像矢状位（b）。T1 像（a）中，可见椎弓根内提示黄骨髓变的高信号（箭头）。在转换过程中，黄骨髓变主要见于后部结构如椎弓根。脊柱骨髓转化通常开始于尾端节段，向头端节段发展，因此骶骨体（虚线箭头）由于骨髓转换表现出弥散性黄骨髓变

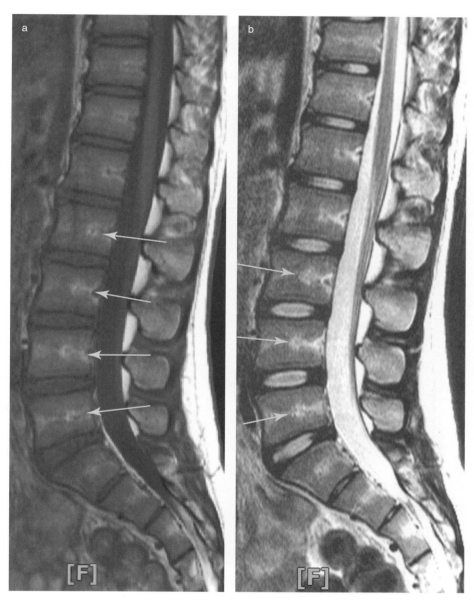

图 5.6 骨髓转换早期，可见沿椎基底静脉的黄骨髓变，在 T1 像（a）和 T2 像（b）均表现为高信号

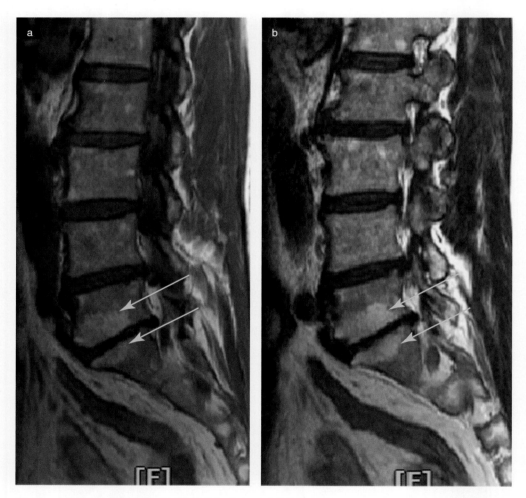

图 5.7 因终板退变导致的黄骨髓沿终板分布。随着终板退变,可见黄骨髓沿着终板分布(Modic Ⅱ型改变,箭头),在 T1 像(a)和 T2 像(b)均表现为高信号

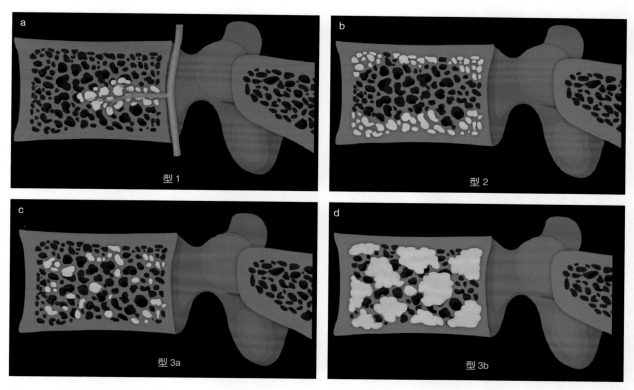

图 5.8　椎体骨髓转换的 4 种类型。椎体骨髓转换可表现出不同类型，1 型表现为围绕椎基底静脉周围的早期黄骨髓变，常见于年轻成年人（a）。2 型代表 Modic Ⅱ型终板退变性改变，黄骨髓沿终板和椎体边缘分布（b）。3 型表现为椎体弥漫分布的黄骨髓变，常见于 40 岁以上成年人。3a 型表现为红骨髓背景下模糊微小的黄骨髓灶（c）。3b 型表现为大的黄骨髓灶伴有骨小梁样的红骨髓变（d）

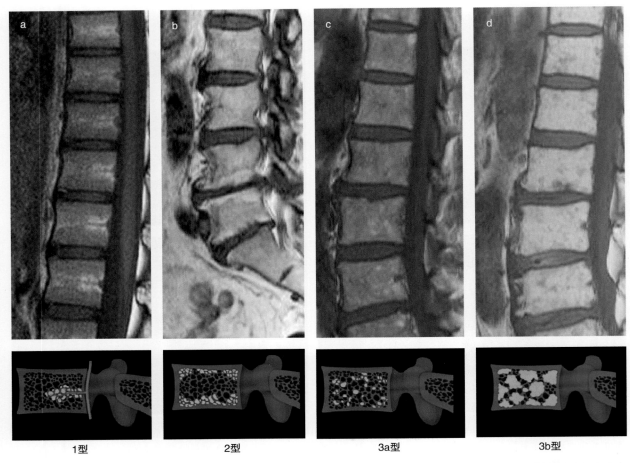

1型   2型   3a型   3b型

图 5.9   MR 影像中椎体的 4 种骨髓转换类型。a-d 展示了椎体不同类型骨髓变的 T1 加权像 MR。1 型在椎基底静脉旁有伴有高信号的早期黄骨髓改变（a），常见于年轻成人。2 型：代表 Modic Ⅱ 型终板退变性改变，黄骨髓沿终板和椎体边缘分布（b）。3 型为表现为椎体弥漫分布的黄骨髓变，常见于 40 岁以上成年人。3a 型表现为红骨髓背景下模糊微小的黄骨髓灶，在 T1 像矢状位表现为椎体内微小区域的高信号脂肪变（c）。3b 型则表现为更大的黄骨髓灶，伴骨小梁样红骨髓变，在 T1 像矢状位表现为椎体内高信号区伴骨小梁样中等信号灶（d）

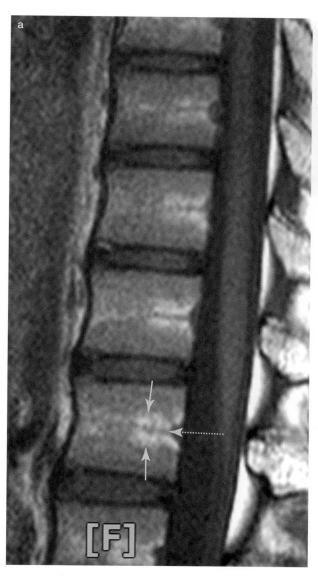

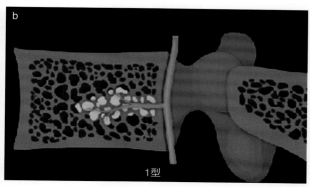

图 5.10　16 岁男性，1 型骨髓转换（a，b）。1 型骨髓转换表现为围绕椎基底静脉（虚线箭头）的早期黄骨髓变（箭头），常见于年轻成年人（b）

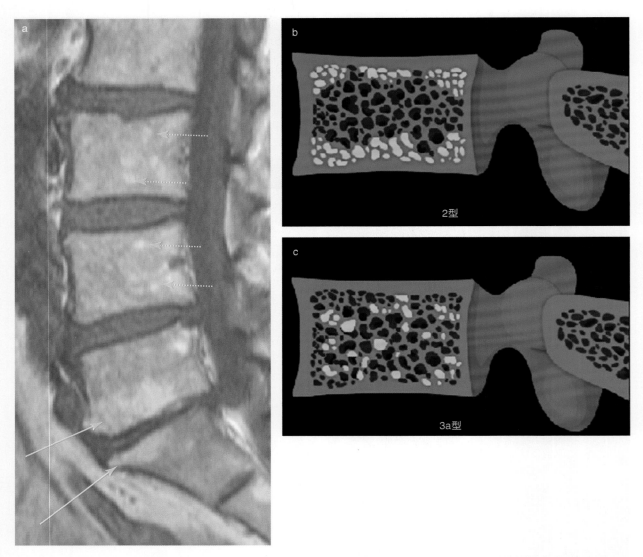

图 5.11 60 岁男性，大多数椎体发生 3a 型骨髓转换，L5/S1 发生 2 型骨髓转换（a-c）。2 型是指 Modic Ⅱ 型终板退变导致的沿终板和椎体边缘的黄骨髓转换（箭头，a，b）。3 型是指椎体弥漫性的黄骨髓变，常见于 40 岁以上成年人，3a 型则是指红骨髓背景下出现模糊微小的黄骨髓灶（虚线箭头，a，c）

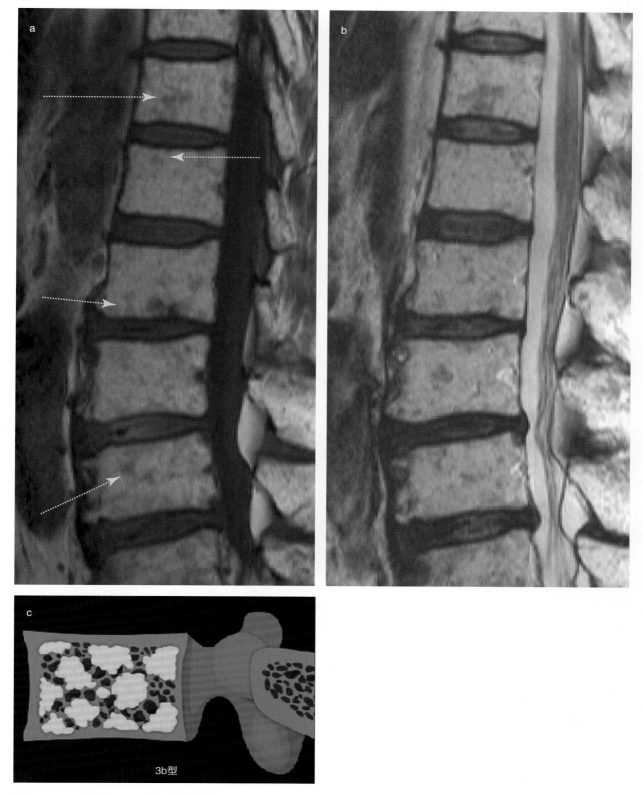

图 5.12 66 岁男性，3b 型椎体骨髓转换。3b 型是指更大的黄骨髓区域伴骨小梁样红骨髓变，在 T1 加权像（a）和 T2 加权像（b，c）均表现为中等信号区域（虚线箭头）

5.4.2 骨髓信号非均质性

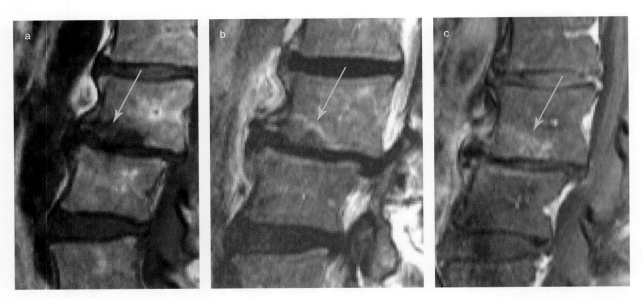

图 5.13 58 岁男性，Modic Ⅰ型终板退变。L3/4 节段终板附近（箭头）T1 加权像（a）低信号、T2 加权像（b）高信号并有注射对比剂后增强（c），这些提示 Modic Ⅰ型终板退变改变。Modic Ⅰ型终板退变与组织病理学的骨髓水肿和纤维血管改变相对应

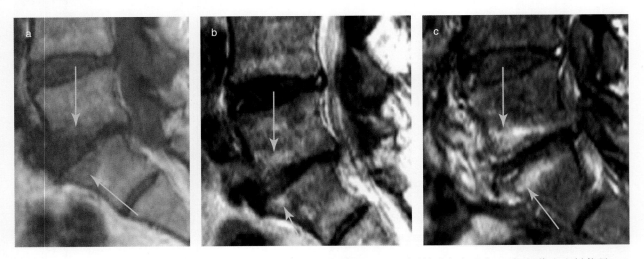

图 5.14 56 岁女性，L5/S1 节段 Modic Ⅰ型终板退变，L5/S1 终板软骨下区域（箭头）表现为 T1 加权像（a）低信号、T2 加权像（b）高信号，注射对比剂后增强（c）

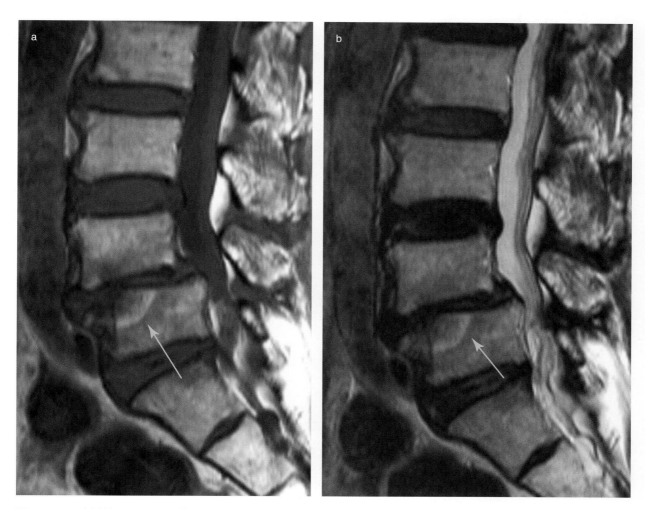

图 5.15　74 岁男性，Modic Ⅱ 型终板退变，L4/5 终板软骨下区域（箭头）在 T1 像（a）和 T2 像（b）都呈现高信号

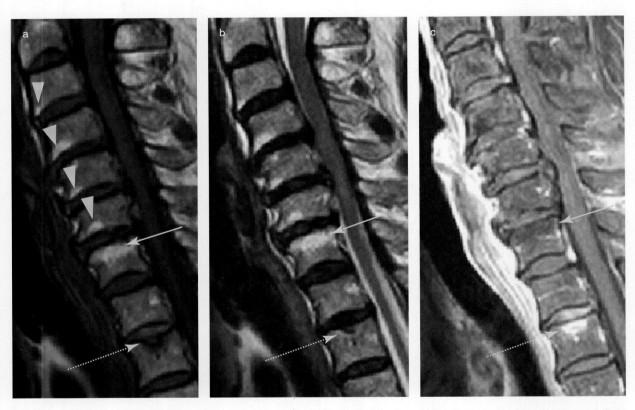

图 5.16　62 岁男性，C6/7 Modic Ⅱ 型终板退变。C7 上终板软骨下区域在 T1 加权像（a）和 T2 加权像（b）均显示高信号（箭头），而在抑脂对比增强像上信号被抑制（c）。C3、C4、C5 和 C6 下终板表现为相同的脂肪变（三角箭头）。Modic Ⅱ 型终板退变与组织病理学的脂肪变相关。在 T2 椎体上终板也可见 Schmorl 结节（虚线箭头）

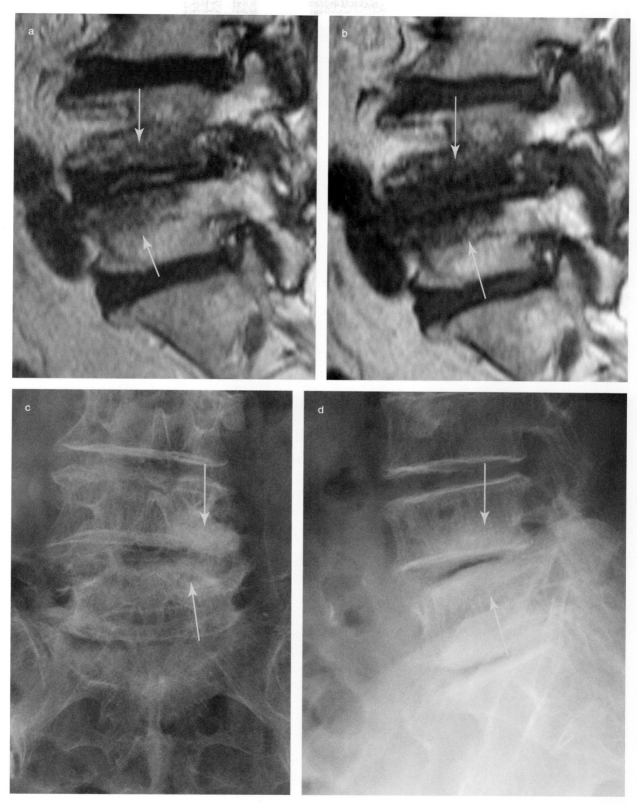

图 5.17　70 岁女性 Modic Ⅲ 型终板退变。L4/5 终板附近有 T1 像（a）和 T2 像（b）均为低信号的区域。这些区域在平片中（c, d）表现为硬化（箭头），与 Modic Ⅲ 型改变相对应

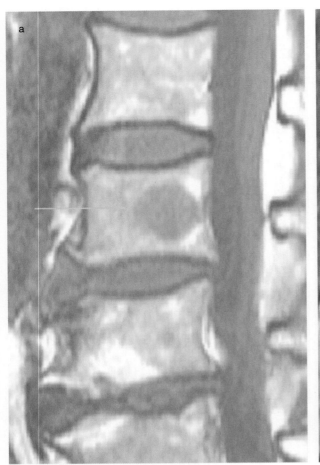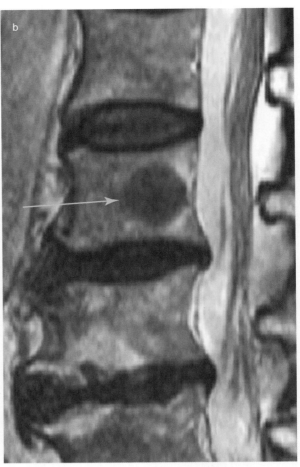

图 5.18　60 岁女性，L3 椎体局部红骨髓。圆形区域（箭头）在 T1 像（a）和 T2 像（b）都呈现比黄骨髓低的信号，但是与椎间盘信号相同。局部红骨髓也表现出内部点状的骨小梁结构。局部红骨髓有时与转移瘤很难鉴别。局部红骨髓沉积与转移瘤的鉴别特征之一是在其在 T1 像与椎间盘信号相似。因为局部红骨髓的脂肪含量大约为 40%，其在 T1 像信号强度与椎间盘相同或略高于椎间盘，而转移瘤通常表现为 T1 像比椎间盘低的信号强度。局部红骨髓的另外特征是包含内部点状信号，保留有骨小梁和内部微小脂肪灶。增强 MR 中局部红骨髓信号中等强化，但相比转移瘤要弱很多

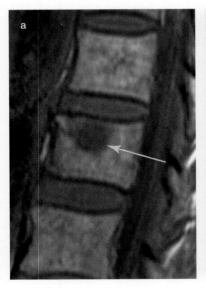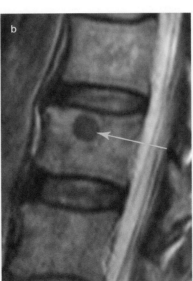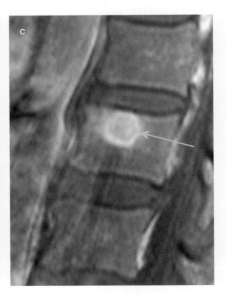

图 5.19　53 岁男性，L2 椎体局部转移瘤。团块（箭头）在 T1 像信号低于椎间盘（a）伴有剧烈强化（c）。团块（箭头）在 T2 像（b）呈现内部低信号和外部高信号

5.4.3　骨髓浸润性疾病

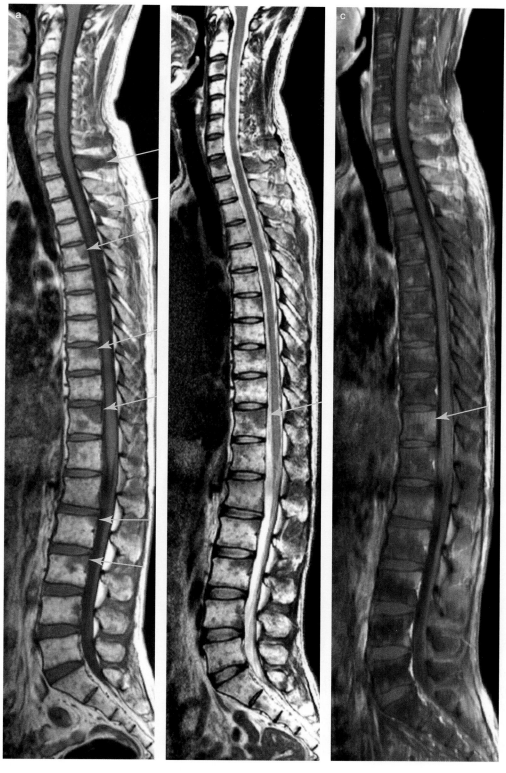

图 5.20　37 岁男性,再生障碍性贫血治疗后骨髓逆转换。骨髓逆转换是指黄骨髓逆转变为红骨髓。可见椎体中异质性多灶性的红骨髓变(箭头),在 T1 像(a)和 T2 像(b)表现为中等信号,伴片状强化(c),有时可被误诊为多发转移。支持骨髓逆转换的影像学特征包括类似于红骨髓的团块状病灶,T1 像呈中等信号(与椎间盘信号相同或略高)、片状强化、地图状分布、无骨小梁结构破坏和无椎旁肿块

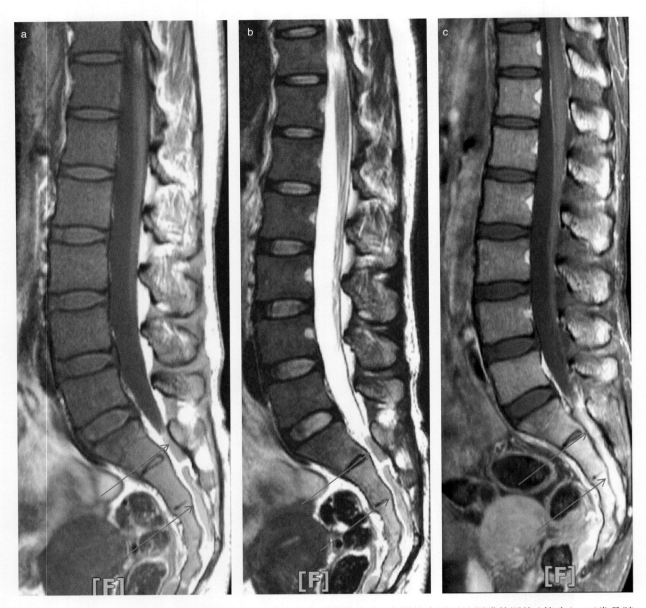

图 5.21   40 岁女性，白血病患者的 T1 像（a）、T2 像（b）和增强像（c）。在骶骨水平可见硬膜外团块（箭头）。正常骨髓过度增生的骨髓增生性疾病导致 MR 影像上骨髓信号的弥漫性异常。骨髓增生性疾病包括弥漫性红骨髓逆转换（慢性贫血、高原病、再生障碍性贫血治疗后）、多发骨髓瘤和白血病。骨髓增生性疾病在 T1 像表现为椎体内弥漫性低信号伴有弥漫性强化

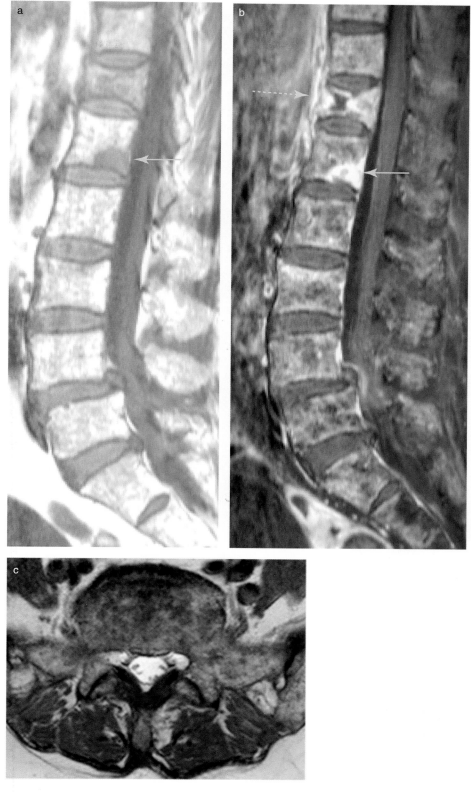

图 5.22　71 岁女性，斑驳侵犯的多发性骨髓瘤。矢状位 T1 像（a）、矢状位对比增强像
（b）和轴状位 T2 像（c）可见椎体内微小结节播撒。也可在 L1 椎体下部见到局灶团块
（箭头），T12 椎体可见压缩性骨折（虚线箭头）。微小结节弥漫性侵犯椎体（斑驳外观），
伴有可辨别的团块和相关的压缩性骨折，强烈提示多发性骨髓瘤

参考文献

Alyas F, Saifuddin A, Connell D. MR imaging evaluation of the bone marrow and marrow infiltrative disorders of the lumbar spine. Magn Reson Imaging Clin N Am. 2007;15(2):199–219. doi:10.1016/j.mric.2007.03.002, vi. S1064-9689(07)00036-0 [pii].

Modic MT, Steinberg PM, Ross JS, Masaryk TJ, Carter JR. Degenerative disk disease: assessment of changes in vertebral body marrow with MR imaging. Radiology. 1988;166(1 Pt 1):193–9.

Ricci C, Cova M, Kang YS, Yang A, Rahmouni A, Scott Jr WW, et al. Normal age-related patterns of cellular and fatty bone marrow distribution in the axial skeleton: MR imaging study. Radiology. 1990;177(1):83–8.

Tall MA, Thompson AK, Vertinsky T, Palka PS. MR imaging of the spinal bone marrow. Magn Reson Imaging Clin N Am. 2007;15(2):175–98. doi:10.1016/j.mric.2007.01.001, vi. S1064-9689(07)00002-5 [pii].

第 6 章　可类似病变的常见脊柱正常结构和 MRI 伪影

内　　容

6.1　MR 影像中常见的可类似脊柱病变的正常和变异结构 ·································· 114

6.2　脊柱 MR 影像中的常见伪影 ··· 114

    6.2.1　化学移位伪影 ·· 114

    6.2.2　金属植入物敏感伪影 ·· 114

    6.2.3　截断伪影 ·· 114

    6.2.4　混叠伪影 ·· 114

    6.2.5　运动相关伪影 ·· 114

    6.2.6　饱和伪影 ·· 115

    6.2.7　射频干扰伪影 ·· 115

    6.2.8　不完全脂肪饱和伪影 ·· 115

6.3　影像精析：可类似病变的常见脊柱正常结构和 MRI 伪影 ······················· 116

    6.3.1　MR 影像中常见的可类似脊柱病变的正常和变异结构 ······················· 116

    6.3.2　化学位移伪影 ·· 117

    6.3.3　金属植入物敏感伪影 ·· 118

    6.3.4　截断伪影 ·· 122

    6.3.5　混叠伪影 ·· 122

    6.3.6　运动相关伪影 ·· 123

    6.3.7　饱和伪影 ·· 128

    6.3.8　射频干扰伪影 ·· 129

    6.3.9　不完全脂肪饱和伪影 ·· 130

参考文献 ·· 130

脊柱MR影像上可能类似于病变的常见正常解剖结构包括硬膜外静脉，骨内静脉和神经根。常见的脊柱MR伪影包括化学位移伪影、金属植入物敏感伪影、截断伪影、混叠伪影、运动相关伪影、饱和伪影、射频干扰伪影和不完全脂肪饱和伪影。在本章中，我们将讨论以上伪影的主要特征。

6.1 MR影像中常见的可类似脊柱病变的正常和变异结构

可被误认为脊柱病变的常见正常结构包括硬膜静脉，骨内静脉和神经根。血管结构如硬膜外静脉和骨内静脉有管状结构可以被辨认，在T1和T2像中的信号通常低于神经根。硬膜静脉由于其位于前方硬膜外间隙和椎间盘后侧，所以可能被误认为是突出的椎间盘。提示硬膜外静脉的影像学表现包括T1和T2像低信号，平行于神经根的线性结构，血管和椎间盘后缘的间隙，在神经孔内的锥形变。骨内静脉由于其线性低信号可能被误诊为骨折。但骨内静脉通常表现为蜿蜒曲折，并粗于骨折线的低信号线，可延续至硬膜外静脉或椎旁静脉。

神经根发自硬膜囊，起点多变，有时神经根可联合。在T1像轴状面中，神经根在硬膜外被高信号的脂肪包绕易被辨认。联合神经根易被误诊为突出的椎间盘。有时突出的椎间盘可以严重挤压神经根并导致其移位，在轴状面上使突出椎间盘位于神经根预想以外的位置。这种情况下，局部椎间盘易被误认为神经根。因此需要仔细评估矢状面MR影像。压迫神经根的局部突出椎间盘可表现为矢状面上与原椎间盘的延续。此外，神经根在T1和T2像上呈现中等信号，并且通常信号强度略高于突出的椎间盘。

6.2 脊柱MR影像中的常见伪影

6.2.1 化学移位伪影

化学移位伪影是由于脂肪质子相对水质子的旋进频率相似（1.5T的MR大约相差224赫兹）产生的配准错误。化学移位伪影多产生于相位编码方向的水和脂肪交界处。化学移位表现为脂肪和水信号重叠区域的高信号，和两者分离区域的低信号。

6.2.2 金属植入物敏感伪影

金属植入物所致敏感伪影是由于人体组织和植入金属之间磁性的巨大区别所致，从而改变局部自旋周期和频率，产生不同性质的磁性区域。这可导致金属物质外形沿频率编码和选择截面轴向方向产生畸变和金属物质内部信号丢失。局部自旋数量不均衡产生的失真，可导致金属物周围出现环形高信号影。钛合金植入物产生伪影少于不锈钢，植入物越大，伪影越大。当磁场主要方向（MR扫描的Z轴）与机器设备的纵轴平行时，伪影显著相对减少（Suh等1998；Frazzini等1997）。相比于自旋回波序列，梯度回波（GRE）序列对金属更加敏感，MRI磁场强度越强，金属敏感伪影越严重。金属敏感伪影在脂肪饱和序列中也会增加。

6.2.3 截断伪影

截断伪影是由于信号强度突然改变而产生的平行于边界邻近处的"亮线"或"暗线"，例如T2像上亮的脑脊液和低信号脊髓的交界处（Czervionke等1988）。在矢状面上，脊髓内的中央条纹由于截断伪影可能类似于脊髓病变如脊髓空洞；沿着脊髓的细线状信号应考虑为截段伪影，而非代表真有病变。

6.2.4 混叠伪影

混叠伪影可导致部分结构影像与对侧影像重叠或被包饶。这种情况发生是由于视场过小，导致相位编码信号超出视场，而叠加到对侧视场上。通过利用过采样、使用表面线圈，扩大视场，或转换频率编码和相位编码方向可以消除混叠伪影（Morelli等2011）。

6.2.5 运动相关伪影

运动是MR产生伪影的常见原因。随机运动会使解剖结构清晰度降低而导致影像模糊。由于呼吸，吞咽或肠道蠕动产生的不自主性运动会产生运动伪影导致影像模糊。运动伪影沿相位编码方向出现。呼吸运动伪影是胸椎MR的问题，吞咽可导致颈椎MR影像产生运动伪影。

周期运动如心脏跳动会产生Ghost伪影，表现为搏动结构在沿相位编码方向异常但可预测位置的重复（Peh 和 Chan 2001）。这些周期运动伪影的数量、位置和亮度取决于搏动的振幅和频率。Ghost 伪影的亮度与运动振幅和速度呈正比。系列的高亮 Ghost 影像平行于相位编码方向蔓延，覆于低信号的脊髓影像上，可类似于病变（Wood 和 Henkelman 1985）。

血流或脑脊液也可以产生湍流运动，导致增强和减弱信号强度的混杂（Taber 等 1998）。上胸椎脊髓后的蛛网膜下腔宽，脑脊液流动伪影常在此处出现。脑脊液湍流伪影在 T2 像上表现为低信号区域，在 T1 像上表现为高信号区域。抑脂强化后对比 T1 像中，相对高信号的脑脊液伪影可能被误认为增强的病变，因此与强化前的 T1 像比较十分重要。通过利用梯度回波或三维（3D）快速自旋回波降低可以降低脑脊液流动伪影。

运动也可以是连续的，如血管里的血流，可导致旋转回波序列中出现流空现象（因为血液在取得信号前已经流出影像区域了），或是在梯度回波影像出现信号增高（由于新的血液流入）。

6.2.6　饱和伪影

饱和伪影（交互作用）是由于同时获得不用角度的脊柱轴状面影像层积而产生的信号丢失（Peh 和 Chan 2001；Taber 等 1998）。当 RF 脉冲激活某一层面，其临近层面的重叠部分也同时被激活，导致重叠部分信号饱和，从而产生信号降低区域。这类伪影在腰椎 MRI 中常见，因为成角的轴状面影像层积在每一节段椎间盘都要获得。

6.2.7　射频干扰伪影

射频干扰伪影是一条垂直于频率编码方向的线性条带。可能产生射频干扰伪影的来源包括电视、收音机、荧光灯和电动机等（Taber 等 1998）。

6.2.8　不完全脂肪饱和伪影

不完全脂肪饱和伪影见于使用选择性频率预饱和以消除肪信号的选择性抑脂像中。这类伪影可由以下原因引起：①脂肪和空气的磁敏感性不同；②大视场下磁场的不均一性，表现为一个区域

的脂肪组织高信号（低饱和）或正常组织低信号（水信号异常抑制）。

表 6.1　脊柱 MRI 伪影

伪影	表现
化学移位伪影	脂肪和水信号重叠区域高信号，分离区域低信号
金属植入物敏感伪影	金属外形畸变，周围环形强化，内部信号丢失
截断伪影	平行或邻近信号强度突然改变区域的亮/暗线条 截断伪影产生脊髓内的高信号中央条纹可与脊髓空洞相似
混叠伪影	相位编码信号超出视场，而叠加到对侧视场上去
周期性运动伪影	Ghost 伪影使搏动结构在沿相位编码方向异常但可预测位置的重复
非自主性运动伪影（呼吸，吞咽，肠蠕动）	影像模糊
湍流运动伪影	高低信号强度混杂
持续运动伪影	流空现象或信号增强
饱和伪影	成角轴状面影像中信号带状丢失
放射干预伪影	垂直于频率编码方向的线性条带
不完全脂肪饱和伪影	脂肪组织高信号（低饱和）或正常组织低信号（水信号异常抑制）

要点

- 提示硬膜外静脉的征象包括 T1 和 T2 像低信号，与神经根平行的线性结构，血管与椎间盘后缘间隙以及神经孔的锥形表现。
- 化学移位伪影表现为沿相位编码方向水和脂肪信号重叠处的高信号，和两者信号分离区的低信号。
- 矢状面 MRI 中，截断伪影导致的脊髓内的中央条纹可以类似于脊髓病变如脊髓空洞。
- 脑脊液流动伪影在 T2 像中表现低信号区，T1 像中表现高信号区。

6.3 影像精析：可类似病变的常见脊柱正常结构和 MRI 伪影

6.3.1 MR 影像中常见的可类似脊柱病变的正常和变异结构

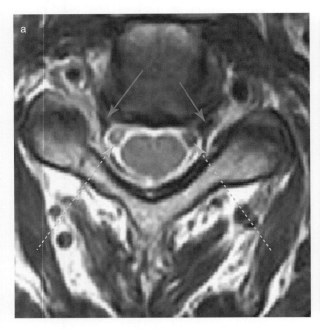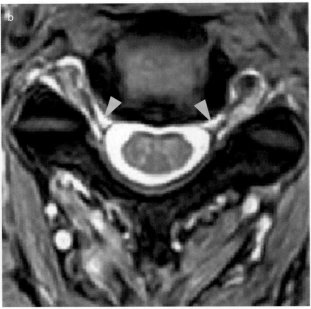

图 6.1 硬膜外血管类似椎间盘突出。硬膜外静脉（实线箭头）由于在自旋回波 T2 像轴状面上呈现低信号表现，且位于椎间盘后缘，可能被误认为椎间盘突出（a）。但是，硬膜外静脉（实线箭头）通常位于两侧，在神经根附近成管状外形，与椎间盘无延续。硬膜外静脉在梯度回波影像中呈现高亮信号（b 图箭头）。相关脑脊液流动伪影在 T2 像中表现为中等信号强度（虚线箭头），在梯度回波像中消失（b）

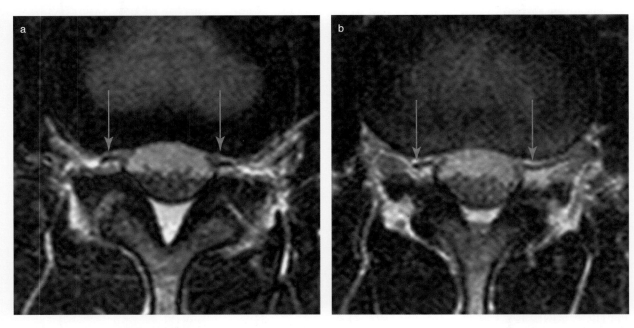

图 6.2 T2 像轴状面影像的硬膜外静脉（a，b）。硬膜外静脉（实线箭头）可被发现，具有管状或线性外形，以及与椎间盘分离的低信号结构，因此可以和突出的椎间盘鉴别

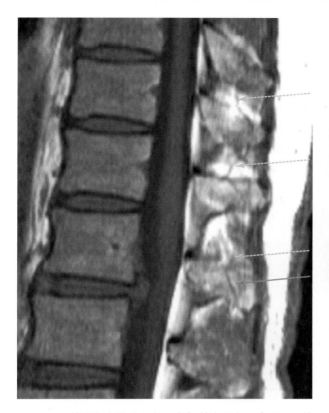

图 6.3　血管（实线箭头）表现类似棘突骨折。但是,血管（虚线箭头）持续延伸超出骨性边缘

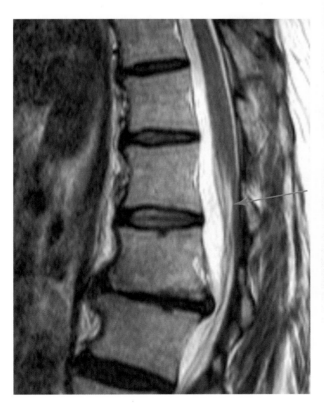

图 6.4　脊髓圆锥周围脑脊液的部分容积效应。脊髓圆锥周围脑脊液部分容积效应（实线箭头）易被误认为脊髓病变。T2 像轴状面能够帮助排除脊髓病变或缺血变化

6.3.2　化学位移伪影

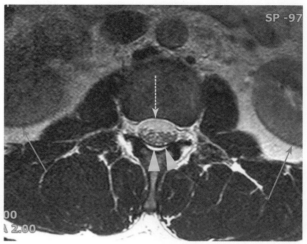

图 6.5　化学移位伪影。化学移位伪影可见于硬膜前后两面,脂肪和水信号重叠的区域显示高信号（虚线箭头）,而两者分离的区域显示低信号（三角箭头）。化学移位伪影也出现在左肾后侧（实线箭头）,位于左肾（含大量水质子）及肾周脂肪交界处

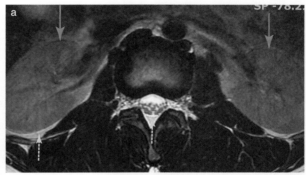

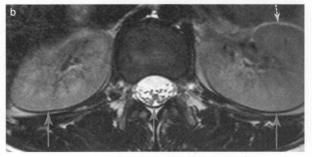

图 6.6　化学移位伪影。化学移位伪影位于沿硬膜前后缘表面和右肾,在脂肪和水信号重叠区域呈示高信号（虚线箭头）,两者分离区域显示低信号（实线箭头）。与 a 相比（前暗后亮）,b 中沿硬膜外表面和肾脏的化学移位伪影完全相反（后暗前亮）,其原因是频率编码方向不同

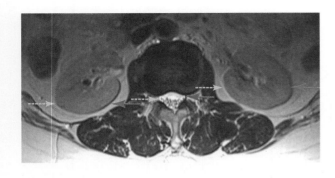

图 6.7 化学移位伪影。化学移位伪影在频率编码方向从左到右时(而非前到后),沿硬膜左右两侧界面及双肾分布(实线箭头及虚线箭头)。化学移位伪影沿频率编码方向分布

6.3.3 金属植入物敏感伪影

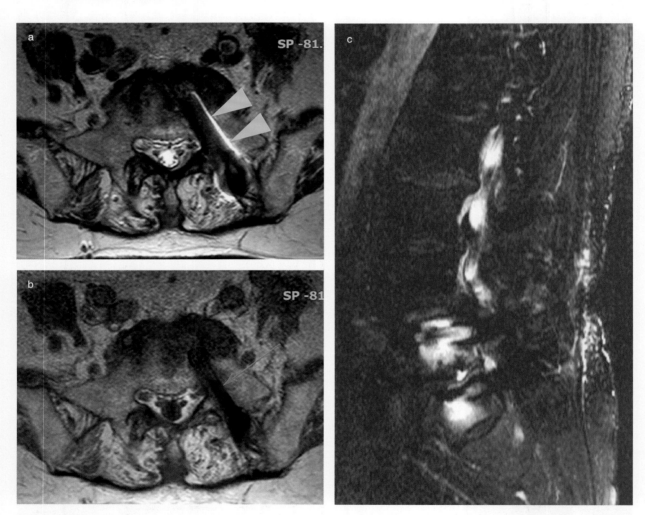

图 6.8 快速回波 T2 像(a)、T1 像(b)和快速梯度回波像(c)显示金属植入物敏感伪影。金属植入物所致敏感伪影是由于人体组织和植入金属之间磁性的巨大区别所致,从而改变局部自旋周期和频率,产生不同质性的磁性区域。这可导致金属物质外形沿频率编码和选择截面轴向方向产生畸变和金属物质内部信号丢失(实线箭头)。局部旋自数量不均衡产生的失真,可导致金属物周围出现环形高信号影。在化学脂肪饱和像(c)中金属敏感伪影可被增强。相比于自旋回波序列,梯度回波(GRE)序列对金属更加敏感

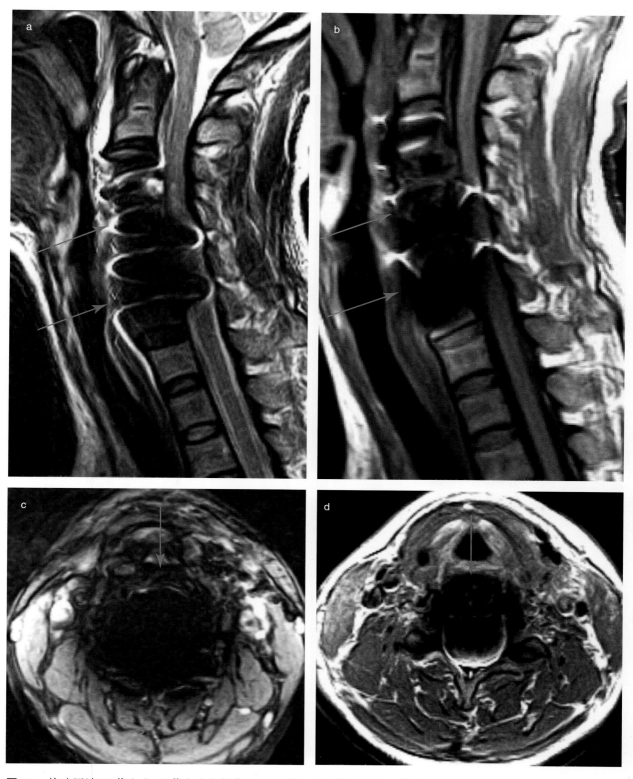

图 6.9　快速回波 T2 像（a）、T1 像（b）矢状位和 GRE 像（c）轴状位以及 T2 轴状位的金属敏感伪影。金属敏感伪影表现为金属周围信号丢失，环形高信号以及影像畸变（实线箭头）。相比于自旋回波序列（d），梯度回波（GRE）序列（c）对金属更加敏感

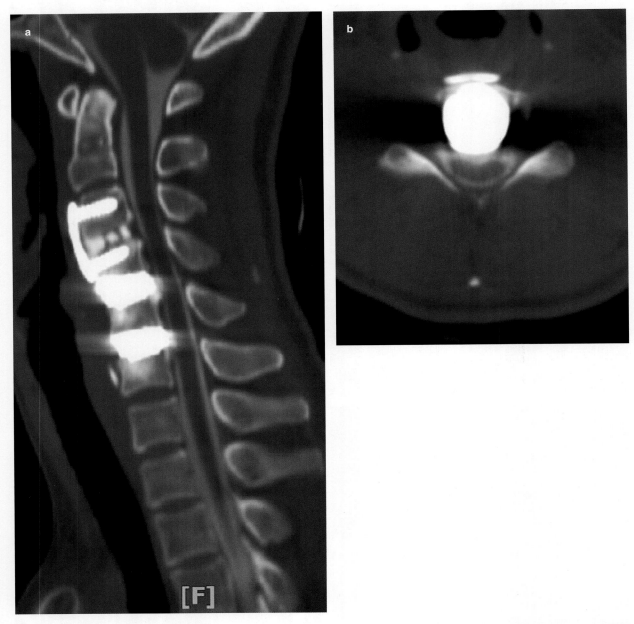

图 6.10   有金属植入物患者的脊髓 CT 影像（a，b）。尽管 CT 由于金属产生射束硬化伪影，但相比于 MR 脊髓 CT 影像对评估中央管更有帮助

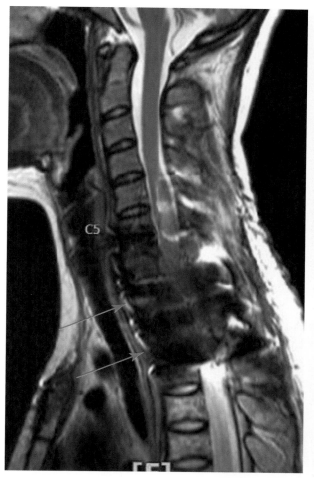

图 6.11　金属敏感伪影。由于金属敏感伪影导致金属植入物外形失真,内部信号丢失,金属周围信号环形增强

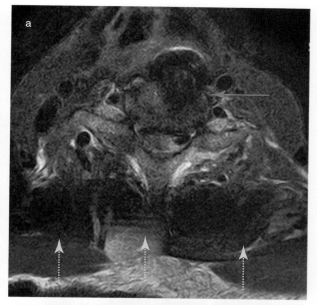

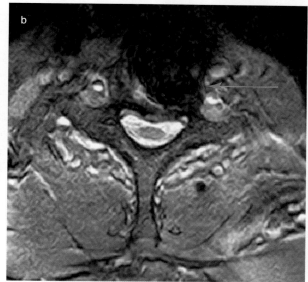

图 6.12　T2 像(a)及 GRE 像(b)中的金属敏感伪影和饱和伪影。金属伪影见于椎体植入物周围,表现为图像失真及信号丢失(实线箭头),GRE 序列中放大了这一表现(b)。饱和伪影表现为暗带(虚线箭头)。当成角轴状面影像同时获得时会出现饱和伪影现象

6.3.4 截断伪影

6.3.5 混叠伪影

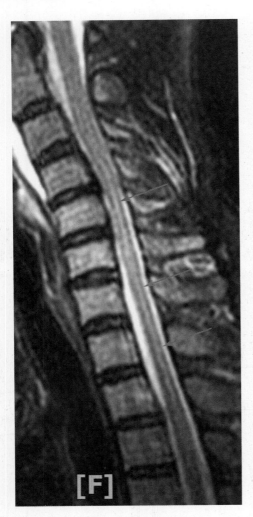

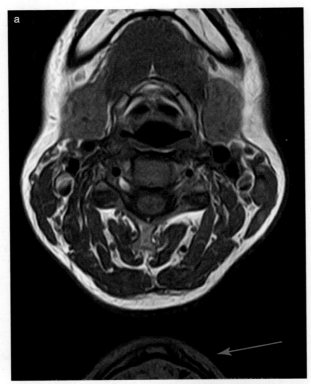

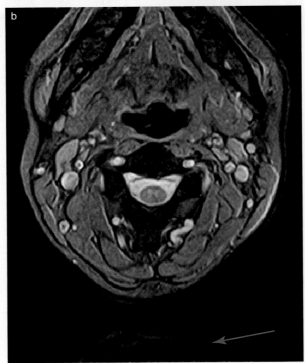

图 6.13 截断伪影可类似脊髓空洞。截断伪影是由于突然信号强度改变而产生的在平行于边界处的"亮线"或"暗线",例如,在 T2 像中高亮的脑脊液和低信号的脊髓交界处。矢状面上,截断伪影产生的脊髓中央条纹(实线箭头)可类似于病变如脊髓空洞。沿着脊髓内部的细线状信号应考虑为截段伪影,而非代表真有病变

图 6.14 T1 像(a)和 GRE 轴状面像(b)的混叠伪影。部分下颌骨(实线箭头)由于混叠伪影投射到了影像的对侧。混叠伪影导致兴趣结构折叠或环绕至影像对侧(实线箭头)。当使用的视场过小时,相位编码信号超出视场,附加至对侧视场导致现混叠伪影的产生

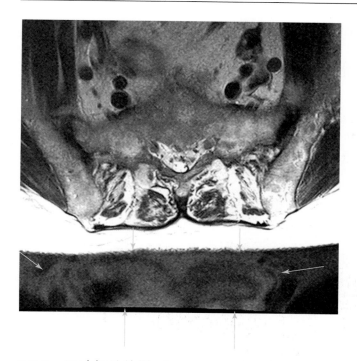

图 6.15　混叠伪影。超出视场前缘的小肠和肠系膜由于混叠伪影映射到了影像的对侧（实线箭头）。混叠伪影导致部分兴趣结构折叠或环绕至影像对侧（实线箭头）

6.3.6　运动相关伪影

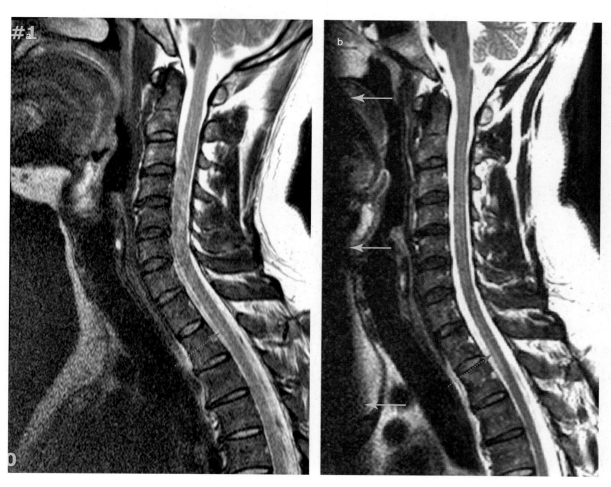

图 6.16　吞咽相关运动伪影。随机运动导致影像模糊（a），解剖结构不清。运动伪影可以被饱和带（实线箭头，b）部分消除。运动伪影消除后（b），髓内线性信号改变可以被更好的甄别（虚线箭头），该图诊断为脊髓缺血

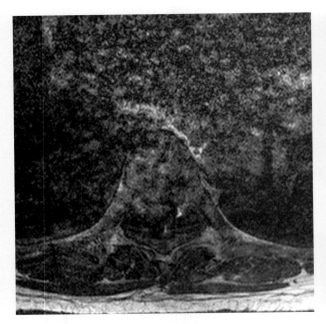

图 **6.17**　呼吸导致的运动伪影。上图胸椎 MR 中，呼吸产生的运动伪影导致影像模糊。由于呼吸，吞咽或肠道蠕动产生的不自主性运动会产生运动伪影导致影像模糊。运动伪影可在相位编码方向出现。呼吸产生的运动伪影是胸椎 MR 的问题之一

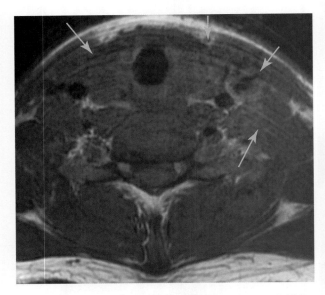

图 **6.18**　运动伪影。运动伪影（实线箭头）导致影像模糊

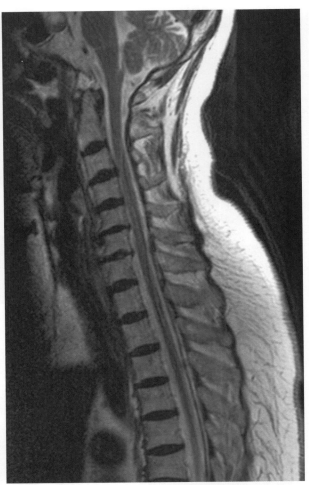

图 **6.19**　运动伪影。运动伪影导致图像模糊，类似脊髓病变

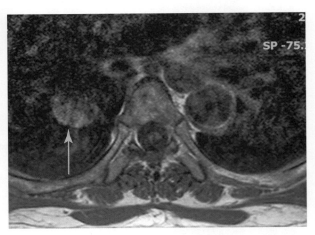

图 **6.20**　主动脉处的 Ghost 伪影（实线箭头）。周期运动如心脏跳动会产生 Ghost 伪影，表现为搏动结构在沿相位编码方向异常但可预测位置的重复。Ghost 伪影的数量、位置和亮度取决于搏动的振幅和频率。Ghost 伪影的亮度与运动振幅和速度呈正比，可沿相位编码方向看到系列的高亮 Ghost 影像

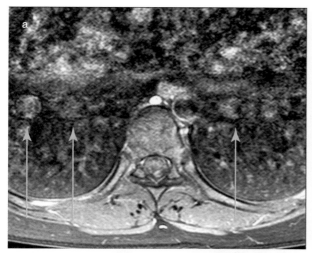

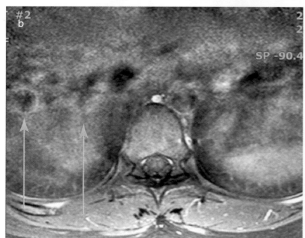

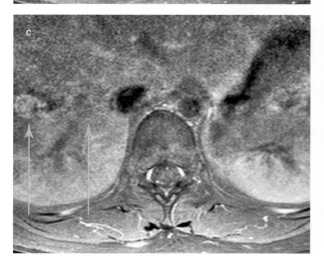

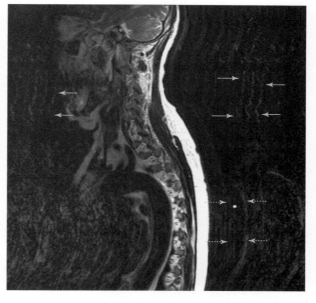

图 6.22　由于脑脊液和主动脉搏动导致的 Ghost 伪影。沿相位编码方向可见由于脑脊液（实线箭头）和主动脉（虚线箭头）搏动导致的 Ghost 伪影

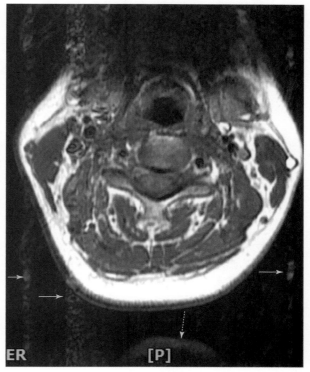

图 6.21　T2 像（a）、T1 像（b）和增强对比后的轴状面影像（c）显示主动脉 Ghost 伪影（实线箭头）。Ghost 伪影表现为搏动结构在沿相位编码方向异常但可预测位置的重复。其位置可预测。Ghost 伪影的数量、位置和亮度取决于搏动的振幅和频率。Ghost 伪影的亮度与运动振幅和速度呈正比，可沿相位编码方向看到系列的高亮 Ghost 影像

图 6.23　Ghost 伪影（实线箭头）和混叠伪影（虚线箭头）。沿相位编码方向可见由于血管流动（实线箭头）产生的 Ghost 伪影。颈前（虚线箭头）由于混叠伪影被映射到了图像对侧

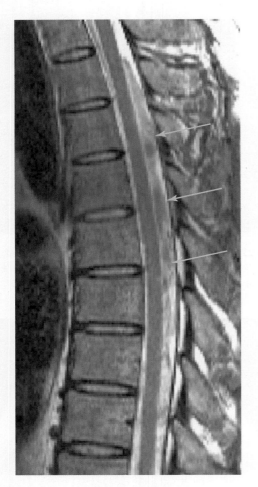

图 6.24　硬膜内由于脑脊液流动产生的流动伪影。T2 像中，脑脊液流动伪影导致胸椎水平脊髓后方杂乱管状低信号区域（实线箭头）。在上胸椎，脊髓后方的蛛网膜下腔较宽，脑脊液伪影在此处常见。管状脑脊液流动伪影在 T2 像上表现为低信号区域，在 T1 像上表现为高信号区域

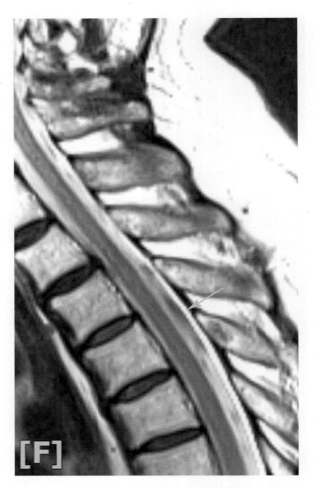

图 6.25　脑脊液流动伪影。脑脊液流动伪影在 T2 像中表现为硬膜内的管状低信号（实线箭头）

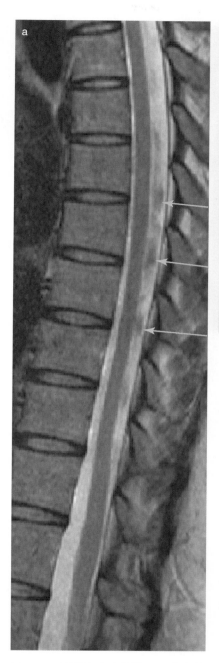
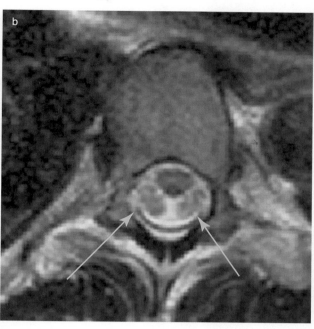

图 6.26　脑脊液流动伪影。T2 像矢状面（a）和轴状面（b）中，胸椎中段蛛网膜下腔后方可见脑脊液流动伪影位,表现为低信号的管状结构（实线箭头）

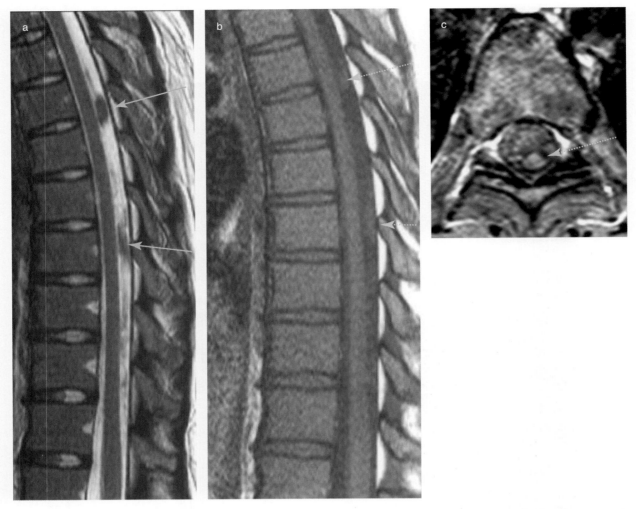

图 6.27 脑脊液流动伪影。脑脊液流动伪影在 T2 矢状面像（a）显示管状或蜿蜒低信号影（实线箭头），在 T1 像显示中等信号影（虚线箭头）（b）。脑脊液流动伪影的中等信号影在对比增强 T1 像中可被误诊为被强化的病变（c）

6.3.7 饱和伪影

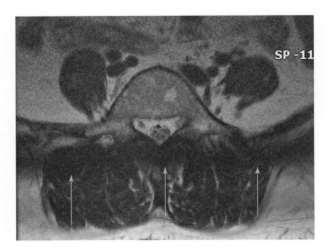

图 6.28 饱和伪影。饱和伪影是由于同时取得成角的脊柱轴状面影像而产生的条带状信号丢失（实线箭头）

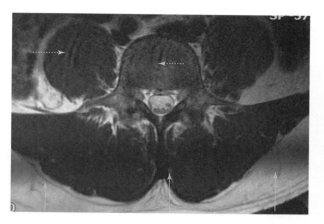

图 6.29 饱和伪影和运动伪影。饱和伪影显示为低信号带（实线箭头）。运动伪影在图中很明显（虚线箭头）

6.3.8 射频干扰伪影

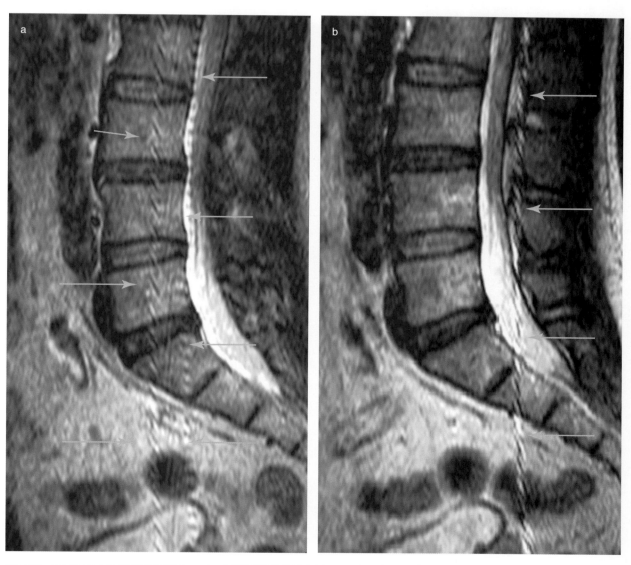

图 6.30 T2 像显示射频干扰伪影（a，b）。射频干扰伪影在图中显示为垂直于频率编码方向的线性条带（实线箭头）。其可能来源有电视、收音机、荧光灯和电动机等

6.3.9 不完全脂肪饱和伪影

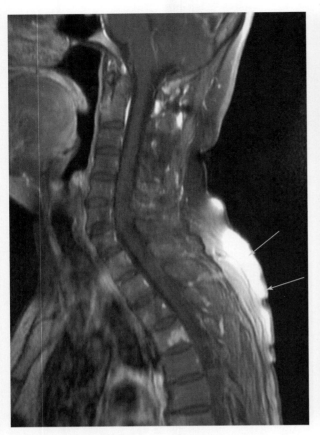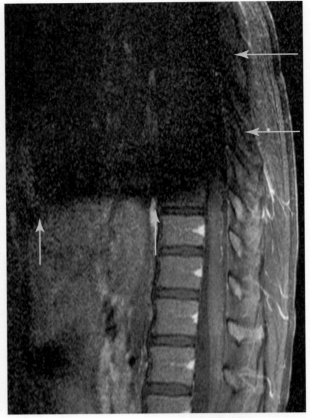

图 6.31 不完全脂肪饱和伪影。颈胸段皮下脂肪信号（实线箭头）未饱和。在化学选择性脂肪饱和的对比增强影像中，不完全脂肪抑制表现为高信号区域，可能与增强相混淆。不完全脂肪抑制伪影出现于使用频率选择性预饱和以消除干扰信号的选择性脂肪饱和中。这类伪影可由以下原因引起：①脂肪和空气的磁敏感性不同；②大视场下磁场的不均一性，这类伪影表现为脂肪组织高信号（比如未饱和）或正常组织低信号（水信号异常抑制）

图 6.32 不完全脂肪饱和伪影。不完全脂肪饱和伪影由于水信号异常抑制而表现为正常组织低信号。在对比增强脂肪饱和像中，由于水信号异常抑制可出现暗信号区域（实线箭头）

参考文献

Czervionke LF, Czervionke JM, Daniels DL, Haughton VM. Characteristic features of MR truncation artifacts. AJR Am J Roentgenol. 1988;151(6):1219–28. doi:10.2214/ajr.151.6.1219.

Frazzini VI, Kagetsu NJ, Johnson CE, Destian S. Internally stabilized spine: optimal choice of frequency-encoding gradient direction during MR imaging minimizes susceptibility artifact from titanium vertebral body screws. Radiology. 1997;204(1):268–72.

Morelli JN, Runge VM, Ai F, Attenberger U, Vu L, Schmeets SH, et al. An image-based approach to understanding the physics of MR artifacts. Radiographics. 2011;31(3):849–66. doi:10.1148/rg.313105115, 31/3/849 [pii].

Peh WC, Chan JH. Artifacts in musculoskeletal magnetic resonance imaging: identification and correction. Skeletal Radiol. 2001;30(4):179–91.

Soila KP, Viamonte Jr M, Starewicz PM. Chemical shift misregistration effect in magnetic resonance imaging. Radiology. 1984;153(3):819–20.

Suh JS, Jeong EK, Shin KH, Cho JH, Na JB, Kim DH, et al. Minimizing artifacts caused by metallic implants at MR imaging: experimental and clinical studies. AJR Am J Roentgenol. 1998;171(5):1207–13. doi:10.2214/ajr.171.5.9798849.

Taber KH, Herrick RC, Weathers SW, Kumar AJ, Schomer DF, Hayman LA. Pitfalls and artifacts encountered in clinical MR imaging of the spine. Radiographics. 1998;18(6):1499–521.

Wood ML, Henkelman RM. MR image artifacts from periodic motion. Med Phys. 1985;12(2):143–51.

第 7 章 术后影像

内　容

7.1　椎间盘切除术后的正常改变 vs 残余椎间盘突出 ·· 132

7.2　术后正常改变 vs 早期术后感染 ··· 132

7.3　术后瘢痕形成 vs 椎间盘突出复发 ·· 132

7.4　术后假性脑脊膜膨出 vs 术后积液 ·· 132

7.5　融合 vs 假关节 ·· 132

7.6　邻近节段退变 ·· 133

7.7　影像精析: 术后影像 ··· 134

　　7.7.1　术后正常改变 ··· 134

　　7.7.2　术后感染 ··· 138

　　7.7.3　术后瘢痕 vs 椎间盘突出复发 ··· 141

　　7.7.4　术后假性脑脊膜膨出 vs 术后积液 ·· 145

　　7.7.5　融合 vs 假关节 ··· 148

　　7.7.6　各类术后并发症 ··· 153

参考文献 ·· 158

我们遇到的术后问题通常包括怎样区分：①椎间盘切除术后的正常改变和残余椎间盘突出；②正常的术后改变和早期术后感染；③术后硬膜外瘢痕和任何时期的复发椎间盘突出；④术后晚期的融合和假关节形成。本章节将着重阐述上述影像学表现以帮助术后脊柱评估。

7.1　椎间盘切除术后的正常改变 vs 残余椎间盘突出

由于手术部位产生的水肿以及肉芽组织，硬膜外间隙残留的团块效应可能与术前椎间盘突出的程度相似，使得椎间盘切除术后即刻的正常改变与突出椎间盘残留相似。然而与残留椎间盘突出不同的是，由于肉芽组织的存在，椎间盘切除术后区域通常会在 T2 加权像和均匀增强图像上呈现高信号（Salgado 等 2006）。因此随手术而改变的 T2 像信号改变（信号由低变高）和增强均匀的是区别椎间盘切除术后的正常改变与残留椎间盘突出的影像学特征。与术前表现相类似的椎间盘后缘单纯隆起在本质上并非残留椎间盘突出的决定性指征。

7.2　术后正常改变 vs 早期术后感染

关于正常术后早期无症状患者腰骶椎终板和纤维环后侧的信号增强已经有过报道（Jinkins 等 1993）。尽管这与早期术后感染很相似，但这其实是一种无菌的反应。因此在术后，骨髓水肿和椎间盘信号强化并不是区分术后正常改变与感染的可靠发现。依据我们的经验，在远离手术路径（如后路椎体间融合术）的腰大肌上存在 T2 加权像强化或信号增强是术后可能感染的提示。由此，需要在 T2 加权像和对比增强 T1 加权像轴状面上对包括腰大肌在内的椎旁结构进行仔细检查，以发现能够提示早期感染的异常信号改变。

单纯基于影像学发现来区分术后积液和术区脓肿存在困难，因此如果临床上存在不确定性，常常需要通过影像引导下的穿刺来明确。

7.3　术后瘢痕形成 vs 椎间盘突出复发

区分椎间盘摘除术后瘢痕形成与椎间盘突出复发有时候是有一定难度的，然而一些影像学特征可以帮助解决这个问题。术后瘢痕形成导致硬膜囊和神经根等毗邻结构的回缩，而复发的椎间盘突出则是取代和压迫了这些毗邻结构。术后瘢痕表现为均匀强化，而复发的椎间盘突出则表现为周围强化或者不强化（Bundschuh 等 1988）。术后瘢痕边界不清晰，而复发的椎间盘突出则有清晰的边界。术后瘢痕与原来椎间盘之间是不连续的，而复发的椎间盘突出与保留的未突出椎间盘则是保持连续的。术后硬膜外瘢痕一般术后 2 年都会在 T1 及 T2 加权像上显示中等强度信号，之后则通常表现为 T1 及 T2 加权像低信号（Sotiropoulos 等 1989）。

表 7.1　术后瘢痕形成与椎间盘突出复发对比

术后瘢痕形成	椎间盘突出复发
毗邻结构回缩	替代和压迫毗邻结构
均匀强化	环形强化或不增强
边界不清晰	边界清晰
与原椎间盘不连续	与原椎间盘连续

7.4　术后假性脑脊膜膨出 vs 术后积液

术后假性脑脊膜膨出是脑脊液进入手术部位所形成巨大的囊性肿块，并不是真正的脑脊膜膨出，因为假性脑脊膜膨出以活性纤维组织为边界，而非真正的蛛网膜层。典型的假性脑脊膜膨出是在手术意外撕裂硬膜囊或硬膜内手术后产生的，这些应与手术部位的术后积液相区分。术后假性脑脊膜膨出常常表现为一个连接硬膜外腔至背侧肌肉甚至有时是皮下组织的巨大囊性病变，而术后积液通常为沿术区筋膜或皮下组织分布的较小的单发或多发的液性囊腔，并且这些囊腔之间没有的交通。

7.5　融合 vs 假关节

外科医生在术后远期最关注的问题就是对融合程度的评估和融合失败（假关节）的确定。椎体间融合术的征象之一是在过屈和过伸侧位片无节段活动。Ray 定义了基于平片的提示椎间坚强融合的六项标准（Ray 1997）：①在屈曲和伸展侧位平片上，节段移位活动度小于 3°；②植入物周围无透亮影；③椎间高度几乎无丢失；④器械、移植物或椎骨无断裂；⑤移植物或相邻椎骨无硬化改变；⑥融合器内部及周围可见骨质形成。冠状面和矢状面的 CT 重建图像是确定椎间融合的理想方法。相邻椎体间致密的骨桥可以确认椎间融合。术后远期（1 年以上）CT 图像上融合器、螺钉或其他植入物周围的透亮影提示它们有松动，代表了由于植入物或螺钉的活动引发的骨质溶解。轴位图像上邻近植入物的囊性改变也是提示融合失败的有用标志。椎体间新骨的线性缺损也是提示融合失败的证据。融合器位置改变和沉降也是提示融合失败的征象，沉降的定义是融合器陷入邻近椎体（Williams 等 2005）。

表 7.2　融合失败（假关节）的 CT 特征

融合器或椎弓根螺钉边缘有透亮影
邻近植入物的终板内有囊性改变
穿过椎间隙内新骨的线状缺损
融合器位置改变
融合器沉降

　　术后节段运动会引起继发改变，导致邻近椎体发生 Modic Ⅰ型改变，这可以通过 MRI 来评估。相反，坚强的椎间融合有时会使已有的 Modic Ⅰ型改变转变为脂肪性 Modic Ⅱ型改变。术后 6 个月持续或新发的 Modic Ⅰ型改变是提示假关节的征象（Salgado 等 2006）。

7.6　邻近节段退变

　　邻近融合节段的新发或加剧的椎间盘退变（即邻近节段退变）是椎间融合术后远期发生的问题之一。其可能的发生机制是融合术后椎间活动消失，导致负荷转移至了邻近节段。邻近节段退变表现为椎间盘高度的丢失，前滑脱或后滑脱等序列紊乱以及椎间盘突出，最终导致椎间融合邻近节段的椎管狭窄。人工椎间盘置换被用来减少邻近节段退变的发生，然而关于其术后效果仍存在争议。

表 7.3　术后问题

早期问题	残余椎间盘突出 vs 椎间盘切除术后的正常改变 术后感染 vs 术后正常改变 术后假性脑脊膜膨出 vs 术区积液 有/无神经根损伤 有/无血肿
远期问题	椎间盘突出复发 vs 术后瘢痕形成 融合 vs 假关节 邻近节段退变

要点

- 椎间盘切除术后正常改变表现为 T2 加权像高信号和均匀强化。
- 终板和纤维环后侧的强化可见于术后正常无症状患者。
- 融合失败的 CT 特征包括融合器或椎弓根螺钉边缘有透亮影，邻近植入物的终板内囊性改变，椎间隙中融合器内或邻近的新骨有线状缺损（骨折），融合器的位置改变或者沉降。

7.7 影像精析：术后影像

7.7.1 术后正常改变

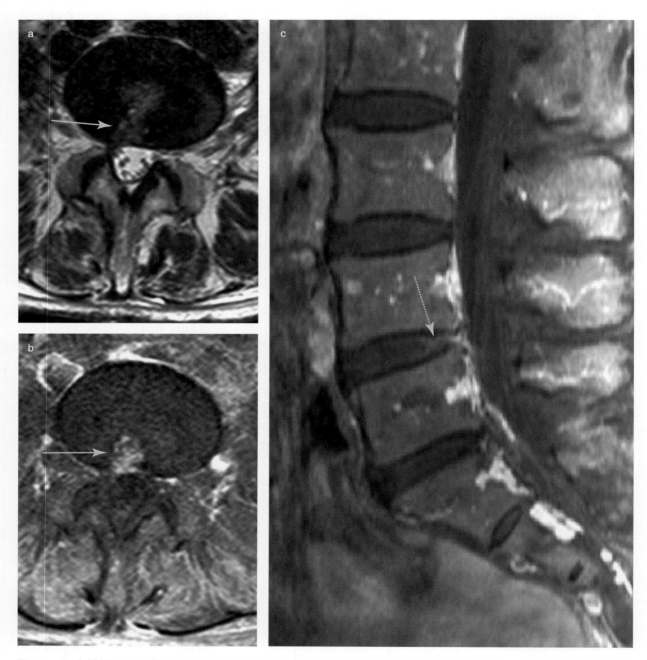

图 7.1 40 岁男性，L4/L5 椎间盘切除术后正常改变。椎间盘后侧（箭头处）可见分布不均的 T2 像高信号（a）和强化（b）。对比增强的矢状位 T1 加权像（c）上可见线性强化（虚线箭头处）

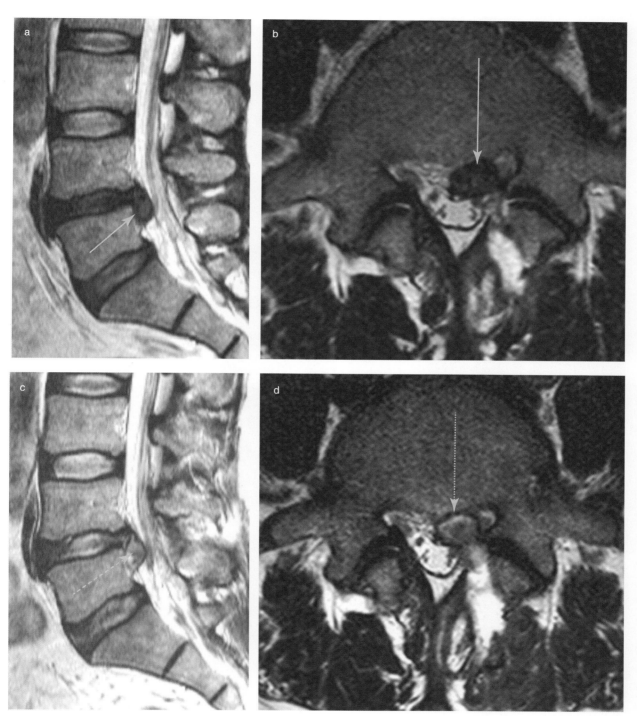

图7.2　40 岁男性，椎间盘切除术后正常改变。在 T2 加权像 MR（a，b）可见 L4/L5 节段的复发椎间盘突出（箭头）。椎间盘切除术后 1 周的 T2 加权像 MR（c，d），之前突出椎间盘的包壳仍然存在（虚线箭头），但该区域现在呈现 T2 加权像高信号，提示椎间盘切除术后早期的正常改变。由于椎间盘切除部位产生水肿以及肉芽组织，椎间盘切除术后的早期改变可由于硬膜外间隙的残余团块效应而类似椎间盘残留，也可能与术前椎间盘突出的程度相似。然而与残留椎间盘突出不同，由于肉芽组织的存在，椎间盘切除术后区域通常在 T2 加权像呈现高信号。因此提示椎间盘切除后正常改变而非残留椎间盘的影像学特征包括 T2 像信号术后改变（从低到高）。而与术前外观相类似的单纯椎间盘后缘突出在本质上并不是残留椎间盘突出的征象

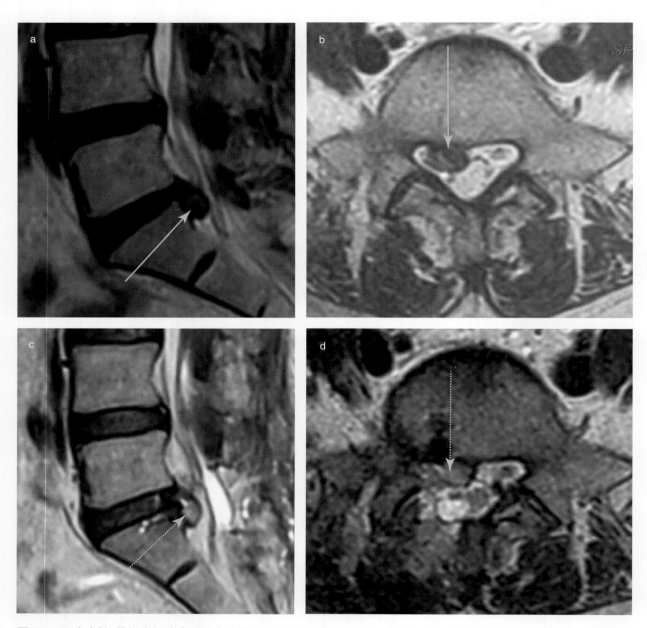

图 7.3 54 岁女性，椎间盘切除术后正常改变。在 T2 加权像 MR（a，b），可见 L5/S1 节段椎间盘突出（箭头）。椎间盘切除术后 1 周的 T2 加权像 MR 上（c，d），之前突出椎间盘的包膜仍然存在（虚线箭头），但之前椎间盘突出域呈现 T2 加权像高信号，提示椎间盘切除术后的正常改变

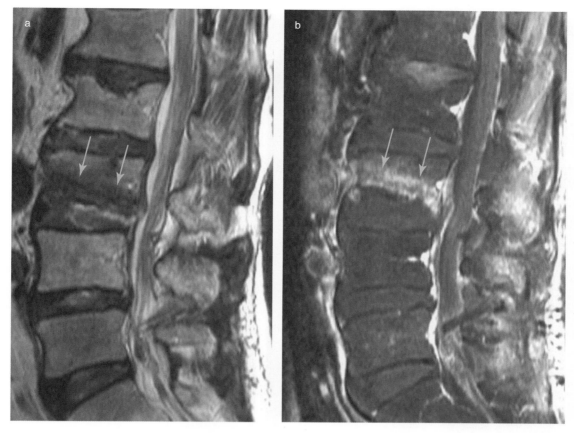

图 7.4 69 岁女性,椎间盘切除术后正常改变的 T2 像(a)和增强像(b)矢状位 MR。椎间盘切除术后可见沿着终板的软骨下水肿(箭头)

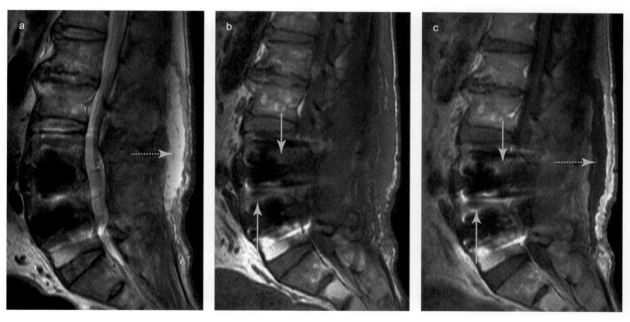

图 7.5 椎弓根螺钉后路内固定及椎体间融合术后改变的 T2 加权像矢状位(a)、T1 加权像(b)和增强像(c)矢状位 MR。椎弓根螺钉后路内固定及椎体间融合术后,可见椎体出现骨髓水肿,这是术后正常表现。由于有金属植入物,一般不在增强像应用化学选择性抑脂,而是将增强像比对强化前的 T1 加权像来判断是否强化。骨髓水肿(箭头)在强化前的 T1 加权图像上(a)呈现低信号,在增强像上(c)被强化。手术节段的骨髓水肿是术后的正常改变,并非提示感染。同样在未发生感染时,术后也可看到皮下出现积液(虚线箭头)

7.7.2 术后感染

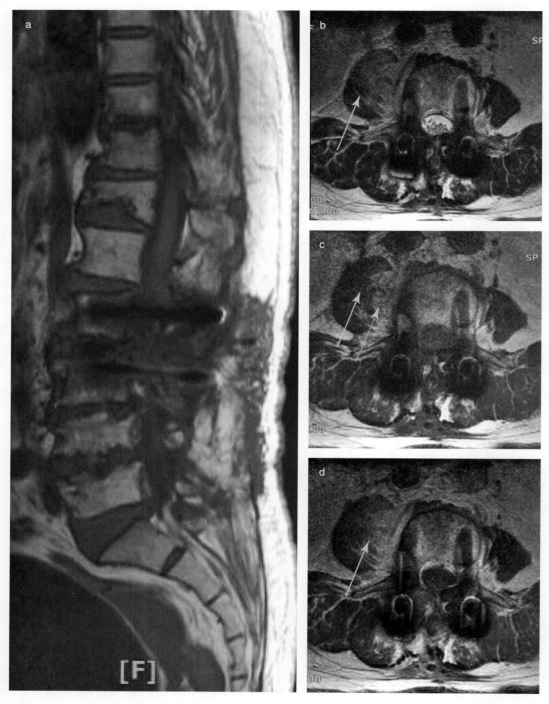

图 7.6 66 岁女性，早期术后感染的矢状位 T1 加权像（a）、轴状位 T2 加权像（b）、轴状位 T1 加权像（c）和轴状位增强像（d）。在轴状位 T2 加权像（b）可见右侧腰大肌呈信号增高改变（箭头）。T1 加权像轴状位显示腰大肌内侧高信号区域（虚线箭头）提示脂肪变，而大部分的腰大肌（箭头）则不表现增高的 T1 像信号。在增强像上（c），右侧腰大肌外侧部分呈现不均匀增强。这些征象提示右侧腰大肌水肿。然而这名患者是后入路手术，手术过程中右侧腰大肌未受累，所以右侧腰大肌的水肿（箭头）可能代表早期术后感染的征象。在术后早期区分术后正常改变和感染是比较困难的。正常可以见到沿椎弓根钉的骨髓水肿。如果是后入路手术，背部肌肉出现水肿也是正常表现。如果手术未涉及的区域（例如本例）出现了水肿（T2 加权像高信号，对比强化），则应考虑到发生了早期术后感染

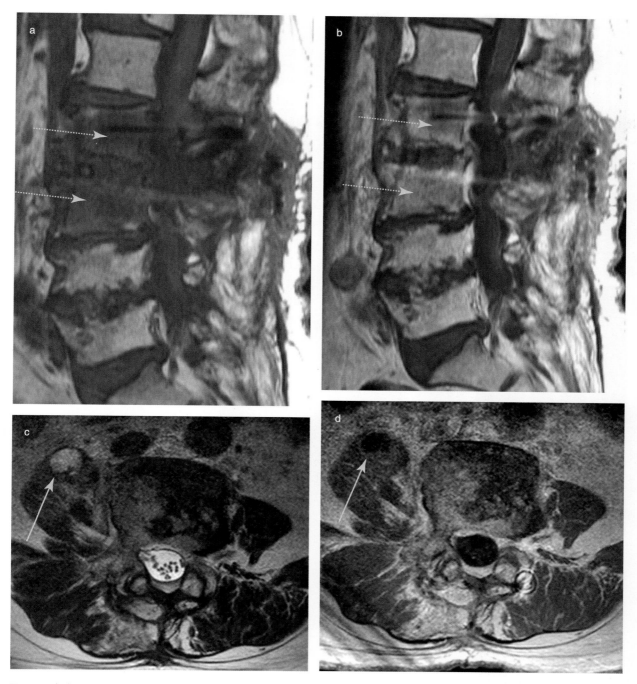

图 7.7　来自图 7.6 中同一病例，L2/L3 术后感染 2 周复查的 MR。T2 加权像轴状面（c）和增强像（d）可见位于右侧腰大肌上有一脓肿（箭头）。在 L2 和 L3 椎体可见大量骨髓水肿，呈 T1 加权像低信号（a），增强像上显示强化（b）。脊柱术后骨髓水肿的评估最好应用未增强的 T1 加权像，因为金属植入物会使抑脂在增强后的 T1 加权像难以实现。增强的 T1 加权像应该通过与未增强的 T1 加权像对比进行评估

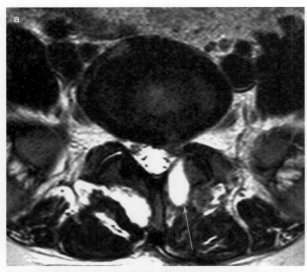

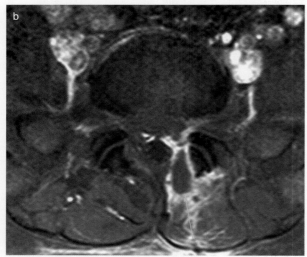

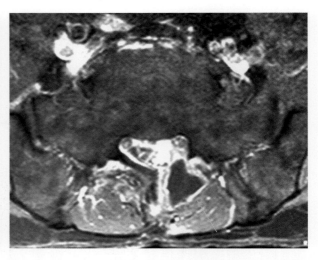

图 7.9 47 岁女性，左侧椎板切除术区脓肿。左侧椎板切除术区有一边缘强化的积液，穿刺证实积液为脓肿。在 MRI 上鉴别术后积液和脓肿非常困难，如果临床上怀疑脓肿，则需要穿刺明确

图 7.8 44 岁男性，术后积液的 T2 加权像（a）和轴状位增强像 MR（b）。积液位于左侧椎板切除术的部分区域（箭头）。积液的周围也可见强化。然而积液形态不是决定感染的典型征象，需要穿刺予以排除。在 MRI 上鉴别术后积液和脓肿有困难，如果临床上怀疑脓肿，则需要穿刺明确

7.7.3 术后瘢痕 vs 椎间盘突出复发

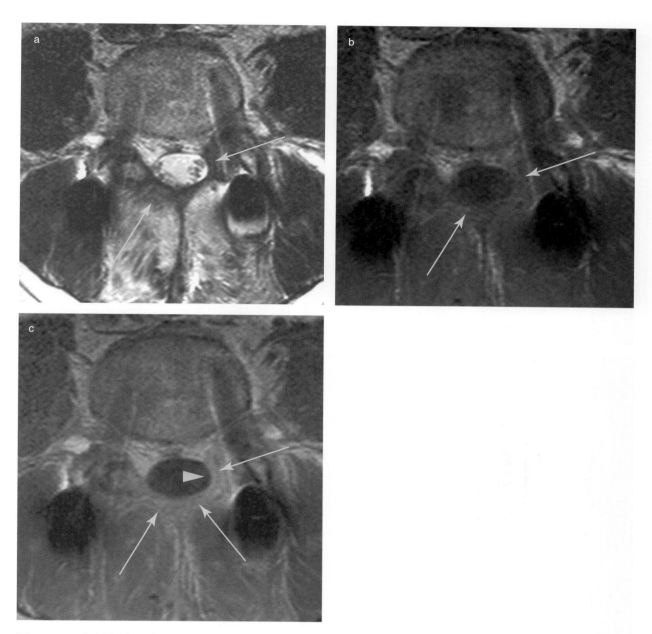

图 7.10 67 岁女性,术后瘢痕。在左侧硬膜外间隙和椎板切除术区(箭头)可见到瘢痕形成,呈 T2 加权像低信号(a),T1 加权像中等信号(b),并在增强影像上均匀强化(c)。瘢痕不会形成团块效应。硬膜囊左侧未被瘢痕压迫,但是有回缩(三角箭头)

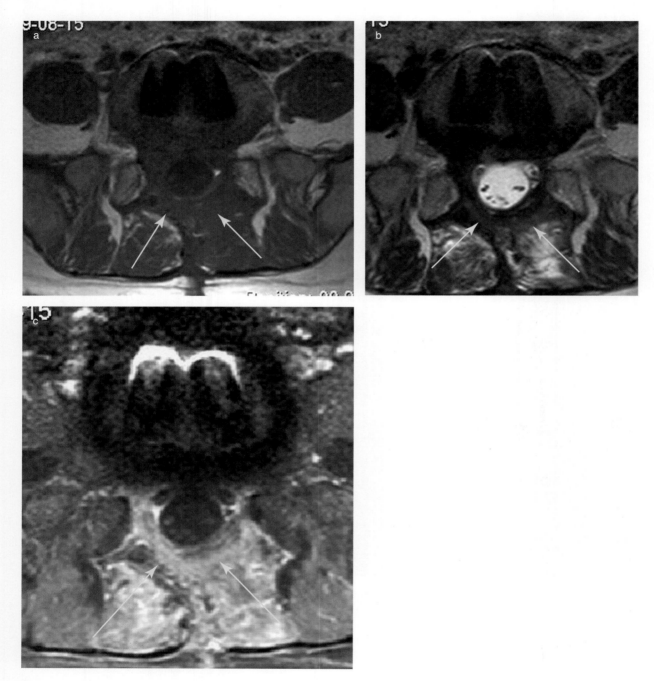

图 7.11 54 岁女性，术后瘢痕在 T1 像轴状位（a）、T2 像（b）轴状位和增强像轴状位的表现，呈现弥漫性强化而无团块效应（箭头）

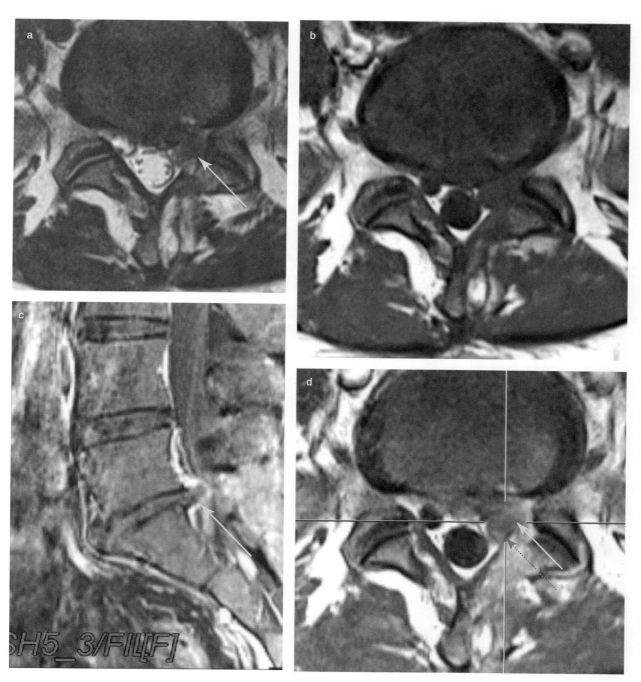

图 7.12　25 岁女性，L5/S1 左侧中央区的椎间盘突出复发，呈 T2 像低信号（a），T1 像中等信号影（b）。在增强矢状位图像（c）上可见其外周强化而中央无强化（箭头处），轴状面强化图像（d）可见其压迫左侧 S1 神经根（虚线箭头处）

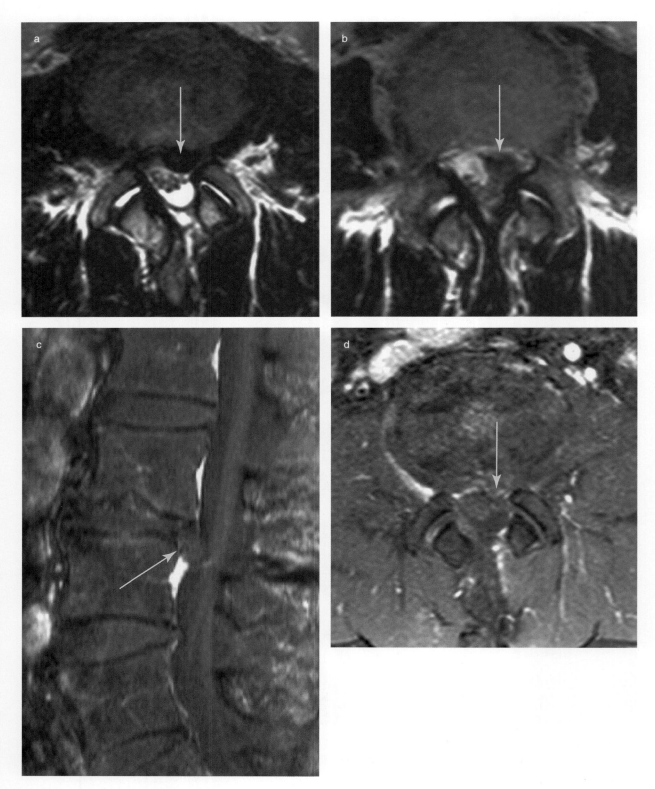

图 7.13 60 岁男性，L4/L5 左侧中央区的椎间盘突出复发，复发的椎间盘（箭头）与原椎间盘呈现相同的 T2 加权像低信号（a，b），复发的椎间盘压迫压硬膜囊，其在增强图像上（c，d）不强化

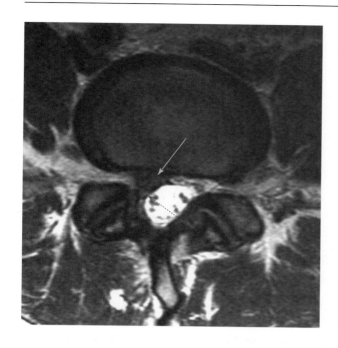

图 **7.14**　23 岁女性，L4/L5 节段右侧中央区的椎间盘突出复发（箭头处）表现，硬膜囊和右侧 L5 神经根受压（虚线箭头）

7.7.4　术后假性脑脊膜膨出 vs 术后积液

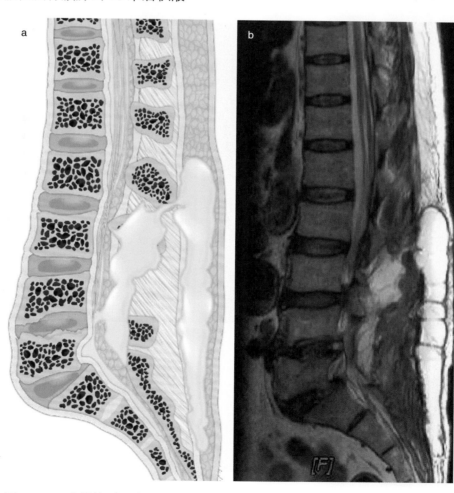

图 **7.15**　58 岁男性，术后假性脑脊膜膨出的示意图（a）和 T2 加权像 MR（b-d）。术后假性脑脊膜膨出是由于硬脊膜撕裂后脑脊液渗漏导致的。沿椎板切除术区域、肌肉分离处和皮下区域（a）可见大量积液

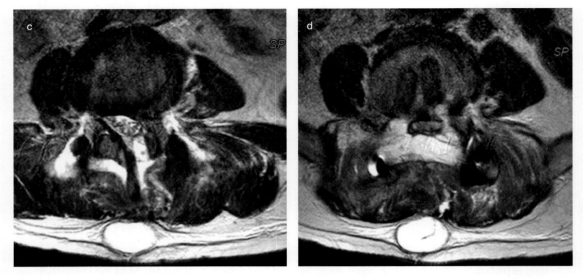

图 7.15 （续）

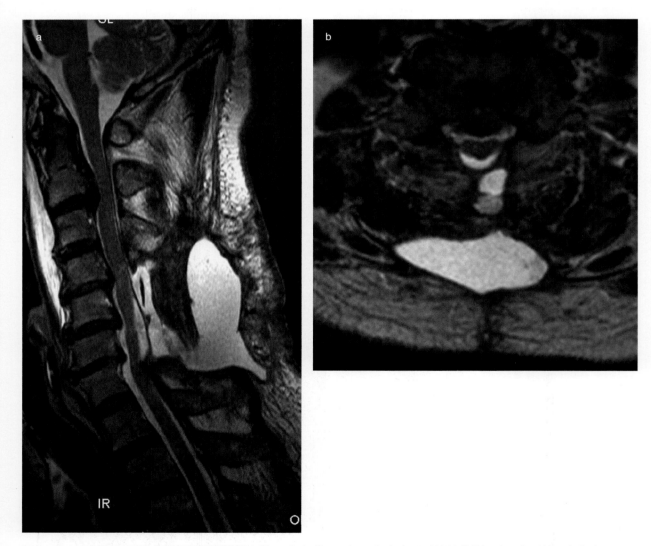

图 7.16 65 岁男性，颈椎术后假性脑脊膜膨出的 T2 加权像 MR（a，b），在术区可见硬膜外间隙至皮下的巨大积液

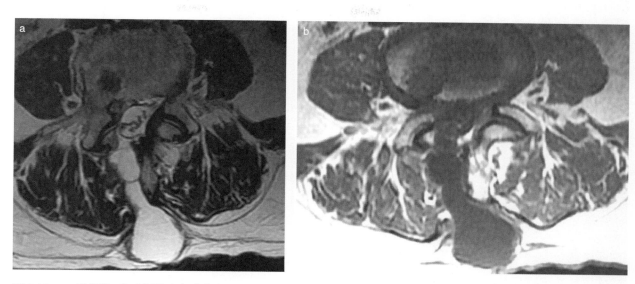

图 7.17　82 岁男性，术后假性脑脊膜膨出。可见沿手术部位硬膜外间隙至皮下的巨大积液

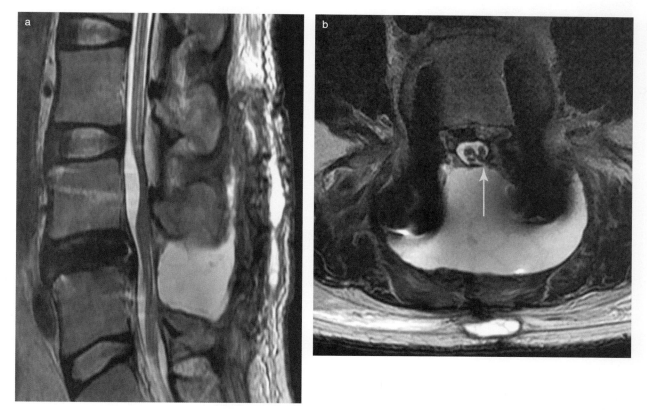

图 7.18　47 岁男性，术后假性脑脊膜膨出。T2 像矢状位（a）和轴状位（b）MR 上可见从硬膜外间隙至皮下的巨大积液。可以在 T2 像状轴位（b）看到硬脊膜撕裂的破口（箭头处）。

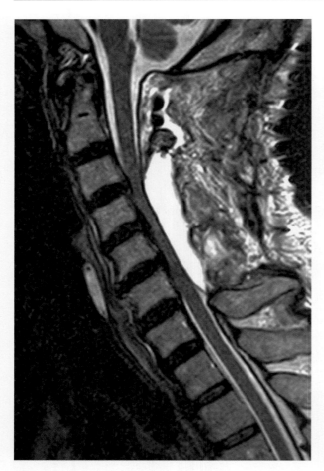

图 7.19   59 岁男性，椎板切除术区域积液，无硬脊膜损伤。积液并不代表术后假性脑脊膜膨出。大部分的术区积液与硬脊膜损伤不相关。无硬脊膜损伤的术区积液，积液不会从行椎板切除术的区域通过手术层面延伸至皮下，而只是局限于术区范围

7.7.5   融合 vs 假关节

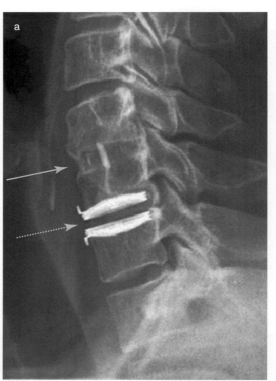

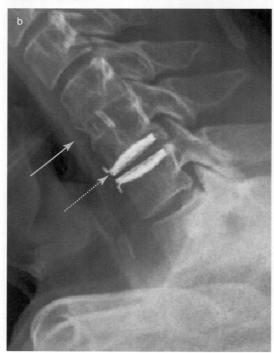

图 7.20   56 岁男性，C5/C6 椎体间融合（箭头）和 C6/C7 人工椎间盘置换（虚线箭头）术后的中立（a）及屈曲（b）侧位平片。椎间融合是通过在椎体间（类似于椎间盘处）植入骨移植物来使椎体融合。人工椎间盘置换术可以保留节段的运动以减少邻近节段退变（椎间融合的缺点）。C5/C6 节段可见坚强的骨性融合（箭头）

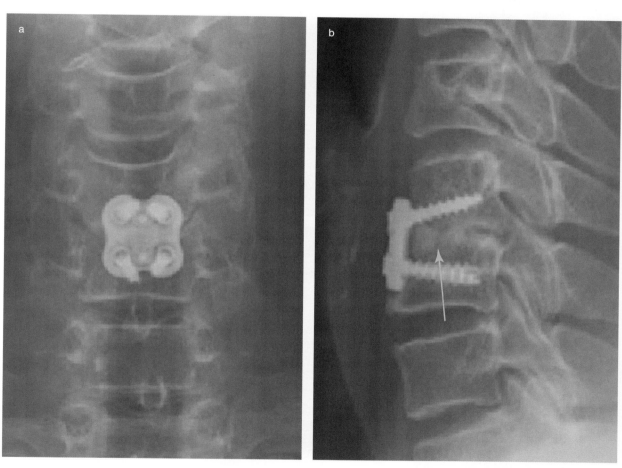

图 7.21 48 岁男性，C5/C6 应用钢板和螺钉行 ACDF 术后的正位（a）和侧位（b）平片。ACDF 是治疗颈椎间盘突出和钩椎增生致椎间孔狭窄的常见颈椎手术。C5/C6 节段可见坚强的骨性融合（箭头）

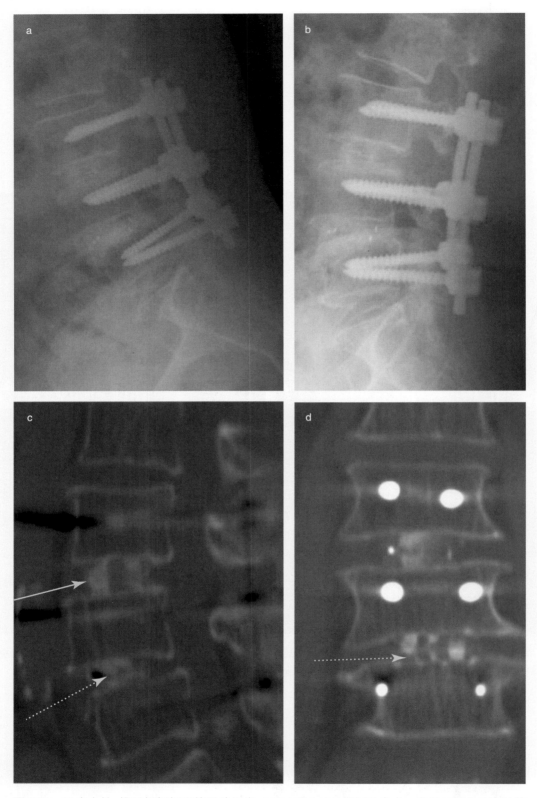

图7.22 63岁女性，椎弓根螺钉和棒后路固定，L3/L4和L4/L5椎间融合术。应用过屈（a）和过伸（b）侧位平片评估融合术效果。如果某一节段确认有活动度，则可认为没有融合。矢状位（c）和冠状位CT重建（d）可以评估骨移植物的融合。如果有坚强的骨桥连接两个椎体则可确认成功融合。从这些CT中可以认为L3/L4椎体融合成功，因为可见坚强的骨桥连接两个椎体（箭头，c）。然而，L4/L5节段则被认为融合失败，因为骨性桥接处存在裂隙（虚线箭头），但L4/L5节段也不能认为形成了假关节，因为没有内固定松弛的其他征象

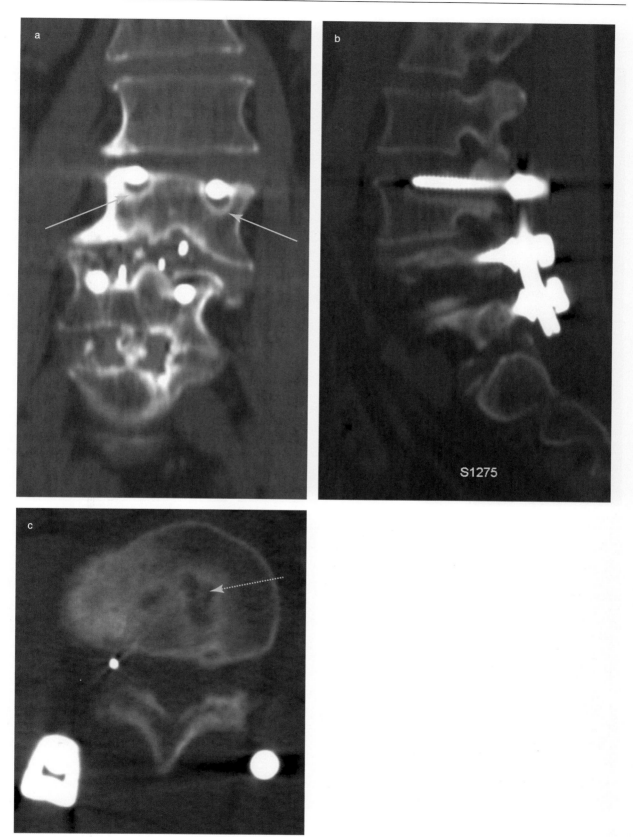

图 7.23　61 岁女性, L3/L4 节段假关节的 CT 影像 (a–c)。在 L3/L4 椎间隙未见坚强的骨性桥接。可见 L3 节段椎弓根螺钉周围有光晕环绕 (箭头), 这是内固定松动或假关节的征象。在椎弓根钉朝向头部的位置也有改变。在轴状面影像上还可见到终板侵蚀 (虚线箭头), 这是假关节形成的另外一个征象

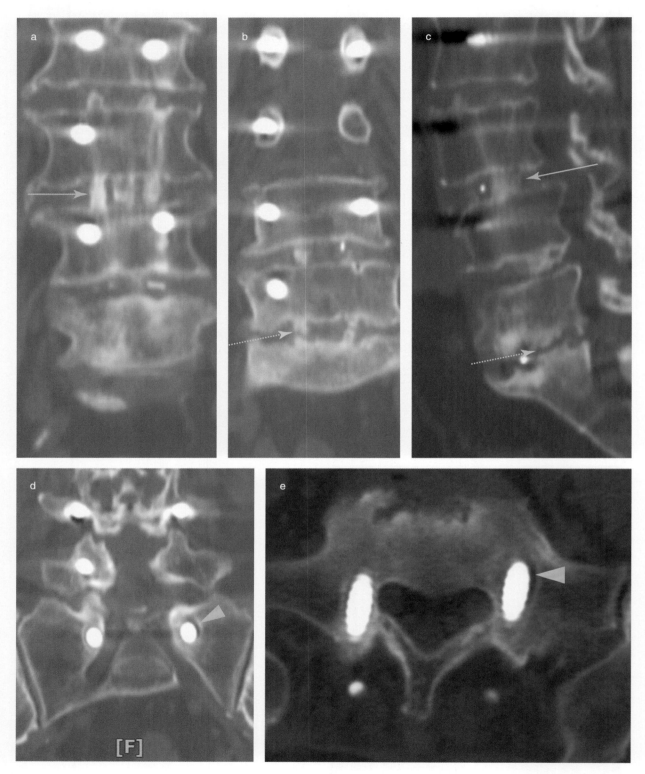

图 7.24　69 岁女性，L3/L4 椎间融合和 L5/S1 假关节的 CT 影像（a~e）。矢状面和冠状面 CT 上可以明确地看到 L3/L4 节段的坚强骨性融合（箭头）。轴状位和矢状位 CT 上可见 L5/S1 节段骨桥上存在裂隙（虚线箭头）。S1 椎弓根钉周围还可见到光圈（三角箭头）

7.7.6　各类术后并发症

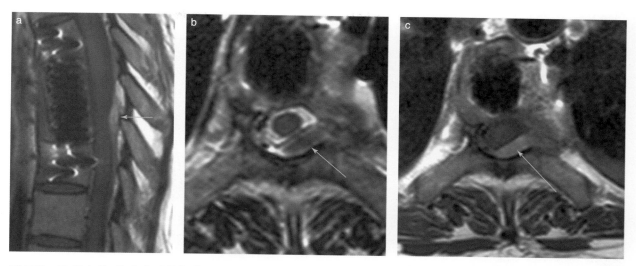

图 7.25　32 岁女性，发生术后早期并发症硬膜外血肿。在左后侧硬膜外间隙可见 T1 像高信号（a，c）和 T2 像低信号（b）的团块，疑似硬膜外血肿

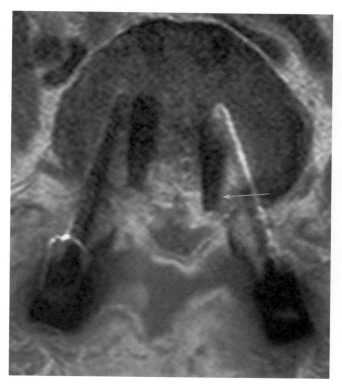

图 7.26　54 岁女性，椎体间融合器位置不良。融合器的左侧（箭头）进入硬膜外间隙

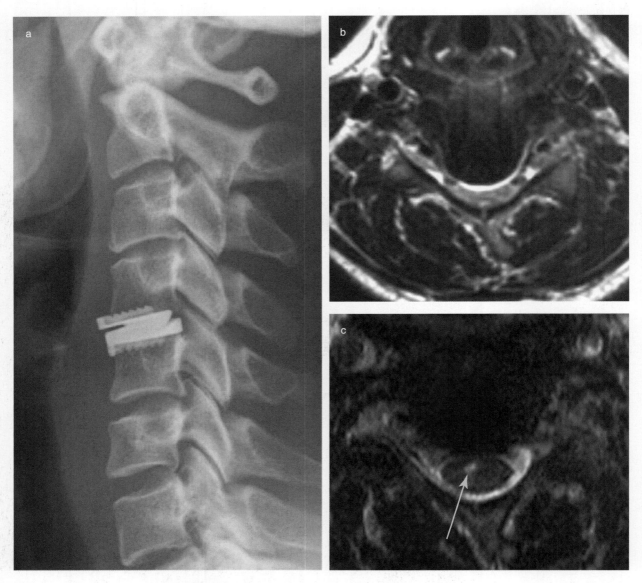

图 7.27 41 岁女性，人工椎间盘置换术脊髓挫伤。侧位平片（a）上可见 C4/5 椎间隙内的人工椎间盘。由于人工椎间盘可导致的磁敏感伪影（b），因此需要应用伪影减影技术（例如 DRIVE）。应用伪影减影技术后（c）可见脊髓信号改变（箭头）

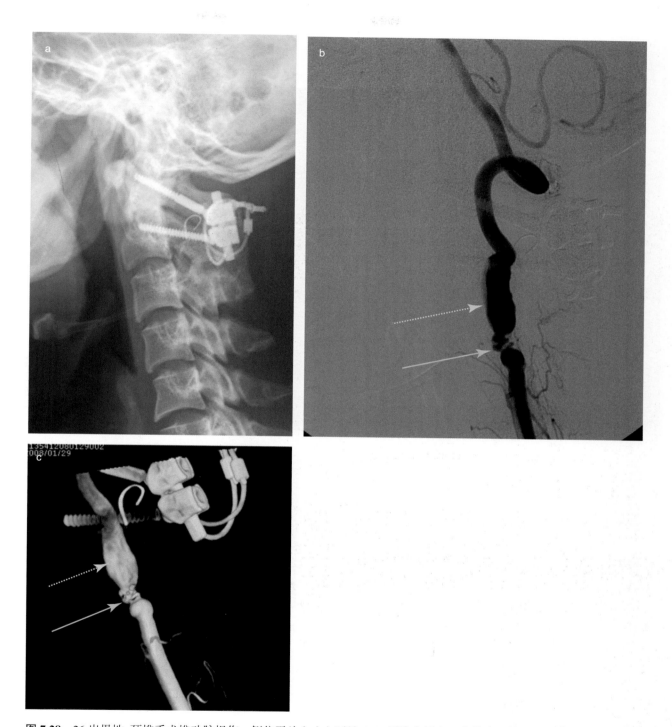

图7.28 26岁男性,颈椎手术椎动脉损伤。侧位平片(a)上可见 C1/2 后路内固定。在数字血管造影图像(b)和血管造影 3D 重建图像(c)上可见椎动脉管腔的不规则狭窄(箭头)及扩张(虚线箭头)

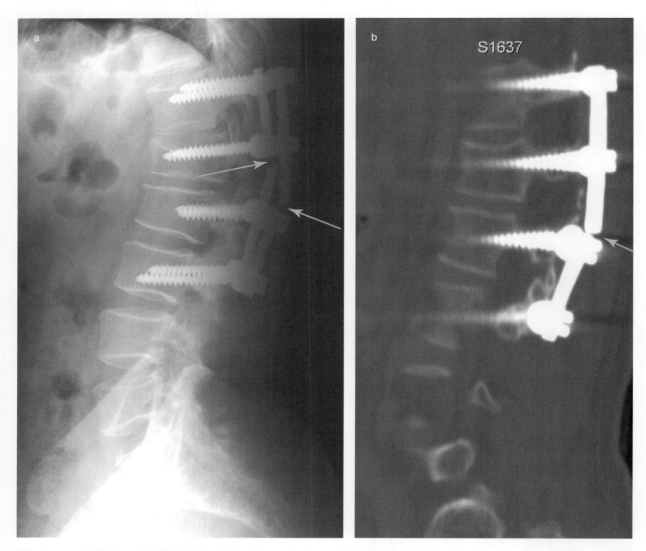

图 7.29   41 岁男性，术后断棒的侧位平片（a）和 CT 矢状面重建图像（b）。如果多节段固定而未融合，固定棒就会断裂（箭头）

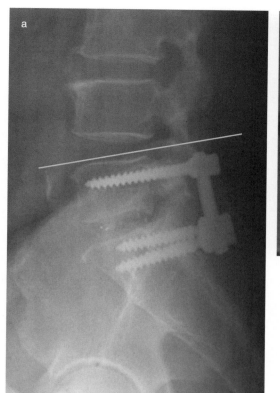

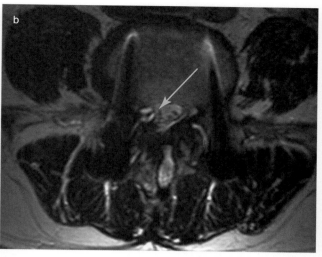

图 7.30 63 岁男性术后邻近节段退变的侧位平片(a)和轴状面 T2 加权像 MR(b)。MR 图像(b)上可见 L3/L4 节段在 L4/L5 节段融合术后出现的滑膜囊肿(箭头处)。滑膜囊肿发生于融合间隙的邻近节段的关节突退行性变

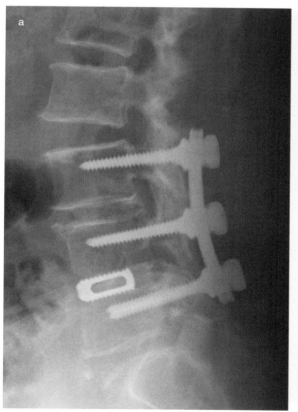

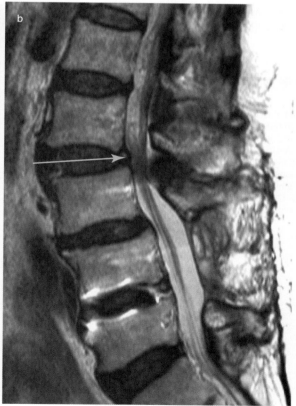

图 7.31 56 岁女性,L3 至 L5 融合术后 L2/L3 邻近节段退变。可见 L2/L3 节段退变性椎体滑脱伴中央椎管狭窄(箭头)

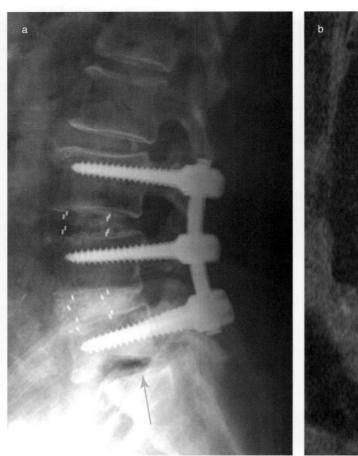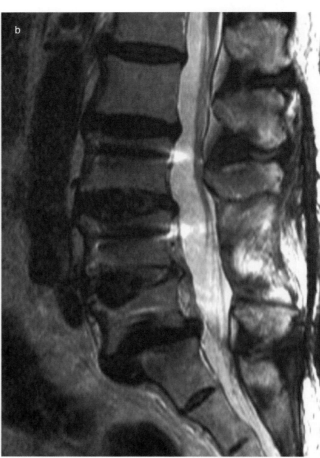

图 7.32   69 岁女性，L2、L3、L4 融合术后 L5/S1 邻近节段退变的侧位平片（a）和 T2 加权像矢状位 MR（b）。可见 L5/S1 节段椎体滑脱伴椎间盘真空样改变（箭头，a）

参考文献

Bundschuh CV, Modic MT, Ross JS, Masaryk TJ, Bohlman H. Epidural fibrosis and recurrent disk herniation in the lumbar spine: MR imaging assessment. AJR Am J Roentgenol. 1988;150(4):923–32. doi:10.2214/ajr.150.4.923.

Jinkins JR, Osborn AG, Garrett Jr D, Hunt S, Story JL. Spinal nerve enhancement with Gd-DTPA: MR correlation with the postoperative lumbosacral spine. AJNR Am J Neuroradiol. 1993;14(2):383–94.

Ray CD. Threaded fusion cages for lumbar interbody fusions. An economic comparison with 360 degrees fusions. Spine (Phila Pa 1976). 1997;22(6):681–5.

Salgado R, Van Goethem JW, van den Hauwe L, Parizel PM. Imaging of the postoperative spine. Semin Roentgenol. 2006;41(4):312–26. doi:10.1053/j.ro.2006.07.004. S0037-198X(06)00049-6 [pii].

Sotiropoulos S, Chafetz NI, Lang P, Winkler M, Morris JM, Weinstein PR, et al. Differentiation between postoperative scar and recurrent disk herniation: prospective comparison of MR, CT, and contrast-enhanced CT. AJNR Am J Neuroradiol. 1989;10(3):639–43.

Williams AL, Gornet MF, Burkus JK. CT evaluation of lumbar interbody fusion: current concepts. AJNR Am J Neuroradiol. 2005;26(8):2057–66. 26/8/2057 [pii].

第二篇

进阶：严重的脊柱疾病

第 8 章　感染性脊柱炎

内　容

8.1　病理生理学 ··· 161

8.2　化脓性脊柱炎 ··· 161

8.3　结核性脊柱炎 ··· 162

8.4　真菌感染 ··· 163

8.5　影像精析：感染性脊柱炎 ·· 164

　　8.5.1　化脓性脊柱炎 ··· 164

　　8.5.2　结核性脊柱炎 ··· 170

　　8.5.3　真菌性脊柱炎 ··· 177

参考文献 ··· 179

本章节将阐述感染性脊柱炎的病理生理学改变和影像学表现。除了典型病例外,我们会介绍一些感染性脊柱炎少见的非典型病例。同时我们会解释化脓性脊柱炎和结核性脊柱炎的不同区别。

8.1 病理生理学

感染性脊柱炎是一种累及椎间盘(椎间盘炎)和邻近椎体(骨髓炎)的炎性过程。只有极少数情况下,结核和其他肉芽肿性感染只导致椎体感染但不侵犯椎间盘,大部分骨髓炎的病例都会侵犯终板,累及椎间盘。感染可能延伸至硬膜外间隙和椎旁软组织。关节突的孤立感染可累及或不累及硬膜及椎旁组织。早期特异性诊断及积极治疗对感染性脊柱炎的预后至关重要。然而,这类疾病的临床表现并不特异,早期未被考虑纳入鉴别诊断,所以诊断常常被延误。

金黄色葡萄球菌是最主要的感染微生物,据发现三分之二的脊柱感染是由其所致(DeSanto和Ross 2011)。感染性脊柱炎的可能感染途径有远处化脓灶血源性传播,邻近软组织直接扩散以及直接种植(脊柱手术,介入治疗或穿透伤)。最常见的感染源是通过血流血源性传播的脓栓,常来源于尿路,直肠乙状结肠,肺部,或皮肤/软组织感染。血源性病菌通过动脉顺流或椎旁静脉丛逆流到达脊柱椎体。感染性脊柱炎可由邻近软组织感染直接污染引起,如咽下、食管或结肠穿孔及纵隔感染。各类开放性脊柱手术,如椎板切除,椎间盘切除,内固定和融合也可导致脊柱感染。

脊柱感染最常累及腰椎(50%),其次是胸椎(35%),最后是颈椎。胸腰椎感染发病率高的原因是由于尿路和骨盆感染及介入性操作和手术的频率高。相比于腰椎,结核性脊柱炎更好发于胸椎。化脓性感染较少累及多个节段,而结核性或真菌性感染较多累及多个节段。

8.2 化脓性脊柱炎

感染性脊柱炎的影像学诊断主要基于MRI,但是平片、骨扫描和CT可提供额外信息。化脓性脊柱炎的典型影像学特征为两个连续节段椎体及椎间盘的破坏性改变。

平片对评估化脓性脊柱炎中的骨质破坏和畸形仍十分有用。然而,在感染早期,平片的影像学改变通常不明显。局部骨量减少,椎间隙变窄以及椎体终板边缘不规则改变通常在2~4周后可见。椎间盘高度迅速丢失和邻近椎体骨质溶解的合并表现强烈提示化脓性脊柱炎。后续的改变包括终板逐渐穿透性破坏,椎旁软组织改变,反应性硬化改变以及椎体塌陷伴脊柱畸形如后凸畸形等(表8.1)。由于脊柱感染通常始于终板附近,因此终板边缘的界定对评估感染性脊柱炎具有重要意义。

脊柱感染的MRI影像提示表现为椎间盘两侧终板边界丢失,不规则的T1像椎体骨髓低信号,T2像椎间盘高信号,缺乏正常的髓核(Hong等2009)。增强的信号强度在脂肪饱和T2像序列中更加明显。在脂肪饱和对比增强影像中,感染的骨髓呈弥散状增强(Ledermann等2003)。椎间盘可能表现为均匀或不规则周围强化。非对比增强MRI或无脂肪饱和的增强MRI可能无法发现早期感染性脊柱炎的隐匿骨髓异常。如果怀疑存在感染性脊柱炎,应当行脂肪饱和和对比增强MRI进行诊断。明确的连续两个椎体和其中的椎间盘受累是感染性脊柱炎实际的诊断方法。相比于结核性或真菌性脊柱炎,上述MR影像表现在化脓性脊柱炎中更为典型(DeSanto和Ross 2011)。硬膜外脓肿的MR影像表现为软组织肿物伴硬膜囊和脊髓团块效应。椎旁或硬膜外脓肿表现为周围环形强化,而蜂窝织炎表现为均匀的片状强化(Dagirmanjian等1996)。椎旁或硬膜外脓肿形成和椎间盘高度丢失是感染性脊柱炎后期的典型表现。

表8.1 脊柱感染的序贯阶段

	1. 局限于椎体前方的软骨下	2. 穿透椎体表面到达椎间盘	3. 侵犯相邻椎体	4. 韧带下播散并穿透前纵韧带
X线	正常	终板界面破坏,椎间隙变窄	相邻椎体破坏性病灶	椎前软组织肿块
MR	软骨下骨髓信号改变	终板侵蚀和破坏,椎间盘T2像高信号伴增强	椎间高度降低,相邻椎体骨质破坏	椎旁或硬膜下间隙出现蜂窝织炎或脓肿

尽管 MRI 是评估感染性脊柱炎最准确的方法，但当骨髓信号异常和强化方式不具有特异性时，诊断脊柱感染，尤其是早期感染仍较为困难。早期感染性脊柱炎和 Modic Ⅰ 型改变在影像学和临床症状上的鉴别诊断有时候较为困难。邻近终板的骨髓信号异常通常和腰椎间盘退变相关。微小的终板侵蚀、硬化以及锐性边缘的骨髓信号改变提示退变诊断。T2 像椎间盘高信号，浓厚及不规则的椎旁组织强化通常提示感染性脊柱炎，而不是 Modic 改变。受累椎体的信号改变在感染性脊柱炎中边界模糊，而在退变性改变中边界相对锐利（表 8.2）。

表 8.2 早期感染性脊柱炎 vs 终板退变

	感染	退变（Modic Ⅰ 型）
相同表现	连续椎体的软骨下终板不规则，软骨下骨髓信号改变伴强化	
椎体内信号改变的边缘	模糊	锐利
软骨下硬化	后期发现	常见
终板破坏	常见	少见
椎旁软组织强化	厚且不规则	薄且光滑
脓肿环形强化	存在	不存在
受累椎间盘 T2 像信号	常见高信号	通常低信号

MRI 的非典型特征也不可忽视。在儿童中，由于存在造血骨髓而导致椎体信号改变微弱。其他非典型特征包括仅累及单个椎体，伴或不伴椎间盘异常的压缩性骨折。

MR 影像随访也用于脊柱感染的治疗效应评估和临床决策指导。治疗有效的最可靠 MR 表现是椎旁软组织信号强化减少，即使在椎体或椎间盘异常有进展，或感染累及新椎体的患者中也是如此。

尽管一些患者的临床症状有改善，但骨质或椎间盘的改变可能仍然进展，这并不意味着病情恶化或治疗失败（Gillams 等 1996）。信号增强可能在感染治愈后长时间持续存在。

CT 对骨质破坏的评估有重要作用，对手术干预的决策及手术入路、术式的规划有重要意义。经皮细针穿刺活检或抽吸对明确诊断及准确的感染病原体可能是必要的。分离致病病原体十分重要，应当在几乎所有的患者中实施。

髓内脓肿始于不明确的脊髓炎，逐渐转变为局部脓肿。早期 MRI 可能表现为水肿的脊髓内模糊不清的 T2 像高信号，T1 像低信号。对比增强 T1 像显示脊髓扩张伴不规则环形强化病变，这种异常强化往往表现更为局限，不会在 T2 像上表现为弥散的大量高信号。

8.3　结核性脊柱炎

脊柱结核的发生主要是由血液播散导致。结核的临床症状隐匿，初始症状的发生时间从数月到数年。结核性脊柱炎累及两个连续椎体和椎间盘，因此与化脓性脊柱炎相类似。脊柱结核通常始于椎体前部，感染可以沿前纵韧带下方扩散至邻近椎体。从椎体延伸到邻近软组织，沿韧带下区域扩散，再重新侵入另一个椎体的方式强烈提示结核。结核感染导致前方椎体受侵蚀或破坏，跳跃性节段病变及远处扩散。相比于化脓性感染，由于分枝杆菌缺乏蛋白水解酶，椎间盘可以相对保留，感染在韧带下扩散（Gouliamos 等 2001）。

后方结构的累及在脊柱结核中相比于脊柱脓肿更为常见。在一些典型病例中，脊柱结核的诊断可以比较容易地通过 MRI 明确。提示脊柱结核的常见 MRI 表现包括大量椎旁或硬膜外脓肿，累及后方结构，椎体破坏和塌陷，以及对比增强显示骨内脓肿。对比增强有助于鉴别脊柱结核和脊柱脓肿。跳跃病变和巨大椎旁冷脓肿是脊柱结核的特征（Moorthy 和 Prabhu 2002）。椎间盘高度在感染早期可以得到保留，后期会降低。在对比影像中可以看到围绕椎间盘的环形强化。椎旁脓肿在胸椎表现为后纵隔肿物，在腰椎表现为腰大肌脓肿。腰大肌脓肿可延伸至腹股沟和大腿，治愈后表现为钙化。

临床上和影像学上对结核性脊柱炎和化脓性脊柱炎进行鉴别诊断都可能存在困难。对二者鉴别诊断的关键点在于综合各种强烈提示结核性脊柱炎的发现，包括椎体改变进展缓慢，椎间盘保留，韧带下扩散伴椎体前缘侵蚀，大量伴钙化的软组织脓肿，以及无严重骨硬化（表 8.3）。

表 8.3　化脓性脊柱炎 vs 结核性脊柱炎

	化脓性脊柱炎	结核性脊柱炎
骨质破坏	终板破坏	骨内脓肿
累及节段	单节段	多节段；跳跃性病变
椎旁脓肿	小	大
钙化	少见	存在
累及后方结构	极少	存在
累及椎间盘	早期	晚期
扩散途径	经椎间盘和韧带	韧带下
脓肿壁	厚，不规则强化	薄，规则环形强化
骨硬化	常见	少见

8.4　真菌感染

真菌性脊柱炎是少见的脊柱感染，通常发生于免疫低下的患者中，最常见的病原菌是念珠菌和曲霉菌（Kwon 等 2011）。真菌感染的发生率随着免疫低下患者增多而上升。该病诊断基于查见真菌或其特征性组织病理学改变的表现。除了普通病原菌外，真菌病原体生长缓慢，难以通过培养明确。识别发现真菌性脊柱炎的影像学特征后，应及时行活检和后续治疗，特别对于免疫力低下的患者更是如此。

曲霉菌脊柱炎常与结核性脊柱炎相混淆，因为曲霉菌也会通过韧带下播散，跳跃性病变，多节段受累，这些表现也可见于结核性脊柱炎。曲霉菌脓肿壁厚且不规则，而结核性脓肿壁薄且光滑。当 MRI 提示脊柱感染累及多节段，跳跃受累或韧带下播散时，应怀疑曲霉菌脊柱炎的可能。椎体终板锯齿状改变及 T2 像软骨下低信号提示曲霉菌脊柱炎（Kwon 等 2011）。此外，髓核在曲霉菌脊柱炎可能保留完好，这一点在化脓性脊柱炎中十分少见。

要点
- 感染性脊柱炎影像学特征表现为两个连续椎体和椎间盘的破坏改变。
- 提示脊柱感染的 MRI 影像表现为椎间盘两侧终板边界丢失，不规则的 T1 像椎体骨髓低信号，T2 像椎间盘高信号，缺乏正常的髓核。
- 治疗有效的最可靠 MR 表现是椎旁软组织信号强化减少，即使在椎体或椎间盘异常有进展，或感染累及新椎体的患者中也是如此。
- 对化脓性和结核性脊柱炎鉴别诊断有帮助的关键点在于综合各种强烈提示结核性脊柱炎的发现，包括椎体改变进展缓慢，椎间盘保留，韧带下扩散伴椎体前缘侵蚀，巨大伴钙化的软组织脓肿，以及无严重骨硬化。
- 真菌性脊柱炎是一种少见的脊柱感染，通常发生于免疫低下的患者，最常见的病原菌是念珠菌和曲霉菌。

8.5 影像精析：感染性脊柱炎

8.5.1 化脓性脊柱炎

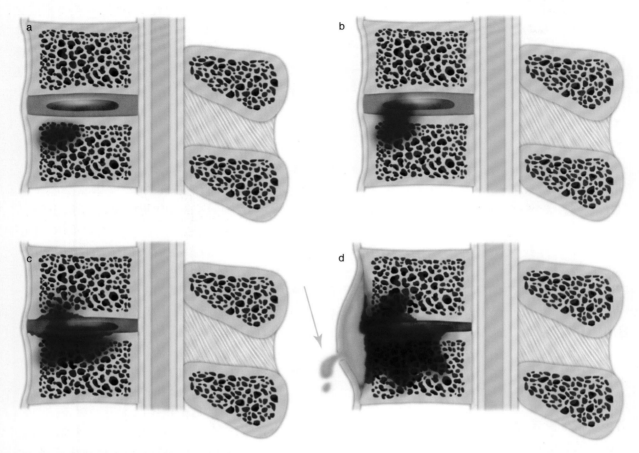

图 8.1 感染性脊柱炎序贯阶段。（a）经血源性传播的脊椎感染通常始于椎体前方软骨下区域。这一阶段平片的表现可完全正常。（b）感染穿透终板到达椎间盘间隙。可见正常软骨下边界的丢失。（c）感染进展蔓延至邻近椎体，可见椎间隙变窄，邻近椎体破坏。连续两个椎体受累与经椎间盘感染有关。（d）感染可在韧带下或穿透韧带（实线箭头）扩散，侵蚀椎体前缘，这种扩散方式可导致椎旁脓肿

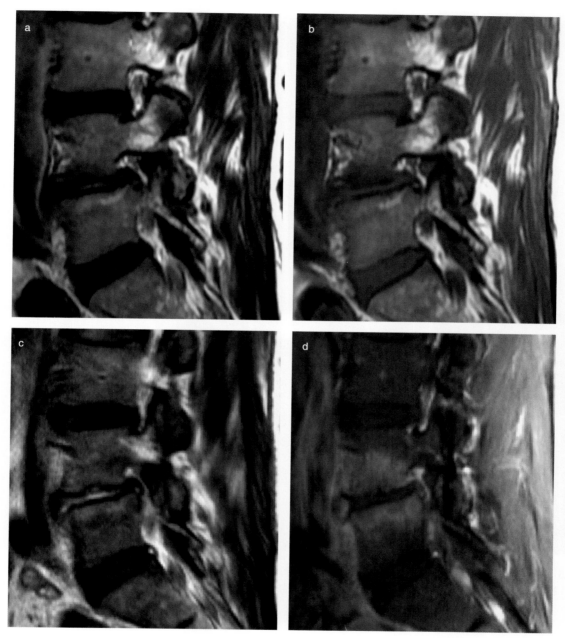

图 8.2　56 岁女性早期感染性脊柱炎：脂肪饱和对比序列的重要性。T2 像矢状面（a）和 T1 像矢状面（b）表现为 L4–5 节段椎间盘高度轻度降低伴邻近软骨下骨髓信号轻度改变。最初没有行对比检查。这一表现被认为是退行性改变。但是 T2 像椎间盘高信号，这在退变性疾病中是不常见的表现。5 天后，患者诉背部持续疼痛伴低热，于是再进行 MRI 检查随访，包括对比序列。T2 像矢状面（c）显示，与之前对比发现 L4–5 节段软骨下骨髓信号改变，T2 像椎间盘高信号程度增加。脂肪饱和对比 T1 像矢状面（d）显示软骨下骨髓及椎旁软组织显著强化。T2 像轴状面（e）及抑脂对比增强（f）像显示椎旁软组织浸润及小脓肿形成（实线箭头）

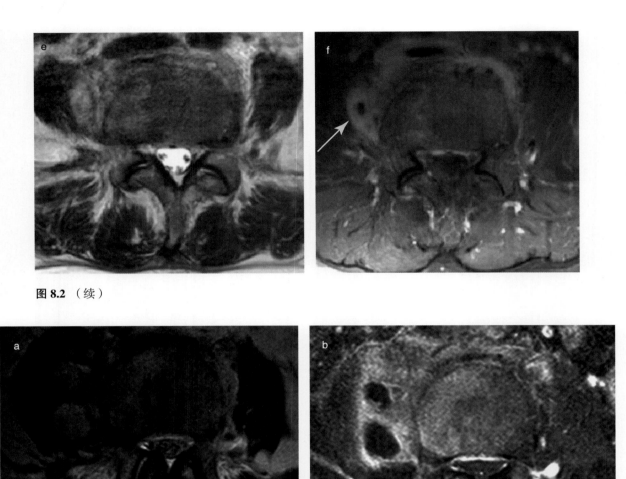

图 8.2 （续）

图 8.3 49 岁男性，活检证实为金黄色酿脓葡萄球菌感染伴腰大肌脓肿。T2 像轴状面（a）和脂肪饱和对比 T1 像（b）显示 L4 椎体弥散增强伴右侧腰大肌多发脓肿。注意腰大肌脓肿外周浓厚的增强及右侧小关节突关节滑膜增强（实线箭头）

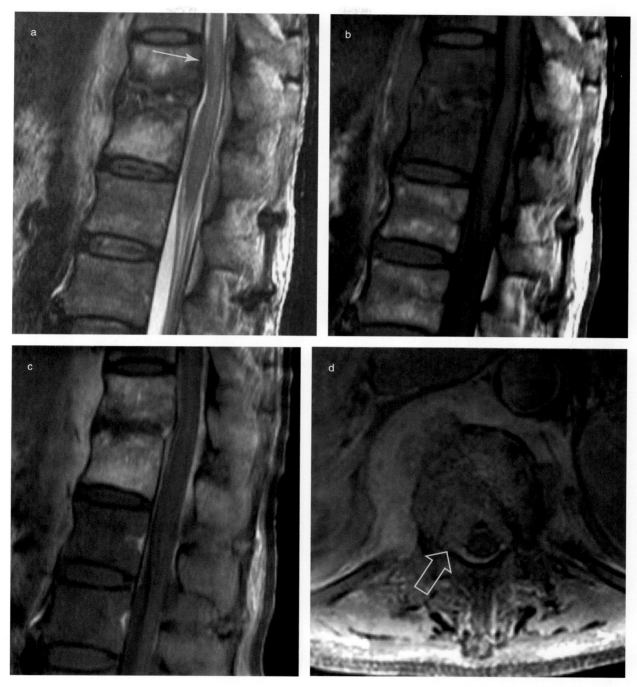

图 8.4　69 岁男性，化脓性脊柱炎伴脊髓压迫。T2 像矢状面（a）显示 T11-12 节段椎间盘和邻近终板破坏。脊髓受前方硬脊膜外炎性组织压迫，在 T2 像显示脊髓内高信号（实线箭头）。T1 像矢状面（b）显示骨髓低信号伴终板破坏及椎旁软组织改变。脂肪饱和对比矢状面（c）及轴状面（d）显示椎体和经韧带播散的椎旁蜂窝织炎弥漫性增强。注意前方硬膜外间隙的炎性组织压迫了脊髓（宽箭头）。对患者行经皮穿刺活检并培养证实是肺炎克雷伯杆菌

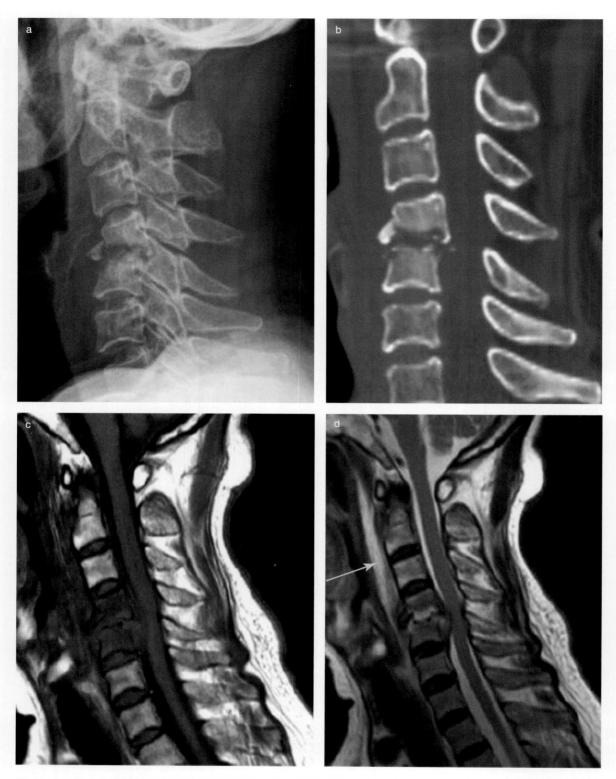

图 8.5 64 岁女性，感染性脊柱炎，颈椎压缩性骨折。颈椎侧位平片（a）显示 C4–5 节段终板破坏伴局部后凸畸形。C4 椎体前下角骨折伴向前移位。矢状面 CT（b）显示 C4 椎体下终板破坏。T1 像矢状面（c）显示终板破坏伴 C4 椎体骨髓低信号改变及椎间隙变窄。T2 矢状面（d）显示 C4 椎体高信号改变，延伸至椎间隙及 C5 椎体。可见从 C1 至 C5 的椎旁蜂窝织炎（实线箭头）。C4–5 节段脊髓受前方硬膜外蜂窝织炎压迫

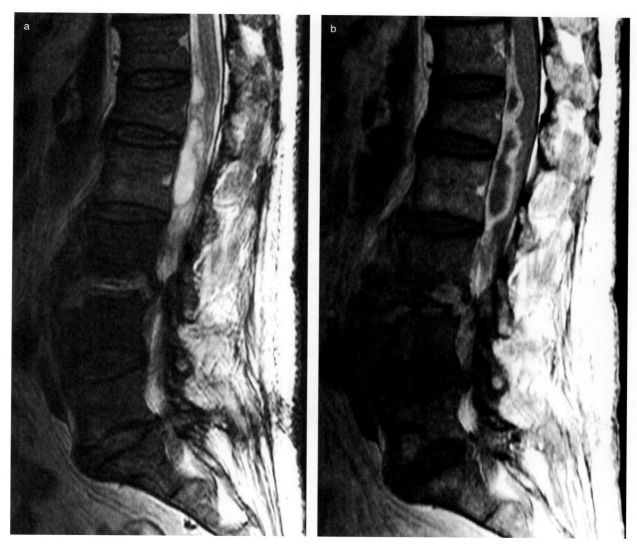

图 8.6　62 岁男性，硬膜外脓肿。T2 像矢状面（a）和对比 T1 像（b）显示 L3-4 节段椎间盘和邻近椎体破坏及不规则强化，与感染性脊柱炎相符。可见前方硬膜外脓肿从 T12 延伸至 L2 水平，壁厚且不规则强化

8.5.2   结核性脊柱炎

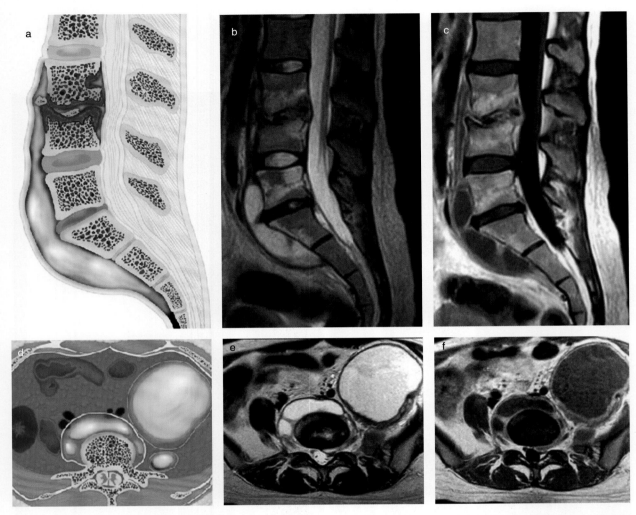

图 8.7   22 岁女性，下腰痛，结核性脊柱炎伴巨大椎旁脓肿。矢状面腰椎示意图（a）显示骨髓炎，感染经韧带下扩散到达 S3 前方。T2 像矢状面（b）和对比 T1 像（c）显示：以 L3-4 椎间盘为中心，L3-4 椎体软骨下区域 T2 高信号和对比增强。炎症病变在前纵韧带内向下扩散至骶骨前方区域。另外可见椎间隙变窄伴邻近椎体终板破坏。轴状面（d）、T2 像轴状面（e）和对比轴状面（f）明显提示多发的椎旁和左侧腰大肌巨大脓肿，脓肿壁薄、光滑

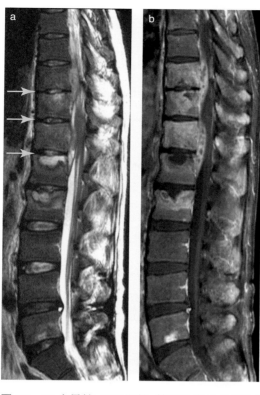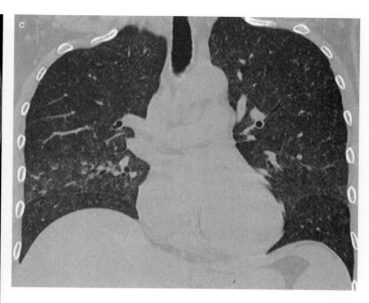

图 8.8 39 岁男性,HIV 阳性,结核性脊柱炎伴肺部结核。T2 矢状面(a)显示 T11,L1,L2 椎体多发软骨下骨破坏呈高信号。T11–12 及 L1–2 节段感染沿韧带下播散。椎间隙相对得到保留(实线箭头)。脂肪饱和对比 T1 像(b)更好地显示了硬膜外间隙前方的韧带下扩散。可见多发骨内及软组织脓肿,胸部冠状面 CT(c)证实为粟粒性肺结核的血源性播散

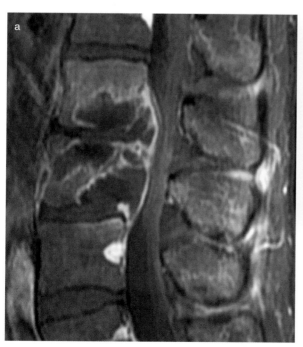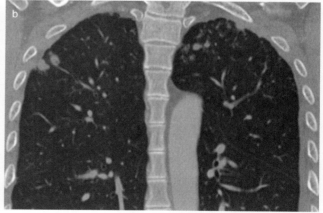

图 8.9 30 岁男性,结核性脊柱炎伴肺结核。脂肪饱和对比 T1 像矢状面(a)显示 L2 和 L3 椎体骨质病变伴骨内脓肿形成。前方硬膜外脓肿挤压中央椎管。胸部冠状面 CT(b)显示双肺上叶多发成簇的小叶中心结核结节,提示活动性肺结核

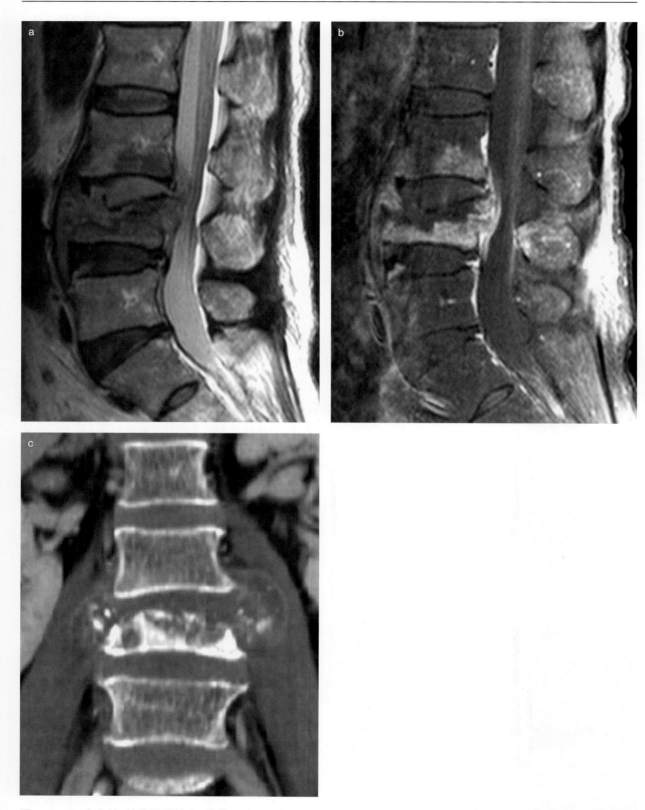

图 8.10 66 岁女性，结核性脊柱炎，椎体压缩性骨折。T2 像矢状面（a）和脂肪饱和对比 T1 像（b）显示 L4 椎体压缩性骨折和骨质破坏。可见感染沿椎体前及椎体后韧带下扩散至 L3 椎体。椎间隙改变相对不明显。冠状面 CT（c）显示 L4 椎体压缩性骨折伴骨质破坏。可见双侧腰大肌脓肿伴钙化。椎体压缩性骨折伴感染性脊柱炎（尤其是结核性脊柱炎）应当避免误诊为良性骨质疏松性压缩性骨折，且不能行经皮椎体成形术

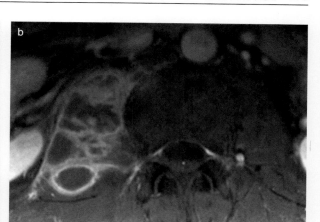
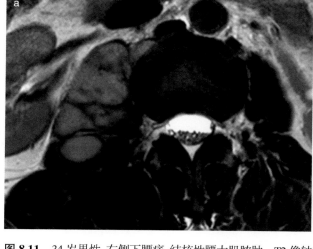

图 8.11　34 岁男性,右侧下腰痛,结核性腰大肌脓肿。T2 像轴状面(a)显示 L1–2 椎间盘水平右侧腰大肌多房囊性病变。病灶相比于脑脊液信号强度相对较低。脂肪饱和对比 T1 像(b)显示围绕多房囊性积液周围稀疏光滑的强化。椎间隙未受累

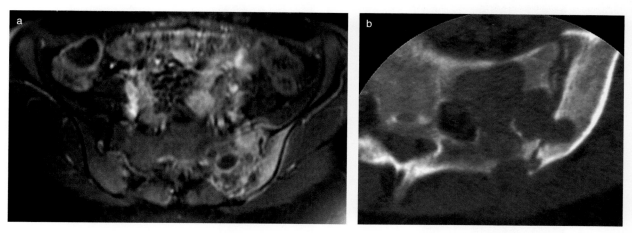

图 8.12　24 岁女性,左侧骶髂关节结核性关节炎。脂肪饱和对比 MRI(a)显示左侧骶骨翼和骶骨弥漫性强化。左侧骶髂关节软骨下骨质破坏,伴骶骨多发骨内脓肿。用于经皮活检的轴状面 CT(b)显示左侧骶髂关节的骶骨和髂骨溶解,该患者有活动性肺结核

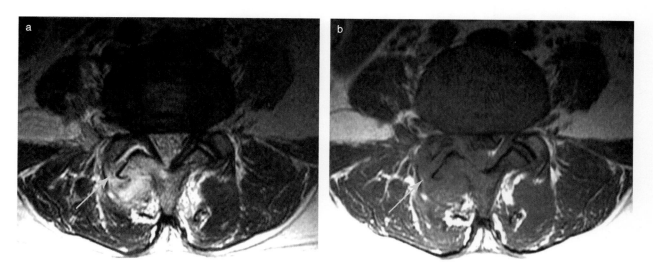

图 8.13　55 岁女性,糖尿病,慢性肾衰,高血压,腰椎小关节结核性关节炎。T2 像轴状面(a)和 T1 像(b)在 L4–5 椎间盘节段显示右侧小关节积液(实线箭头)。右侧椎板和后方椎旁肌呈现广泛的水肿改变

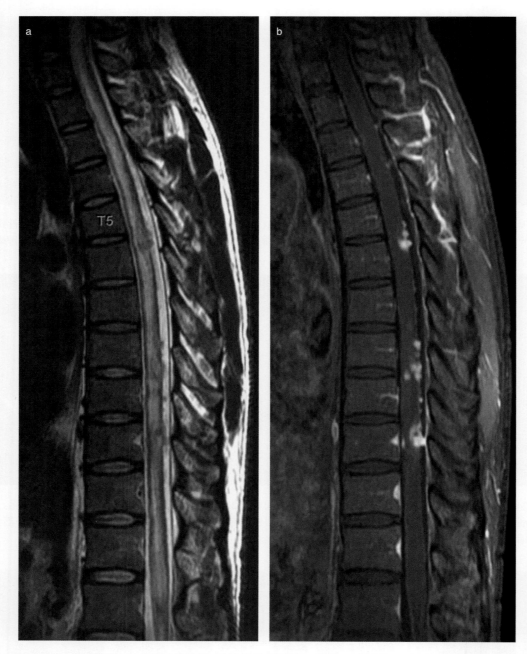

图 8.14 38 岁男性，双下肢感觉异常，结核性脑脊髓炎。胸椎 T2 像矢状面（a）显示脊髓广泛高信号，多发结节性病变。脊髓表面多发结节。脂肪饱和对比 T1 像（b）显示脊髓多发增强结节，提示髓内结核，脊髓后表面线性强化提示软脑膜病变

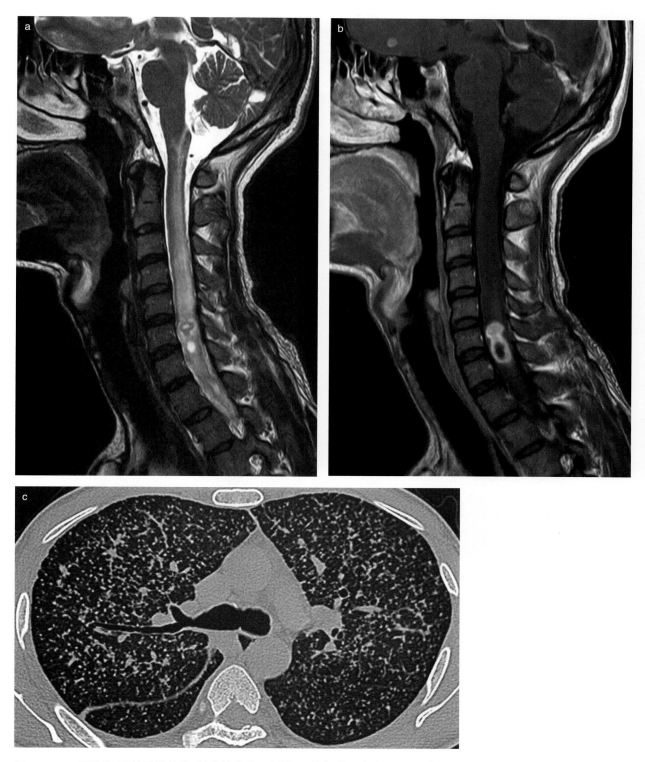

图 8.15 44 岁男性,粟粒性肺结核,髓内结核瘤。颈椎 T2 像矢状面(a)显示 C6 水平颈髓内广泛高信号及低信号环伴局部中央高信号。对比 T1 像(b)显示环形增强病变,提示髓内结核性肉芽肿。可见大脑前叶也有一个强化结节。轴状面胸部 CT(c)显示双肺粟粒性肺结核血源性播散

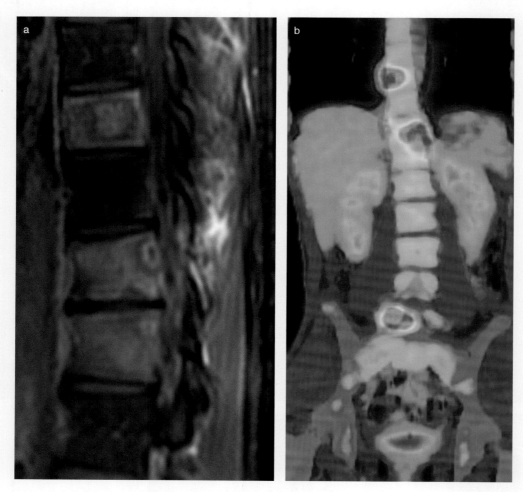

图 8.16 20 岁男性，多发性脊柱结核类似肿瘤转移。胸椎脂肪饱和对比矢状面（a）显示 T9，T11 和 T12 椎体病变周围多发片状增强。T11 椎体后方结构也被强化。冠状面 PET-CT 融合影像（b）显示 T9，T11，T12 和 L5 椎体多处 FDG 摄取增强。患者没有肿瘤，但不能排除转移可能。活检病理诊断提示结核。脊柱结核在影像学上可类似为转移表现

8.5.3　真菌性脊柱炎

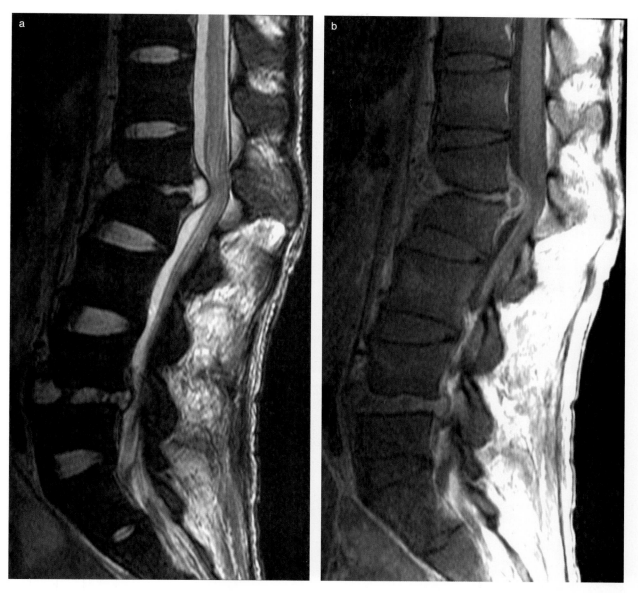

图 8.17　21 岁男性,急性淋巴细胞白血病,曲霉菌脊柱炎。T2 像矢状面(a)和对比 T1 像(b)显示 L1-2 和 L4-5 椎间隙脓肿伴相邻软骨下终板受侵蚀。可见 L1-2 椎间盘水平节段局部后凸畸形伴中央管受压。骨髓信号在 T2 像弥漫性降低,考虑与急性淋巴细胞白血病有关

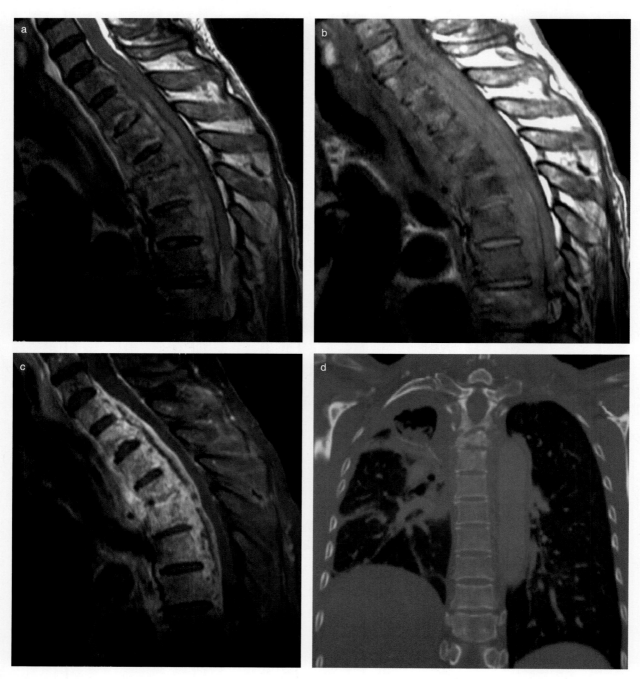

图 8.18　61 岁女性，肺曲霉病，曲霉菌脊柱炎。T2 像矢状面（a）和 T1 像（b）显示 C7 到 T7 水平椎体骨髓炎，椎前及硬膜前广泛软组织病变。硬膜外软组织病变弥漫性压迫脊髓。T3 椎体骨折。脂肪饱和对比 T1 像（c）更清楚的显示硬膜前广泛脓肿，压迫胸椎脊髓。除 T3-4 节段受累外其他椎间隙相对保留。冠状面胸部 CT（d）显示右肺巨大坏死腔和内部组织实变，提示曲霉肿。脊柱病变部位行经皮活检，病理提示曲霉菌脊柱炎。GMS 和 PAS 染色：真菌阳性

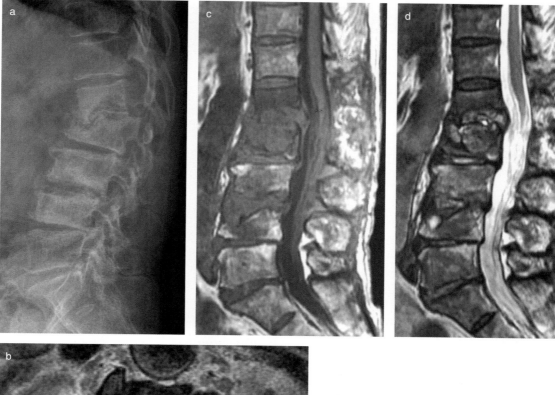

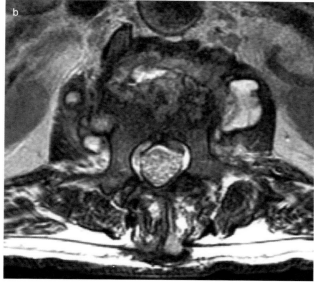

图 8.19　66 岁男性，假丝酵母菌脊柱炎。侧位平片（a）显示 L1-2，L3-4，L4-5 节段多发骨质破坏。L1-2 水平严重压缩性骨折伴局部后凸畸形。T2 像矢状面（b）和 T1 像（c）显示 L1-2，L3-4 节段骨质破坏伴信号改变。T2 像轴状面（d）显示骨内脓肿和双侧腰大肌脓肿

参考文献

Dagirmanjian A, Schils J, McHenry M, Modic MT. MR imaging of vertebral osteomyelitis revisited. AJR Am J Roentgenol. 1996;167(6):1539–43.

DeSanto J, Ross JS. Spine infection/inflammation. Radiol Clin North Am. 2011;49(1):105–27. doi:10.1016/j.rcl.2010.07.018.

Gillams AR, Chaddha B, Carter AP. MR appearances of the temporal evolution and resolution of infectious spondylitis. AJR Am J Roentgenol. 1996;166(4):903–7.

Gouliamos AD, Kehagias DT, Lahanis S, Athanassopoulou AA, Moulopoulou ES, Kalovidouris AA, et al. MR imaging of tuberculous vertebral osteomyelitis: pictorial review. Eur Radiol. 2001;11(4):575–9.

Hong SH, Choi JY, Lee JW, Kim NR, Choi JA, Kang HS. MR imaging assessment of the spine: infection or an imitation? Radiographics. 2009;29(2):599–612. doi:10.1148/rg.292085137.

Kwon JW, Hong SH, Choi SH, Yoon YC, Lee SH. MRI findings of Aspergillus spondylitis. AJR Am J Roentgenol. 2011;197(5): W919–23. doi:10.2214/AJR.11.6786.

Ledermann HP, Schweitzer ME, Morrison WB, Carrino JA. MR imaging findings in spinal infections: rules or myths? Radiology. 2003;228(2):506–14. doi:10.1148/radiol.2282020752.

Moorthy S, Prabhu NK. Spectrum of MR imaging findings in spinal tuberculosis. AJR Am J Roentgenol. 2002;179(4):979–83.

第 9 章　颈椎创伤

<h2 style="text-align:center">内　容</h2>

9.1　上颈椎 [枕骨（C0）–C1–C2] ··· 181

    9.1.1　寰枕关节脱位 ··· 181

    9.1.2　寰椎骨折 ··· 181

    9.1.3　寰枢旋转固定 ··· 181

    9.1.4　齿状突骨折 ··· 181

    9.1.5　Hangman 骨折 ··· 181

9.2　下颈椎（C3–7） ·· 182

    9.2.1　屈曲损伤 ··· 182

    9.2.2　曲屈 – 旋转损伤（单侧小关节脱位） ··································· 182

    9.2.3　伸展性损伤 ··· 182

    9.2.4　垂直压缩损伤 ··· 183

9.3　脊髓挫伤 ··· 183

9.4　硬膜外血肿和硬膜下血肿 ··· 183

9.5　蛛网膜下腔出血 ··· 184

9.6　影像精析：颈椎创伤 ··· 185

    9.6.1　寰枕脱位 ··· 185

    9.6.2　寰椎骨折 ··· 186

    9.6.3　寰枢旋转固定 ··· 187

    9.6.4　齿状突骨折 ··· 188

    9.6.5　Hangman 骨折 ··· 191

    9.6.6　颈椎的过屈损伤 ··· 192

    9.6.7　颈椎的过伸损伤 ··· 198

    9.6.8　椎管内血肿 ··· 200

参考文献 ··· 205

本章节,我们将讨论上颈椎损伤(寰枕脱位、寰椎骨折、寰枢旋转固定、齿状突骨折、Hangman骨折)和下颈椎损伤(屈曲伸伤、屈曲旋转损伤、过伸伤和垂直压缩性骨折),也包括脊髓挫伤和椎管内出血(硬膜外、硬膜下和蛛网膜下腔出血)。

9.1 上颈椎[枕骨(C0)-C1-C2]

上颈椎损伤是指颅底(C0,枕骨)-寰椎(C1)-枢椎(C2)复合体包括寰枕关节和寰枢关节的损伤。凸起的枕骨髁与寰椎凹陷的关节面形成寰枕关节,寰枢关节由两侧的侧块关节与寰齿关节构成,成对的翼状韧带在两侧连接齿状突与枕骨髁,横韧带则保护寰枢关节以避免不稳定和半脱位。

9.1.1 寰枕关节脱位

寰枕关节脱位时所有连接枕骨与寰椎的稳定韧带均发生完全性损伤,该损伤具有较高的致命性,因为损伤可由于对脑干的牵拉而导致呼吸停止。平片和冠状位、矢状位重建CT可显示枕骨髁与C1侧块之间距离增大;由于患者生命体征不稳,很少行MR检查。

9.1.2 寰椎骨折

寰椎骨折由对寰椎的垂直压力所致,通常来自枕骨髁对寰椎侧块的压力。侧块被挤压向C2齿状突侧方移位,导致一侧或双侧的寰弓前后连接处骨折,以及侧块骨折。移位的侧块可导致横韧带破裂或寰椎侧块撕脱性骨折。张口位平片可见C1侧块相对于齿状突一侧或双侧的移位。骨折可包含2~4片骨折块,属机械不稳定性骨折。MRI上寰椎的横韧带损伤则代表不稳定损伤。寰枢关节不稳可通过以下标准判定:张口位上C1侧块相对于C2移位累计>8mm(Spence规则)(Spence等1970),成人齿状突寰椎间隙(ADI)大于4mm、MRI有证据显示韧带破裂或撕脱。寰椎骨折分为4种类型:单纯后弓骨折(Ⅰ型)、单纯前弓骨折(Ⅱ型)、前弓和后弓联合骨折(Ⅲ型,Jefferson骨折)、侧块粉碎性骨折(Ⅳ型)。侧块骨折的发生可能是由于侧方倾斜或偏心的轴向载荷引起。

9.1.3 寰枢旋转固定

寰枢旋转固定是指寰枢关节在旋转位持续性的病理性固定,从C1-2正常运动范围的旋转固定到明显的寰椎关节旋转性脱位。张口位平片显示C1侧块不对称。CT显示寰枢关节移位和旋转。横韧带或翼状韧带的破裂可使椎管压迫而导致神经损伤。寰枢旋转固定通常发生于儿童,而成人少见。根据移位的方向和程度,寰枢旋转固定可分为4种类型:寰枢旋转固定无前方移位(1型,最常见,横韧带完整),旋转固定伴有3~5mm的前方移位(2型),旋转固定伴有超过5mm的寰枢关节半脱位(3型),旋转固定伴有后方移位(4型,极其罕见)(Looby和Flanders 2011)。

9.1.4 齿状突骨折

齿状突骨折有3种类型(Rao等2005)。Ⅰ型骨折罕见,稳定的尖端撕脱性骨折,应该与游离齿状突相鉴别。Ⅰ型骨折有不规则的非皮质边缘,不同于游离齿状突。Ⅱ型骨折最常见,为穿越齿状突基底部的横贯性骨折,该型骨折不稳定,需要手术干预以避免脊髓受压迫。Ⅲ型骨折是通过C2椎体上方的稳定性骨折(Anderson和D'Alonzo 1974)。齿状突骨折在冠状位和矢状位MR图像或三维CT重建显示最清晰,但在张口位平片也同样可见。

9.1.5 Hangman骨折

Hangman骨折是枢椎的创伤性滑脱,可由压力性头部过伸和颈椎的牵张引起,可发生于绞刑时。Hangman骨折可发生于由交通事故、跳水事故、跌落事故所导致的头部快速的减速过程中,由于椎管在C2水平较宽,因此脊髓损伤不常见,大多数患者无神经症状。根据移位情况和损伤机制,Hangman骨折分为3种类型(Levine和Edwards 1985)。Ⅰ型骨折(轴向载荷和过伸)为C2双侧椎弓根骨折伴有C2椎体轻微移位(小于3mm)。Ⅱ型骨折(过伸和反弹屈曲)是孤立性骨折,骨折块移位超过3mm,骨折部位大于15°成角,以及C2/3椎间隙异常。ⅡA型骨折亚型(屈曲牵张)无向前移位,但存在严重的骨折部位成角,导致C2/3椎间隙的破坏。Ⅲ型骨折(原发屈曲和反弹过伸)包含了Ⅱ型骨折的改变,并且有C2/3小关节脱位。Ⅲ型骨折中骨折部位的成角也更为严重。

平片可显示 C2 相对于 C3 向前移位，CT 可以更好地显示损伤类型和程度，MR 有助于发现软组织损伤和脊髓损伤。饱和脂肪 T2 加权像和 STIR 像可以显示颈脊髓、前纵韧带、后方软组织和椎间盘异常增加的信号强度，也包含水肿和出血。

9.2 下颈椎（C3-7）

由过伸、过屈、轴向和旋转应力造成的下颈椎损伤，最常见于交通事故。颈椎不稳在过伸过屈位平片或 CT 中无法发现。目前评估颈椎创伤的影像学方法包括常规的全颈椎 CT 平扫和三维重建，以及流体敏感序列的 MR。MRI 对于发现无骨性颈椎损伤敏感性优于 CT，成为诊断创伤性前纵韧带、后纵韧带、椎间盘和脊髓损伤、以及颈椎不稳的有效方法。

9.2.1 屈曲损伤

单纯楔形压缩性骨折

单纯楔形压缩性骨折发生于屈曲损伤，导致椎体前方高度丢失与前方骨皮质皱褶，而后柱保持完整。侧位平片显示椎体前方楔形的高度丢失，伴有椎旁软组织肿胀、骨性压缩导致的终板密度增大、上终板边界不清。前后位平片价值有限，可以显示棘突间距离增加、上终板边界模糊不清。

屈曲泪滴状骨折

屈曲泪滴状骨折是指椎体前下角的撕脱性骨折（最常见于 C5），伴有应力性过屈和垂直轴向压缩。三角形的骨折块向前移位，形似泪滴状。该骨折伴有前、后方韧带的撕裂和小关节的扭曲。向后移位的后方骨皮质可能会压迫脊髓，造成脊髓挫伤和四肢瘫痪。侧位片可显示椎体前下角泪滴状骨折块、韧带不稳造成的颈椎序列异常和椎旁软组织的弥漫性肿胀。CT 可以评估受累椎体骨折的程度、骨折块向椎管移位的程度和邻近椎体的情况。MR 有助于发现脊髓、韧带和椎间盘的损伤。韧带损伤的评估最好应用抑脂正中矢状位 MR 图像。在抑脂 T2 加权成像矢状位或 STIR 图像中，项韧带的损伤通常表现为棘突间和棘突尖的高信号（Dundamadappa 和 Cauley 2012）。

向前半脱位

颈椎向前半脱位或过屈扭伤发生于后方韧带复合体于屈曲受损的情况下。后方韧带复合体由后纵韧带、黄韧带、关节囊韧带和项韧带构成。小关节可能向前半脱位而骨性结构保持完整。未被发现和治疗的向前半脱位可能导致颈椎不稳。影像学表现为损伤节段的过度后凸、棘突间隙增宽、椎间隙前部变窄而后部增宽、半脱位椎体移位和小关节半脱位。CT 和完整的侧位平片可以帮助诊断这些损伤。

双侧小关节脱位

双侧小关节脱位高度不稳定，是最严重的过屈损伤。韧带结构（后方韧带复合体和前纵韧带）受损，伤椎向前移位超过 50%。双侧下关突脱位至下位椎体上关节突前方。双侧小关节脱位可伴有损伤平面的脊髓损伤和创伤性椎间盘突出（纤维环撕裂）。矢状面 CT 重建可以显示脱位的椎体和关节突位于下位椎体的关节突前方（Daffner 和 Daffner 2002）。需要行 MRI 检查以评估脊髓和其他脊柱损伤。

铲土者骨折

铲土者骨折是下颈椎棘突的斜行撕脱性骨折，最常发生于 C6-T1。铲土者骨折的发生是由于颈椎突然曲屈引起下颈椎肌肉收缩，或对棘突的直接打击。因为铲土者骨折仅累及棘突，因此其属于稳定骨折，不会产生神经损伤。该损伤可在侧位片上容易发现，表现为棘突的撕脱骨折。

9.2.2 曲屈 - 旋转损伤（单侧小关节脱位）

颈椎曲屈伴旋转时会发生单侧小关节脱位。上位椎体的下关节突移位至下位椎体上关节突的前方。后方韧带可能会损伤，但由于椎体的绞锁，该损伤是机械性稳定的。颈神经根可受到移位下关节突的压迫。影像学表现为椎体向前移位不超过 50%、受累椎体旋转和棘突的侧方移位。前后位平片可发现棘突连线的破坏，上位椎体脱位的下关节突投射于椎间孔内。

9.2.3 伸展性损伤

过伸性损伤发生于诸如交通事故中头部或上颈椎的应力性后方移位。由于韧带复合体和椎间隙骨化导致柔韧性降低,伸展性损伤更易发生于强直性脊柱炎、弥漫性特发性骨肥厚或先天性椎管狭窄的患者。软组织的过伸性损伤可发生在颈长肌、头长肌、前纵韧带、椎间盘和后纵韧带。过伸性骨折则更常发生于关节柱、椎体后部、椎板、棘突或椎弓根。

伸展型泪滴状骨折的发生通常是由于过伸应力导致的椎体前下角撕脱骨折,相反,曲屈型泪滴状骨折是由于椎体压缩所致(Stabler 2001)。伸展型泪滴状骨折只涉及前柱,因此在屈曲时稳定而伸展时不稳。侧位观呈现特征性的三角形撕脱骨折伴有椎前弥漫性软组织肿胀。

椎板骨折不常见,通常发生于过伸性损伤。此类损伤机械性稳定,但是否有神经症状取决于骨折块在椎管内的位置。

9.2.4 垂直压缩损伤

垂直压缩骨折更常见于胸腰椎,但是也可发生于颈椎(表 9.1)。爆裂骨折导致脊髓前方压迫。影像学表现包括前后位片上的垂直骨折线,椎体向前或向后的突出。需要应用 CT 或 MRI 评估骨折块准确的移位,后突的骨块,以及它们和脊髓的关系。

表 9.1 颈椎垂直压缩骨折的损伤机制

机制	损伤
过屈	单纯楔形压缩性骨折
	屈曲泪滴状骨折
	向前半脱位(过屈扭伤)
	双侧小关节脱位
	铲土者骨折
过屈 + 旋转	单侧小关节脱位(椎体绞锁)
过伸	过伸性脱位(过伸扭伤)
	寰椎前弓撕脱性骨折
	枢椎的伸展泪滴状骨折
	寰椎后弓骨折
	椎板骨折
	创伤性滑脱(Hangman 骨折)
	过伸性骨折脱位
过伸 + 旋转	关节柱骨折
垂直压缩	Jefferson 爆裂骨折
	爆裂骨折
侧方屈曲	钩突骨折

9.3 脊髓挫伤

脊髓挫伤是指脊髓的直接创伤或脊髓周围骨性组织或软组织的间接创伤所导致的脊髓损伤。大多数脊髓挫伤是交通事故的高能量冲击造成的,且大多数是由于过度屈曲损伤机制。MRI 可容易的确认脊髓挫伤的部位和损伤程度。在 T2 加权成像或梯度回波像上脊髓中央灰质的信号强度高于白质。

脊髓出血通常发生于损伤位置的脊髓中央灰质,创伤后的脊髓出血通常伴脊髓水肿同时存在。然而脊髓水肿的发生可不伴有脊髓出血,这也提示更好的预后(Marciello 等 1993)。在 T2 加权像受累节段的脊髓水肿表现为异常的 T2 加权像高信号。脊髓水肿反映了细胞内和组织间隙的积液,并且可能与肿胀相关。脊髓肿胀的发生与脊髓出血或水肿相关,是脊髓损伤的征象(Croul 和 Flanders 1997)。

在慢性脊髓损伤中,一些患者可能在受伤数年后出现渐进性的神经损害,可能由骨折节段不稳或脊髓自身异常导致。进行性神经损害相关的脊髓异常是髓内囊肿或创伤后脊髓软化。创伤后髓内囊肿的患者在行囊肿分流术或减压后神经功能可能恢复,而创伤后脊髓软化或脊髓萎缩的患者则无法从手术获益。

9.4 硬膜外血肿和硬膜下血肿

脊柱硬膜外血肿指硬膜外静脉丛出血并溢出到硬膜外间隙,临床上即刻或数天内可发生突然的背部或颈部疼痛和硬膜囊/脊髓压迫症状。硬膜外血肿可由脊柱穿刺、椎管麻醉、创伤、怀孕、出血、出血倾向或肿瘤引起,也可在无创伤情况下发生自发性出血。硬膜外血肿可以为局限性,也可沿脊柱蔓延至任何位置。在 MRI 中硬膜外血肿通常表现为扁豆状的血液聚集并在椎管内蔓延超过数个椎节,取决于血肿氧化状态可以呈现出不同的影像学表现。急性期时硬膜外血肿在 T1 加权成像信号与脊髓实质相同,而在 T2 加权成像信号则与脑脊液相同。由于血肿假包膜的富血管化或邻近硬膜外静脉的强化,血肿周缘通常被强化。

硬膜下血肿位于硬膜和蛛网膜之间,通常发生于胸腰椎或腰骶椎椎管内,而颈椎的硬膜下血肿少见。硬膜下血肿最常发生出血倾向患者经皮腰椎穿刺操作（例如腰穿）。硬膜下血肿可延伸超过许多个椎节。与硬膜外血肿相反，硬膜下血肿位于硬膜内，与邻近的硬膜外脂肪和椎体后部结构分离，且不会延伸进入椎间孔。急性血肿在 T1 加权成像可表现为同等强度信号，但几天后表现为高信号。T2 加权成像和梯度回波像临床中对诊断硬膜下血肿的诊断很重要，由于血红蛋白的存在硬膜下血肿可出现不均质的低强度信号。

有时很难鉴别硬膜外血肿和硬膜下血肿，在血肿和硬膜外脂肪间确认硬膜是鉴别的关键，尤其是在头端和尾端部分。硬膜下血肿可在血肿和硬膜外脂肪之间看到硬膜。

9.5　蛛网膜下腔出血

源于脊柱的蛛网膜下腔出血在临床中罕见，其位于脊髓（软脊膜）和蛛网膜之间。脊柱蛛网膜下腔出血的临床表现为突然的背痛或头痛、急性坐骨神经痛、下肢轻瘫或感觉障碍。常见的病因有创伤、血管畸形和脊柱肿瘤。原发性脊髓肿瘤（例如室管膜瘤或成血管细胞瘤）、神经鞘瘤或转移瘤是蛛网膜下腔出血的来源。由于脑脊液的稀释和再分配效应，蛛网膜下腔出血很少表现为典型的血肿，除非血肿足够大到阻止脑脊液流动。MRI 可显示出血成分在腰骶椎的分层。

要点

- 寰枕脱位以寰椎和枕骨间所有稳定韧带的完全损伤为特征，具有高致命性。
- 寰椎骨折由垂直压缩应力引起，应力通常由枕骨结节至 C1 侧块。
- 寰枢旋转固定指寰枢关节处于旋转状态下持续性病理性固定。
- Ⅱ 型齿状突骨折是经过齿状突基底部的横贯性骨折，是最常见的齿状突骨折类型，属于不稳定骨折。
- Hangman 骨折是枢椎的创伤性滑脱，发生于绞刑中。
- 下颈椎损伤由过伸、过屈、轴向负荷和旋转应力引起，最常见于交通事故。

9.6　影像精析：颈椎创伤

9.6.1　寰枕脱位

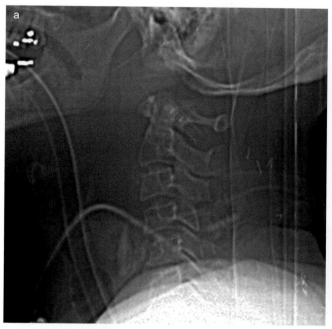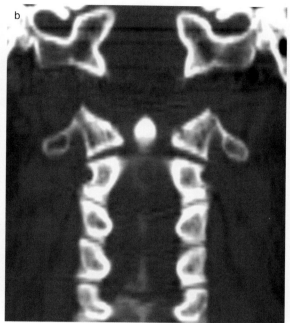

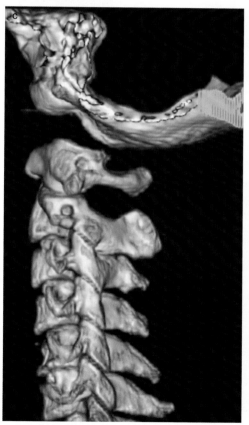

图 9.1　62 岁女性，交通事故后寰枕关节脱位。颈椎 CT 侧方扫描（a）显示气管插管病人的枕骨与 C1 侧块分离，椎旁软组织间隙明显增宽。冠状位 CT（b）和三维 CT 重建（c）显示枕骨结节相对于 C1 上表面向上脱位

9.6.2 寰椎骨折

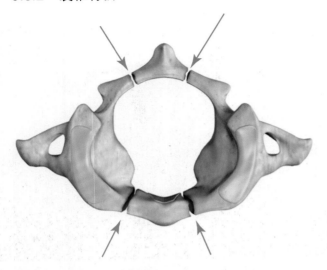

图 9.2 Jefferson 骨折。轴状位示意图显示 C1 前后弓的双侧骨折（箭头）。骨折通常发生于前后弓与侧块结合处的前方和后方

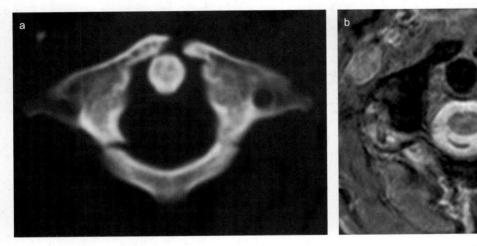

图 9.3 53 岁男性，交通事故后 Jefferson 骨折。上颈椎的轴状位 CT（a）显示左前弓和双侧后弓骨折，梯度回波轴状位 MR（b）显示前弓骨折和 C1 周围弥漫性软组织水肿

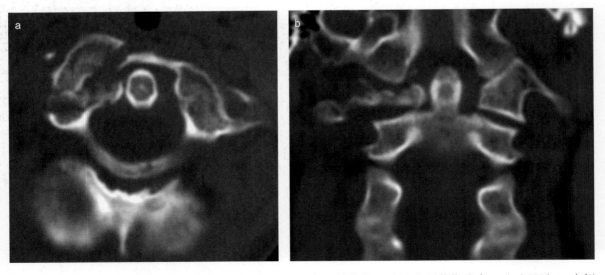

图 9.4 36 岁男性，泳池跳水事故导致的 C1 侧块粉碎性骨折。轴状位 CT（a）和冠状位重建 CT（b）显示 C1 右侧块的粉碎性骨折伴塌陷，在冠状位重建 CT 中可见到骨折块向中央和侧方移位。C1 左侧侧块完整

9.6.3　寰枢旋转固定

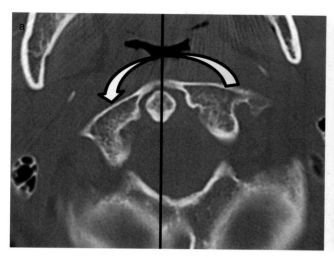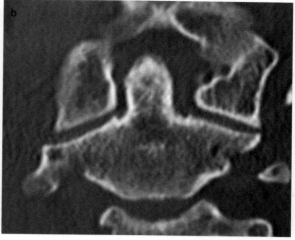

图 9.5　19 岁女性，人行道事故后 I 型寰枢旋转固定。C1 前弓层面的轴状位 CT（a）中，齿状突前后轴以垂线标志。C1 前弓和枕骨逆时针旋转，寰齿间隙处于正常范围。冠状位 CT（b）显示 C1 侧块不对称，C1 右边侧块和齿状突的间隙变窄，而左边侧块和齿状突间隙增宽

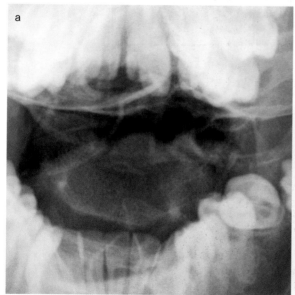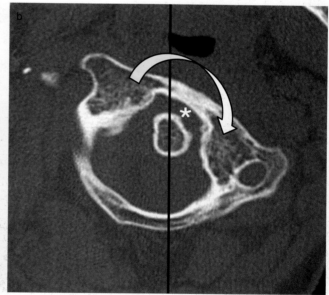

图 9.6　13 岁男孩，II 型寰枢旋转固定。张口位片（a）显示 C1 侧块不对称，C1–2 右侧小关节不如左侧显示清晰。轴状位 CT（b）中齿状前后轴以垂线标志。C1 前弓顺时针向左旋转，寰齿关节间（星号）隙增宽并测量为 4.5mm

9.6.4 齿状突骨折

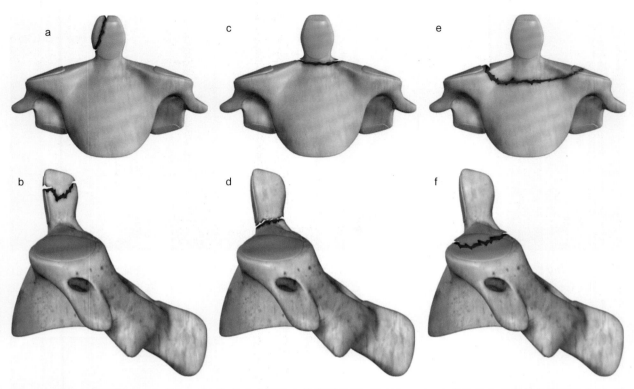

图 9.7 齿状突骨折类型。Ⅰ型（a，b）：齿状突尖端稳定的撕脱骨折；Ⅱ型（c，d）：穿越齿状突基底部的横贯性骨折；Ⅲ型（e，f）：穿越 C2 椎体上方和侧块的稳定骨折

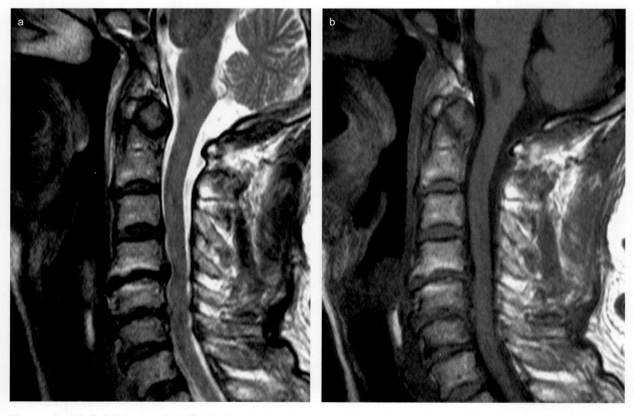

图 9.8 Ⅰ型齿状突骨折。T2 加权像矢状位（a）和 T1 加权像（b）显示齿状突尖端骨折伴微小移位，韧带结构完整

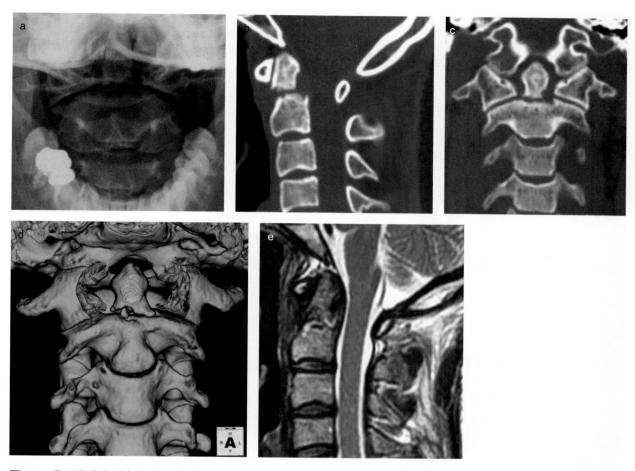

图 9.9　Ⅱ型齿状突骨折。张口位片（a）显示齿状突和 C2 椎体的水平透 X 线的骨折线。矢状位（b）、冠状位重建（c）和三维重建 CT（d）显示穿越齿状突基底部的向前移位的骨折。T2 加权像矢状位 MR（e）显示骨折线位于齿状突基底部，C2 节段后纵韧带完整，脊髓无压迫

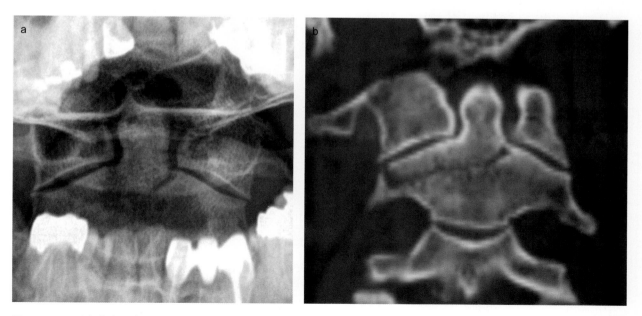

图 9.10　Ⅲ型齿状突骨折。张口位片（a）显示透 X 线的骨折线向下延伸到 C2 椎体。冠状位 CT 重建（b）可以更清晰的显示通过 C2 椎体上部的弯曲骨折线。骨折无移位，患者无需手术

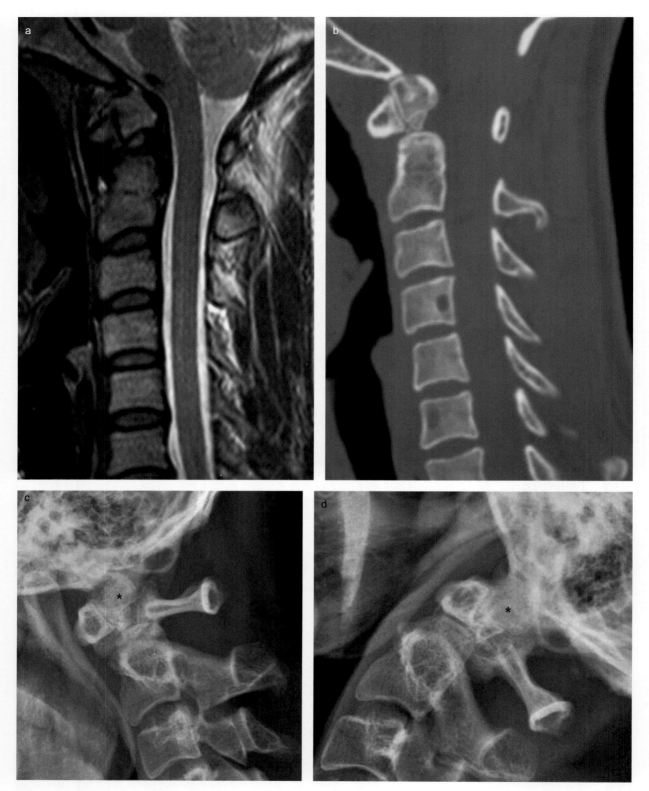

图 9.11 33 岁女性，游离齿状突伴不稳。游离齿状突应与齿状突骨折相鉴别。T2 加权像矢状位 MR（a）和矢状位 CT 重建（b）显示在发育不良齿状突和斜顶端之间的游离齿状突，位于增生的 C1 前弓略上位置。C1 后弓比前弓小很多。在屈曲（c）和伸展（d）侧外片显示游离齿状突（星号）固定于 C1 前弓，两者在齿状突上共同水平移动，代表着不稳定。该患者行 C1-2 后路融合

9.6.5 Hangman 骨折

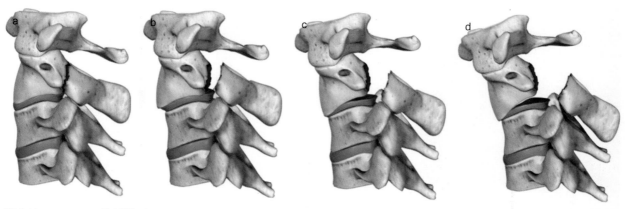

图 9.12 Hangman 骨折类型。Ⅰ型（a）：C2 单纯的骨裂，椎体无移位。Ⅱ型（b）：C2 骨折前部移位，C2–3 椎间隙破坏。Ⅱ A 型（c）：屈曲位 C2 椎体向前移位，伴高度成角，但无 C2–3 小关节脱位；Ⅲ型（d）：屈曲位 C2 椎体向前移位，伴 C2–3 小关节脱位

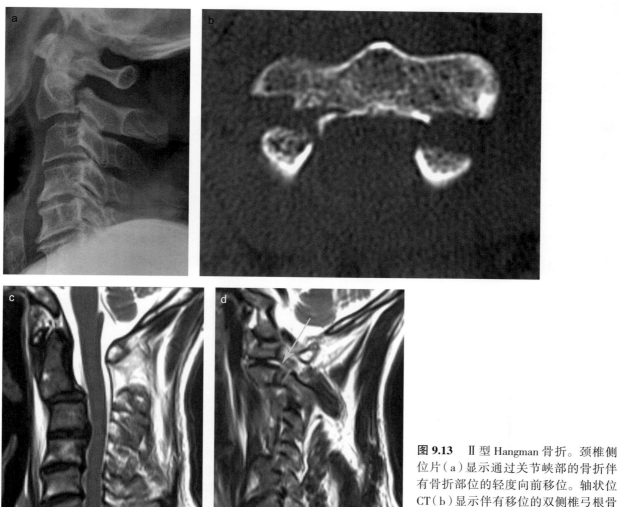

图 9.13 Ⅱ型 Hangman 骨折。颈椎侧位片（a）显示通过关节峡部的骨折伴有骨折部位的轻度向前移位。轴状位 CT（b）显示伴有移位的双侧椎弓根骨折。T2 加权像矢状位 MR（c）显示 C2 椎体向前移位，伴 C2–6 节段椎旁血肿。T2 加权像旁正中矢状位（d）显示 C2 椎弓根的垂直骨折（箭头）

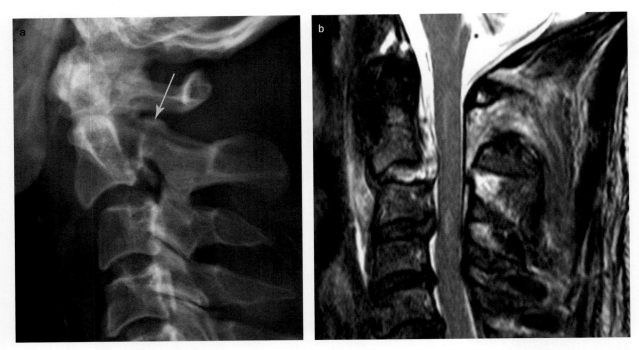

图 9.14 Ⅱ A 型 Hangman 骨折。上颈椎的侧位片(a)显示穿越 C2 椎弓根的骨折(箭头),伴有骨折部位的成角和移位。T2 加权像矢状位 MR(b)C2-3 水平前方成角,伴有后纵韧带损伤和椎旁血肿

9.6.6 颈椎的过屈损伤

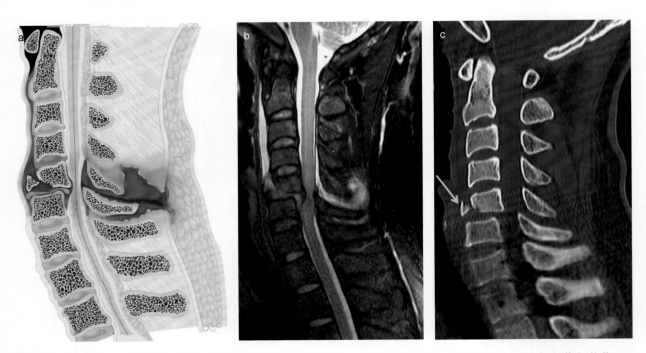

图 9.15 25 岁男性,颈椎过屈损伤。患者交通事故后四肢麻木。矢状位示意图(a)和脂肪饱和 T2 加权像矢状位 MR(b)显示典型的屈曲泪滴状损伤,伴前方来自 C5 椎体前下方三角形骨折块(泪滴状)。C2-5 水平同样可见椎旁血肿,C5-6 水平的前纵韧带、黄韧带和项韧带撕裂。向后移位的 C5 椎体后部压迫脊髓。矢状位 CT 重建(c)更清晰地显示三角形的骨折块(箭头)

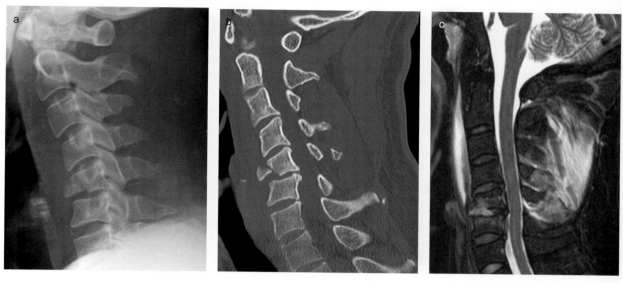

图 9.16　34 岁女性，泳池跳水事故导致的屈曲泪滴状骨折。颈椎侧位片（a）和矢状位 CT 重建（b）显示典型的屈曲泪滴状损伤，伴前方来自 C5 椎体前下方三角形骨折块，C5/6 局部后凸成角。脂肪饱和 T2 加权像矢状位（c）显示 C5 椎体骨折、椎旁大量血肿和颈后部弥散性水肿，脊髓完整

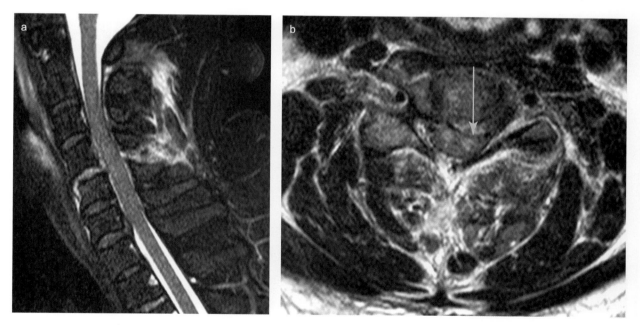

图 9.17　37 岁男性，椎间盘韧带复合体损伤。脂肪饱和 T2 加权像矢状位（a）和 T2 加权像轴状位（b）显示 C4/5 节段前、后纵韧带、黄韧带、项韧带撕裂，创伤性椎间盘突出致脊髓压迫（箭头）

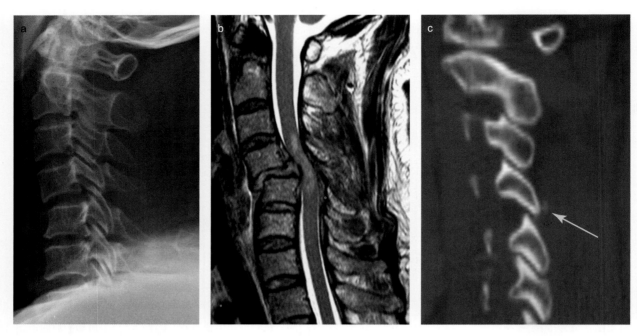

图 9.18　53 岁女性，交通事故后四肢瘫痪，C4-5 向前半脱位。侧位片（a）显示为 C4-5 水平局部后凸、棘突间隙增宽，小关节向前半脱位。T2 加权像矢状位（b）显示创伤性椎间盘突出压迫脊髓，髓内 T2 像高信号。旁正中矢状位 CT（c）显示 C4-5 小关节向前半脱位，注意 C4 下关节突后方的骨块（箭头）

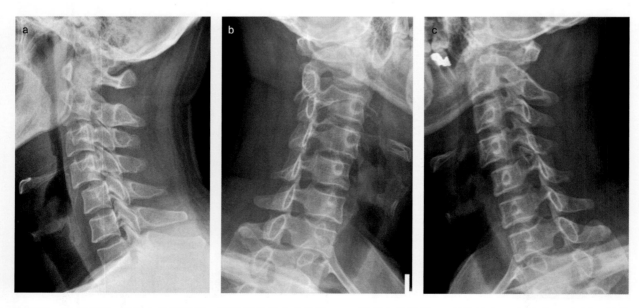

图 9.19　38 岁男性，单侧小关节绞索。颈椎侧位片（a）显示 C4-5 轻度向前滑脱，双斜位片（b，c）显示 C5 左侧上关节突骨折，并移位进入椎间孔。脂肪饱和 T2 加权像右旁正中矢状位（d）、左旁正中矢状位（e）MR 显示 C4-5 水平左侧小关节绞索，右侧小关节正常。矢状面 CT 重建（f，右；g，中；h，左）显示 C4-5 水平左侧单侧小关节绞索。正中矢状位影像显示 C4 椎体轻度前移

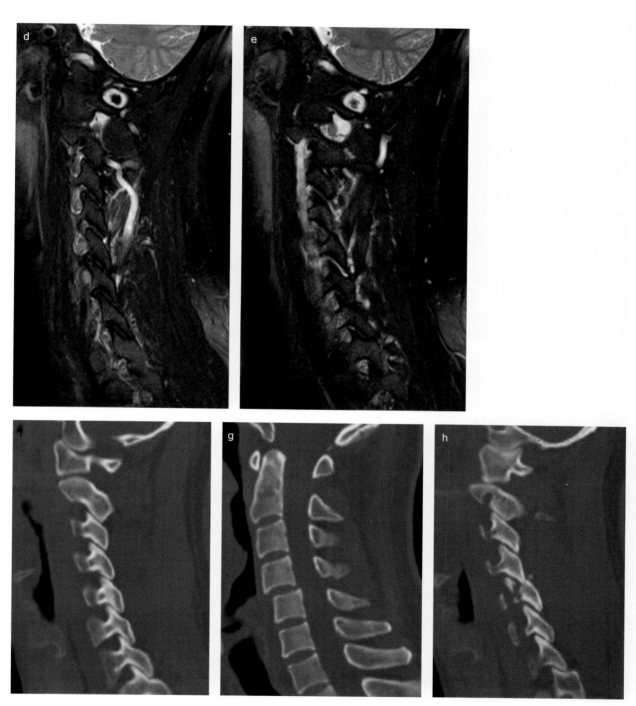

图 9.19 （续）

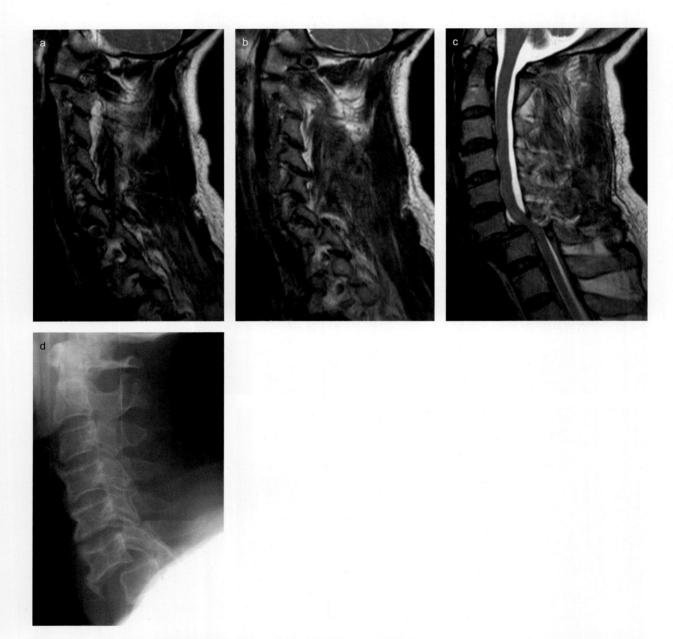

图 9.20 64 岁男性，高处坠落后颈痛伴截瘫，双侧小关节脱位。经过椎间孔层面的 T2 加权像右旁正中矢状位（a）、左旁正中矢状位（b）显示双侧 C6 小关节向前脱位，C6 下方小关节突在 C7 上方小关节突的前方绞锁。T2 加权像正中矢状位（c）显示 C7 椎体后上角压迫脊髓。侧位片（d）显示 C6 椎体相对于 C7 椎体超过 50% 的向前滑移

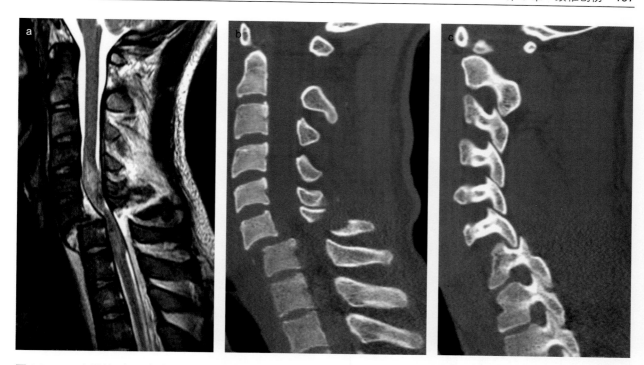

图 9.21 23 岁男性,交通事故后四肢瘫痪,双侧小关节脱位。T2 加权成像矢状位(a)和 CT(b)显示 C6 椎体向前脱位,伴有 C7 对脊髓的严重压迫。脊髓表现为 T2 像低信号内的广泛高信号,提示脊髓挫伤。后纵韧带和黄韧带撕裂,C6 棘突分离损伤。旁正中矢状位 CT(c)显示 C6-7 水平小关节脱位伴绞索

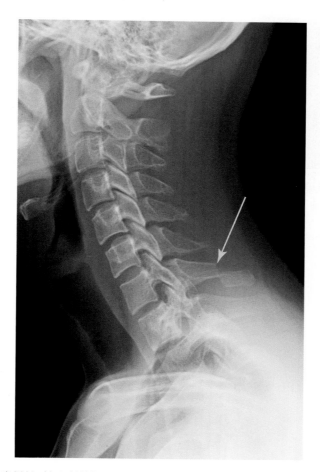

图 9.22 20 岁男性,铲土者骨折。颈椎侧位片显示 C7 棘突背侧(箭头)的撕脱性骨折

9.6.7 颈椎的过伸损伤

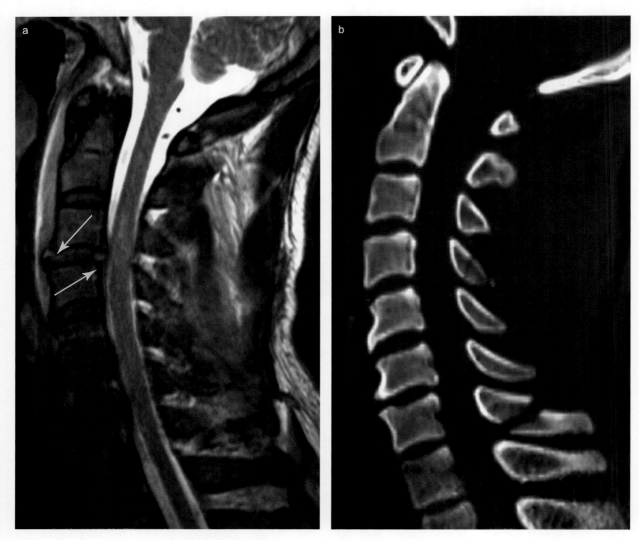

图 9.23 46 岁男性，颈椎的压缩性伸展损伤。T2 加权像矢状位（a）显示 C1–4 椎前软组织水肿、C3–4 节段后脱位伴创伤性椎间盘突出。C3–4 水平前、后纵韧带局部撕裂（箭头）。矢状位 CT（b）显示 C4 和 C7 棘突骨折，此损伤由颈椎的过伸和压缩引起

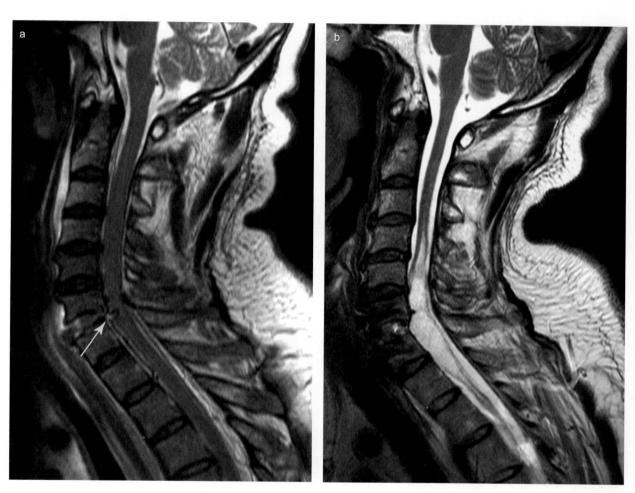

图 9.24 51 岁男性,颈椎牵拉伸展损伤。T2 加权像矢状位(a)显示 C6-7 水平前纵韧带撕裂、广泛椎前血肿和脊髓的横断(箭头)。颈椎后部结构和项韧带完整,提示颈椎牵拉伸展损伤。3 年后的随访 MRI(b)显示从 C4 到上胸椎严重的脊髓软化

9.6.8　椎管内血肿

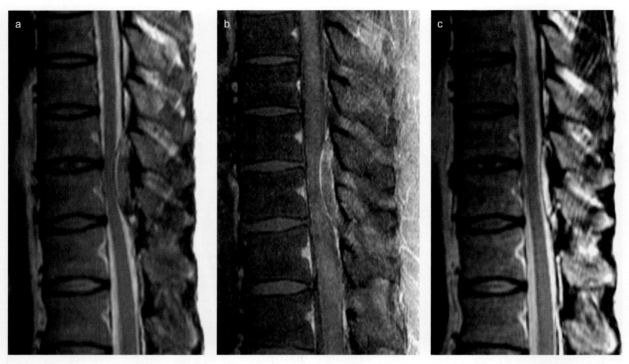

图 9.25　30 岁男性，急性自发硬膜外血肿，突发后背疼痛和二便困难。T2 加强像矢状位（a）显示硬膜外背部扁豆状等信号团块压迫 T10 水平脊髓。脂肪饱和 T1 加权像（b）显示血肿边缘的线性强化。3 个月后的随访 MRI（c）显示血肿减小，内部出现高亮信号

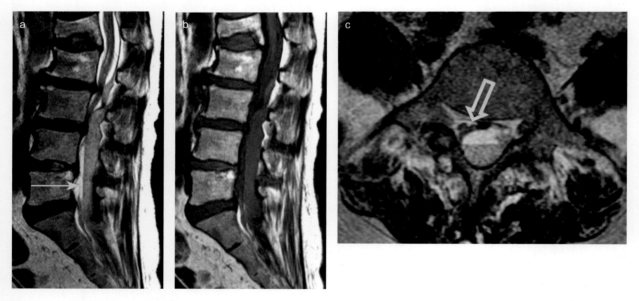

图 9.26　65 岁女性，硬膜外激素注射后急性硬膜外血肿。T2 加权像矢状位（a）和 T1 加权像（b）显示背侧硬膜外广泛的中等信号血肿，导致 L2–S1 水平椎管内压迫。注意病灶内的液 – 液平面（箭头）。L5 水平的 T2 加权像轴状位（c）显示椎管内伴有液 – 液平面的低信号病灶。硬膜囊（开放箭头）严重受压并向右侧移位

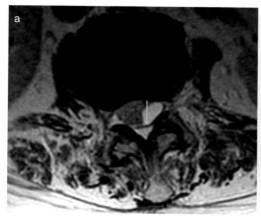
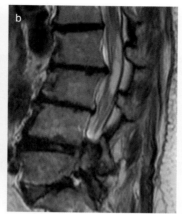

图 9.27　71 岁女性，自发硬膜下血肿。鉴别硬膜下和硬膜外血肿具有重要的临床意义。T2 加权像轴状位（a）显示椎管后外侧扁豆状的血肿。在血肿和后方硬膜外脂肪间可以见到薄的低信号硬膜囊（箭头）。T2 加权像矢状位（b）血肿被低信号的硬膜囊与硬膜外脂肪分离

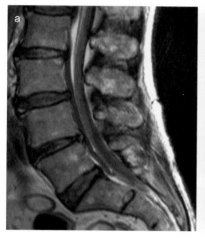
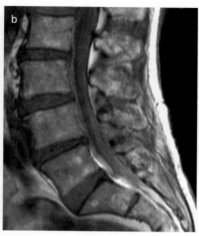
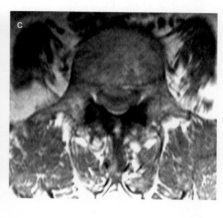

图 9.28　66 岁女性，口服华法林行抗凝治疗出现亚急性硬膜下血肿。腰骶椎 T2 加权像矢状位（a）显示腹侧和背侧椎管内低信号血肿。背侧的低信号病灶轮廓受马尾神经和硬膜外脂肪影响。T1 加权像矢状位（b）显示病灶呈高信号。L4 椎体层面的 T1 加权像轴状位（c）显示背侧和腹侧的亚急性血肿位于硬膜下，引起严重的中央管压迫

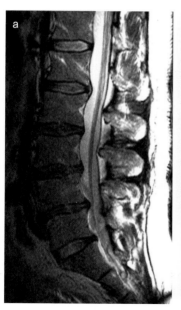
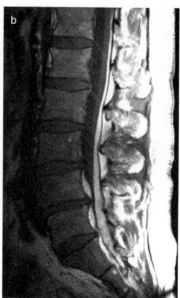
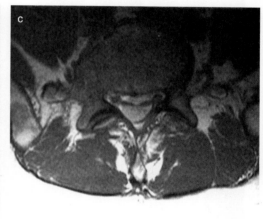

图 9.29　41 岁男性，亚急性硬膜下血肿。T2 加权像矢状位（a）和 T1 加权成像（b）显示弥漫性的背侧和微小的腹侧高信号椎管内血肿。T1 加权像轴状位（c）可确认腹侧和背侧的血肿位于硬膜下，并对硬脊膜具有团块效应。高信号强度提示血肿区域出现高铁血红蛋白

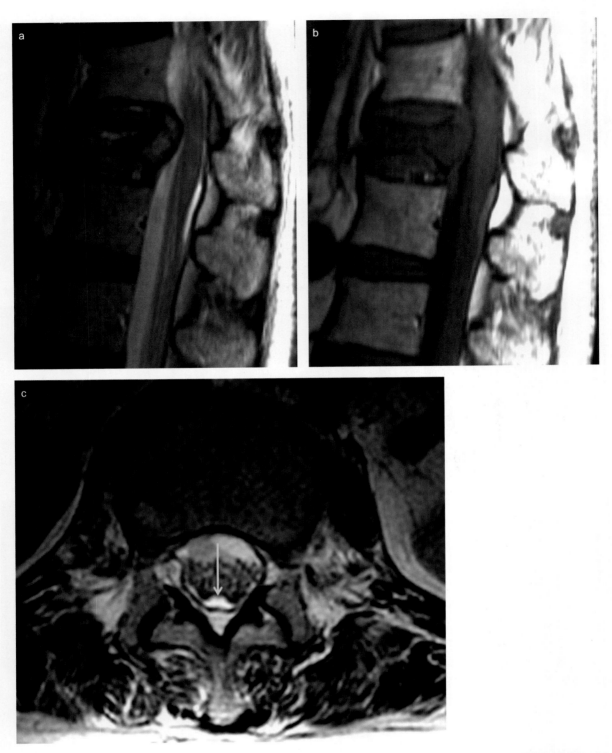

图 9.30　69 岁女性，爆裂性骨折伴硬膜下血肿。T2 加权像矢状位（a）和 T1 加权像（b）显示 T12 椎体的横贯性骨折，椎体高度丢失、椎体后移。可见椎管内背侧区域纵向的高信号病灶。T2 加权像轴状位（c）可以确认病灶位于硬膜下（箭头）

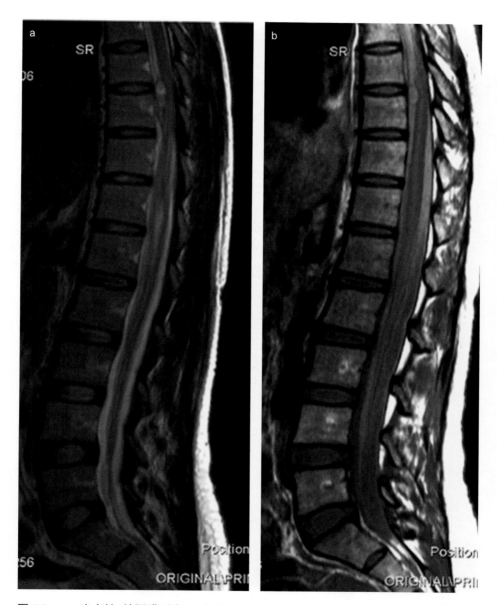

图9.31　36岁女性，蛛网膜下出血，急性双下肢无力。T2加权像矢状位（a）和T1加权像（b）显示下胸髓腹侧和马尾神经周围非均质性的高信号病灶。3周后的随访影像（c，d，e），T2加权像矢状位（c）显示胸腰椎硬膜内多发的纵向暗信号病灶。T1加权像矢状位（d）病灶显示高信号。梯度回波像（e）显示胸髓和马尾神经周围纵向低信号，是由含铁血黄素沉积造成的

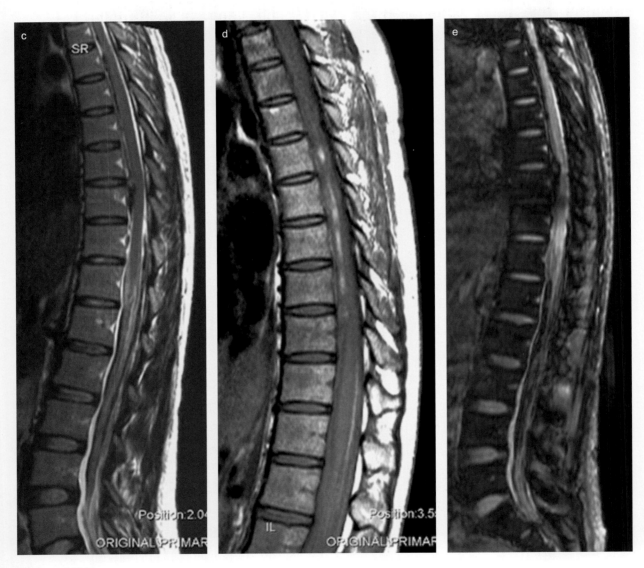

图 9.31（续）

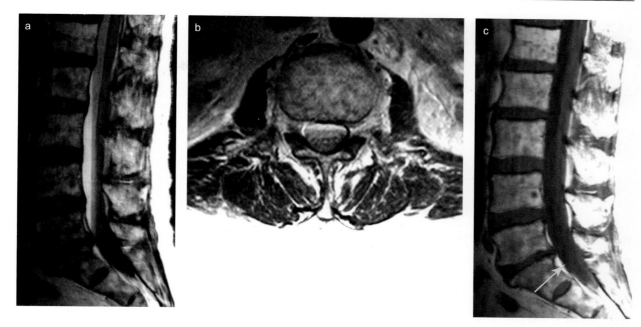

图 9.32　83 岁男性，颅骨骨折导致的急性蛛网膜下出血。腰椎 T2 加权像矢状位（a）和轴状位（b）显示硬膜囊内液 – 液平面。在骶管内的液体显示暗信号提示红细胞的沉积。T1 加权像矢状位（c）显示骶管内的液体为中等信号强度（箭头）

参考文献

Anderson LD, D'Alonzo RT. Fractures of the odontoid process of the axis. J Bone Joint Surg Am. 1974;56(8):1663–74.

Croul SE, Flanders AE. Neuropathology of human spinal cord injury. Adv Neurol. 1997;72:317–23.

Daffner SD, Daffner RH. Computed tomography diagnosis of facet dislocations: the "hamburger bun" and "reverse hamburger bun" signs. J Emerg Med. 2002;23(4):387–94.

Dundamadappa SK, Cauley KA. MR imaging of acute cervical spinal ligamentous and soft tissue trauma. Emerg Radiol. 2012;19(4):277–86. doi:10.1007/s10140-012-1033-4.

Levine AM, Edwards CC. The management of traumatic spondylolisthesis of the axis. J Bone Joint Surg Am. 1985;67(2):217–26.

Looby S, Flanders A. Spine trauma. Radiol Clin North Am. 2011;49(1):129–63. doi:10.1016/j.rcl.2010.07.019.

Marciello MA, Flanders AE, Herbison GJ, Schaefer DM, Friedman DP, Lane JI. Magnetic resonance imaging related to neurologic outcome in cervical spinal cord injury. Arch Phys Med Rehabil. 1993;74(9):940–6.

Rao SK, Wasyliw C, Nunez Jr DB. Spectrum of imaging findings in hyperextension injuries of the neck. Radiographics. 2005;25(5):1239–54. doi:10.1148/rg.255045162.

Spence Jr KF, Decker S, Sell KW. Bursting atlantal fracture associated with rupture of the transverse ligament. J Bone Joint Surg Am. 1970;52(3):543–9.

Stabler A, Eck J, Penning R, Milz SP, Bartl R, Resnick D, et al. Cervical spine: postmortem assessment of accident injuries–comparison of radiographic, MR imaging, anatomic, and pathologic findings. Radiology. 2001;221(2):340–6.

第10章 脊髓疾病

内 容

10.1 脊髓肿瘤 vs 非肿瘤性脊髓病变 ⋯⋯⋯⋯⋯⋯⋯⋯⋯⋯⋯⋯⋯⋯⋯⋯⋯⋯⋯ 207

10.2 常见脊髓肿瘤 ⋯⋯⋯⋯⋯⋯⋯⋯⋯⋯⋯⋯⋯⋯⋯⋯⋯⋯⋯⋯⋯⋯⋯⋯⋯⋯⋯ 207

    10.2.1 室管膜瘤 vs 星形细胞瘤 ⋯⋯⋯⋯⋯⋯⋯⋯⋯⋯⋯⋯⋯⋯⋯⋯⋯⋯ 207

    10.2.2 血管母细胞瘤 ⋯⋯⋯⋯⋯⋯⋯⋯⋯⋯⋯⋯⋯⋯⋯⋯⋯⋯⋯⋯⋯⋯⋯ 207

10.3 急性横贯性脊髓炎 vs 多发性硬化 ⋯⋯⋯⋯⋯⋯⋯⋯⋯⋯⋯⋯⋯⋯⋯⋯⋯⋯ 208

10.4 视神经脊髓炎 ⋯⋯⋯⋯⋯⋯⋯⋯⋯⋯⋯⋯⋯⋯⋯⋯⋯⋯⋯⋯⋯⋯⋯⋯⋯⋯⋯ 208

10.5 急性播散性脑脊髓炎 ⋯⋯⋯⋯⋯⋯⋯⋯⋯⋯⋯⋯⋯⋯⋯⋯⋯⋯⋯⋯⋯⋯⋯⋯ 208

10.6 急性脊髓梗死 ⋯⋯⋯⋯⋯⋯⋯⋯⋯⋯⋯⋯⋯⋯⋯⋯⋯⋯⋯⋯⋯⋯⋯⋯⋯⋯⋯ 208

10.7 脊髓空洞症 ⋯⋯⋯⋯⋯⋯⋯⋯⋯⋯⋯⋯⋯⋯⋯⋯⋯⋯⋯⋯⋯⋯⋯⋯⋯⋯⋯⋯ 209

10.8 影像精析：脊髓病变 ⋯⋯⋯⋯⋯⋯⋯⋯⋯⋯⋯⋯⋯⋯⋯⋯⋯⋯⋯⋯⋯⋯⋯⋯ 209

    10.8.1 常见脊髓肿瘤 ⋯⋯⋯⋯⋯⋯⋯⋯⋯⋯⋯⋯⋯⋯⋯⋯⋯⋯⋯⋯⋯⋯⋯ 209

    10.8.2 急性横贯性脊髓炎 ⋯⋯⋯⋯⋯⋯⋯⋯⋯⋯⋯⋯⋯⋯⋯⋯⋯⋯⋯⋯⋯ 215

    10.8.3 多发性硬化 ⋯⋯⋯⋯⋯⋯⋯⋯⋯⋯⋯⋯⋯⋯⋯⋯⋯⋯⋯⋯⋯⋯⋯⋯ 218

    10.8.4 视神经脊髓炎 ⋯⋯⋯⋯⋯⋯⋯⋯⋯⋯⋯⋯⋯⋯⋯⋯⋯⋯⋯⋯⋯⋯⋯ 221

    10.8.5 急性播散性脑脊髓炎 ⋯⋯⋯⋯⋯⋯⋯⋯⋯⋯⋯⋯⋯⋯⋯⋯⋯⋯⋯⋯ 223

    10.8.6 急性脊髓梗死 ⋯⋯⋯⋯⋯⋯⋯⋯⋯⋯⋯⋯⋯⋯⋯⋯⋯⋯⋯⋯⋯⋯⋯ 224

    10.8.7 亚急性联合退变 ⋯⋯⋯⋯⋯⋯⋯⋯⋯⋯⋯⋯⋯⋯⋯⋯⋯⋯⋯⋯⋯⋯ 228

    10.8.8 脊髓压迫症 ⋯⋯⋯⋯⋯⋯⋯⋯⋯⋯⋯⋯⋯⋯⋯⋯⋯⋯⋯⋯⋯⋯⋯⋯ 229

    10.8.9 脊髓空洞症 ⋯⋯⋯⋯⋯⋯⋯⋯⋯⋯⋯⋯⋯⋯⋯⋯⋯⋯⋯⋯⋯⋯⋯⋯ 231

参考文献 ⋯⋯⋯⋯⋯⋯⋯⋯⋯⋯⋯⋯⋯⋯⋯⋯⋯⋯⋯⋯⋯⋯⋯⋯⋯⋯⋯⋯⋯⋯⋯ 234

本章节,我们将讨论脊髓肿瘤和非肿瘤性脊髓病的鉴别要点。阐述常见的脊髓肿瘤、急性横贯性脊髓炎、多发性硬化、急性播散性脑脊髓炎、急性脊髓梗死和脊髓空洞症的影像学表现。

10.1 脊髓肿瘤 vs 非肿瘤性脊髓病变

即使 MRI 也很难鉴别脊髓肿瘤和非肿瘤性脊髓病变。为了避免不必要的穿刺活检,掌握脊髓肿瘤及非肿瘤性脊髓病变的鉴别要点十分重要。

脊髓的梭形膨大伴 T2 像高信号在肿瘤和非肿瘤性脊髓病变都可出现。MRI 提示非肿瘤性脊髓病变的表现有:①多发性病变伴脊髓水肿,并呈跳跃分布;②外周白质小的、局灶性的、结节性、线性或点状强化;③随访影像发现脊髓水肿减轻,脊髓萎缩或强化消失。非肿瘤性脊髓病变的脊髓膨胀轻于肿瘤性病变。脊髓肿瘤包括胶质瘤、淋巴瘤及转移瘤,通常为边界清晰的低信号实性病变伴 T2 像高信号,与强化灶相对应。而非肿瘤性脊髓病变无论强化与否,都倾向于在 T2 像表现为相对均一的高信号影(表 10.1)。

表 10.1 脊髓肿瘤 vs 非肿瘤性脊髓病变

	脊髓肿瘤	非肿瘤性脊髓病变
类型	单发病灶	多发伴跳跃性病灶
脊髓扩张	常有	可不出现
增强	多数增强	外周白质小结节化,部分病变不强化
T2 像	可包含高信号实质性部分,即对应于增强区域	均一性强化
病灶内囊变	环形强化常见于星形细胞瘤(相比于室管膜瘤)	单纯中央管反应性扩张多数不强化
随访影像	病灶区域扩大	多变

10.2 常见脊髓肿瘤

10.2.1 室管膜瘤 vs 星形细胞瘤

在 MRI 上室管膜瘤和星形细胞瘤都会引起脊髓梭形膨大,T1 像表现为等信号至低信号,T2 像表现为高信号。这类肿瘤通常向头端延伸 2~4 个椎体节段。星形细胞瘤和室管膜瘤通常起病缓慢隐匿,伴颈部疼痛、僵硬及脊髓病变,可能会引起脊柱侧凸。

单纯通过影像学特征区分髓内星形细胞瘤和室管膜瘤十分困难(表 10.2)。室管膜瘤往往更倾向于出血和形成瘤内囊肿,尤其在肿瘤实质的头侧或尾端(Choi 等 2002)。室管膜瘤常见脊髓空洞积水症,其空洞边缘不强化。星形细胞瘤通常偏心性位于脊髓内,片状强化,强化区域边缘不清。室管膜瘤通常位于脊髓中心,包含卵圆形、边界清晰,强化明显的区域。室管膜瘤可引起蛛网膜下腔出血,并发含铁血黄素沉积。

表 10.2 室管膜瘤 vs 星形细胞瘤

	室管膜瘤	星形细胞瘤
年龄	40~50 岁成人	小儿,30~40 岁成人
部位	腰椎、颈椎、胸椎	颈椎、胸椎
脊髓位置	中央	非中心
边缘	界限明显	边界模糊
对比增强	均一	片状或不规则
囊性改变及出血	常有	不常有

10.2.2 血管母细胞瘤

血管母细胞瘤好发于胸椎。大部分脊髓血管母细胞瘤发生于髓内(75%),但也可能位于硬膜内髓外或是硬膜外。大部分脊髓血管母细胞瘤(80%)为孤立性,多发病变提示 von Hippel-Lindau 综合征。三分之一的脊髓血管母细胞瘤患者患有 von Hippel-Lindau 综合征。这是一类常染色体显性遗传疾病,伴有小脑及脊髓血管母细胞瘤、视网膜血管瘤、肾细胞癌和嗜铬细胞瘤。

脊髓血管母细胞瘤可引起脊髓弥漫性或局灶性膨大。脊髓血管母细胞瘤常表现为邻近软脑膜的富血管性、离散性、结节性肿块。脊髓后表面有扭曲隆起扩张的滋养动脉和软脑膜回流静脉。相关的囊肿或脊髓空洞积水的信号强度与脑脊液相同。此类肿瘤大部分都有肿瘤周围水肿,即 T2 像高信号,T1 像低信号。偶尔能发现肿瘤呈外生型从脊髓延伸出来。增强 MRI 能比较容易的从包绕肿瘤周围的水肿和囊性中区分出高度增强的实性肿瘤病灶。囊性团块伴囊壁结节强化是脊髓和小脑血管母细胞瘤的特征表现。传统的血管造影显示富含血管肿物,动脉期延长,静脉期显著。

10.3　急性横贯性脊髓炎 vs 多发性硬化

急性横贯性脊髓病变（acute transverse myelopathy，ATM）是累及全脊髓的急性炎性反应，导致运动及感觉障碍（Choi 等 1996）。引起 ATM 的原因包括炎性病变及非炎性病变，如病毒感染，多发性硬化（multiple sclerosis，MS），病毒感染或疫苗接种后病变如急性播散性脑脊髓炎，血管炎如系统性红斑狼疮或白塞病，急性血管梗塞，副癌综合征，以及特发性的 ATM。ATM 的诊断标准如下：①感觉，运动或自主神经功能障碍；②双侧体征及症状；③明确的感觉异常节段；④MRI 排除脊髓外压迫；⑤脑脊液检查或增强 MR 发现炎症；⑥出现症状后 4 小时到 21 天之间进展至最低点（Goh 等 2011）。MR 影像变异性大，可伴脊髓轻度水肿，T2 像边界不清的均匀高信号区域，T1 像同等至低信号强度区域超过 3~4 个节段。这类病变最常见于胸椎。注入造影剂后会出现多种不同的强化方式，包括点状增强，弥散增强，片状增强以及外周增强（Pardatscher 等 1992）。随访 MRI 可表现为异常信号吸收并正常化或脊髓萎缩。鉴别 ATM 和 MS 在临床上很重要，但仅靠影像学难以判断（表 10.3）。脑部 MRI 是有用的进一步检查，可发现 MS 的典型表现（Campi 等 1995）。脊髓 MS 的患者，90% 伴有颅内 MS 斑块。脊髓上小的卵圆形增强病变而不伴脊髓水肿高度可能为 MS。

表 10.3　急性横贯性脊髓炎 vs 多发性硬化

	急性横贯性脊髓炎	多发性硬化
轴状面位置	中央	外周，常为背外侧
矢状面延伸	≥2 个节段	<2 个节段
轴状面延伸	整个横断面	<1/2 横断面
累及大脑	无	常伴大脑累及

MR 影像上，大部分 MS 的局灶斑块的大小少于 2 个椎体节段长度，小于脊髓横断面半径，并典型地位于横断面外周（Tartaglino 等 1995）。大约 2/3 的脊髓 MS 病变位于颈椎，MS 患者具有脊髓斑块的患者超过半数存在多发性斑块。

10.4　视神经脊髓炎

视神经脊髓炎（neuromyelitis optica，NMO）也称为 Devic 病，是一种累及视神经（视神经炎）和脊髓（脊髓炎）的自身免疫性炎性功能障碍性疾病。脊髓病变导致肢体肌无力、感觉减退及膀胱功能障碍。

诊断视神经脊髓炎需要 2 条绝对标准外加至少 2~3 条支持标准（Makhani 等 2013）。绝对标准包括视神经炎和急性脊髓炎。支持标准包括头颅 MR 发现无 MS 发病，脊髓 MRI 的 T2 像广泛高信号（>3 椎体节段），以及血清 NMO-IgG 阳性。纵向上广泛的横断性脊髓炎（>3 个节段）是 NMO 的主要特征（表 10.4）。脊髓病变通常位于颈椎和上胸椎。

表 10.4　多发性硬化与视神经脊髓炎二者脊髓病变的典型 MRI 特征

MS	NMO
病变 <2 个节段	病变 ≥3 个节段
累及部分脊髓	累及脊髓中央
无 T1 像低信号	T1 像低信号
极少脊髓水肿	脊髓水肿（急性期）
极少萎缩	萎缩（慢性期）

10.5　急性播散性脑脊髓炎

急性播散性脑脊髓炎（acute disseminated encephalomyelitis，ADEM）是脊髓白质在感染后及接种疫苗后免疫介导的炎性功能障碍性疾病。ADEM 的 MR 影像表现类似于多发性硬化，很难区分。但与多发性硬化不同的，ADEM 的临床进程是单相的，极少复发。脊髓 MRI 呈现多病灶火焰状白质病变伴轻度脊髓水肿。ADEM 几乎都会累及大脑，因此无论何时发现可疑脊髓病变，都应该头颅 MRI 检查。

10.6　急性脊髓梗死

急性脊髓梗死的特征性临床表现包括突发的运动、感觉和自主神经障碍。梗死大多数发生于下胸椎，其血供主要由腰膨大动脉（也称 Adamkiewicz 动脉）提供。脊髓梗死通常累及脊髓前动脉，前脚灰质相比于外周白质更容易出现缺血（Goh 等 2011）。MRI 影像上，可见脊髓前柱双侧对称性 T2 像高信号病灶（枭眼征）。有时中央灰质也可呈 T2 像高信号。外周白质大多正常。脊髓弥散加权成像 DWI 有助于更早期并更准确诊断脊髓梗死。

10.7 脊髓空洞症

脊髓空洞症（也称"瘘管"）是脊髓实质内的神经胶质系空腔，不累及脊髓中央管。脊髓积水是由脊髓室管膜中央管扩张所致。脊髓水肿可延伸超过几个椎体节段甚至整条脊髓。节段性中央管轻度扩张通常可见于胸椎 MRI。脊髓空洞积水症包括脊髓空洞症和脊髓积水，有脊髓实质的空腔或中央管扩张。如果瘘管延伸到脑干，则称为延髓空洞症。

脊髓积水通常发生于年轻患者，并伴有发育异常如 Chiari 畸形 1 型、脊髓脊膜膨出、脂肪脊髓脊膜膨出或是颅底凹陷症等。脊髓积水是由脊髓中央管内脑脊液循环受阻引起。

脊髓空洞症被认为是一种获得性病变，其原因可能是脊髓梗死、创伤、髓内肿瘤（如成血管细胞瘤或室管膜瘤）、脊髓感染、脊髓炎、蛛网膜炎、脊柱侧凸或特发性等（Fischbein 等 1999）。脊髓空洞的发病机制是由于脊髓实质的急性损伤（如创伤、感染、肿瘤），或脊髓组织退变伴脊髓血供不足（脊髓梗死）。

在所有 MR 影像序列上，脊髓空洞与脑脊液信号强度是同等的。如果在非增强 MRI 中发现瘘管，应该行增强 MRI 检查以排除相关脊髓肿瘤的可能。典型的单纯脊髓空洞症造影剂注入后边缘不强化。瘘管边缘点状强化常提示炎症或肿瘤发生。

胎儿发育阶段，终室通常位于脊髓尾部，出生后开始退化。如果室腔残留，可以在脊髓圆锥看到小囊腔。此类情况是正常的解剖变异，并无临床症状。

> **要点**
> - 非肿瘤性脊髓病变表现为脊髓多发病变伴脊髓水肿，跳跃性区域分布，在 T2 像无界限明显的肿物。脊髓肿瘤通常表现为 T2 像高信号内和强化区域内界限明显的低信号实质性病变。
> - 脊髓成血管母细胞瘤通常表现为囊性肿物内含增强囊壁结节和瘤周水肿。
> - 急性横贯性脊髓炎表现为边界不清的 T2 像均质性高信号改变，伴轻度脊髓水肿，病变节段超过 3~4 节段。多数多发性硬化的局灶点状斑块大小小于 2 个椎体长度，侵占小于脊髓横断面直径一半，特别是在横断面上其特征性的位于外周。

10.8 影像精析：脊髓病变

10.8.1 常见脊髓肿瘤

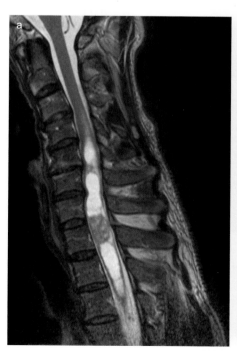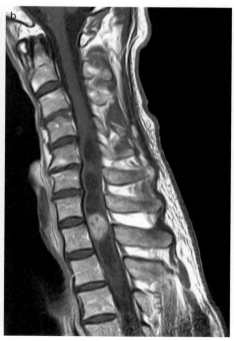

图 10.1 46 岁男性，室管膜瘤，表现为躯干刺痛感。T2 加权像矢状面（a）显示 T1 节段中等信号强度的卵圆形髓内肿物，伴瘤周巨大囊肿。增强 T1 加权像（b）显示肿瘤均质强化，尾部和头部有非强化的囊肿

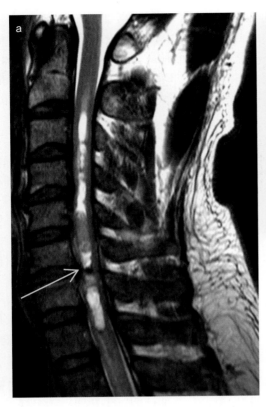
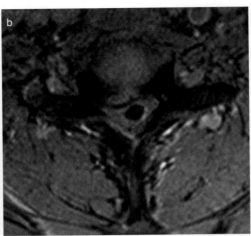

图 10.2   45 岁男性，室管膜瘤。T2 加权像矢状面（a）显示 C5-6 节段脊髓内卵圆形肿物呈中等信号强度。注意肿瘤尾部的巨大囊肿和局部血铁黄素沉积（实线箭头）。梯度回波轴状面影像（b）显示由于血铁黄素沉积顺磁性伪影产生明显的低信号

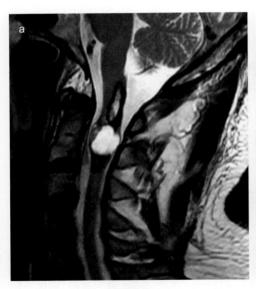
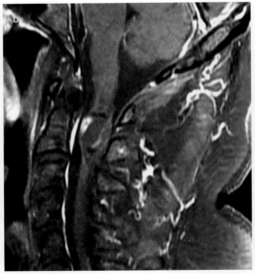

图 10.3   59 岁男性，室管膜瘤。T2 加权像矢状面（a）显示 C2 水平脊髓局部膨胀伴巨大囊肿。注意囊肿头端和尾端都存在出血及血铁黄素沉积。脂肪饱和对比 T1 像（b）显示病灶外周强化及腹侧实质病变。活检提示伸展细胞型室管膜瘤

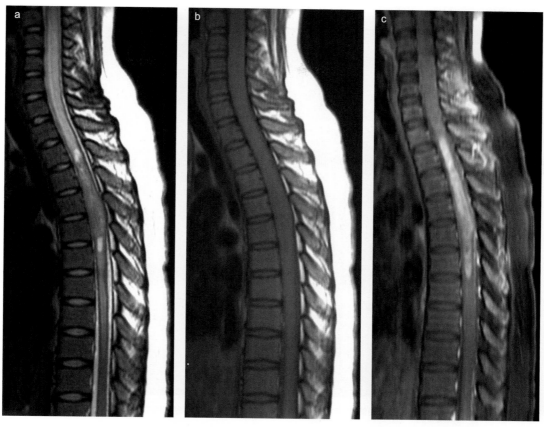

图 10.4 22 岁女性,间变性室管膜瘤。T2 加权像矢状面(a)显示胸髓内中等强度信号肿物,界限不清,伴瘤周头端和尾端广泛水肿。T1 加权像矢状面(b)显示胸髓膨大。脂肪饱和对比像(c)显示肿瘤从 T2 水平至 T6 水平弥漫性强化。活检提示为间变性室管膜瘤

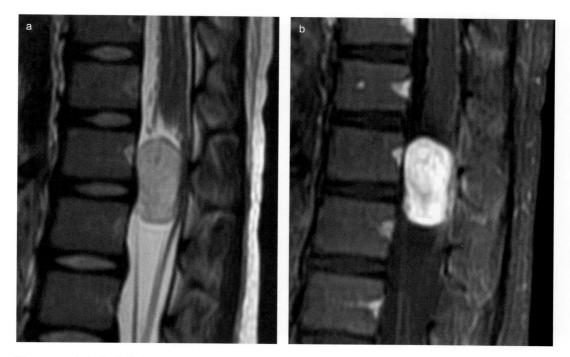

图 10.5 8 岁女孩,椎管内黏液乳头状室管膜瘤。T2 加权像矢状面(a)显示脊髓圆锥尾部硬膜内卵圆形高信号肿物。神经根包绕肿物周围。脂肪饱和对比 T1 加权像(b)显示肿物高强度、均一性强化。术中证实为黏液乳头状室管膜瘤

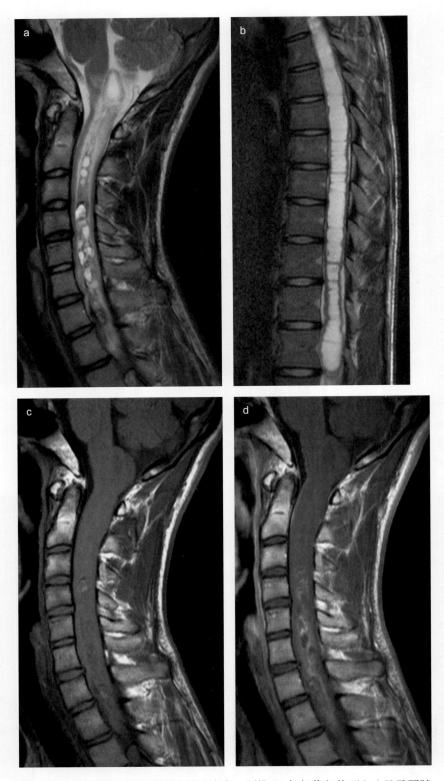

图 10.6 19 岁男性，毛细胞型星形细胞瘤。颈椎 T2 加权像矢状面（a）显示颈髓内多发性囊性肿物。注意颅端有肿瘤相关性水肿及囊性肿物内多发血铁黄素沉积。该患者胸椎 T2 加权像矢状面（b）显示全胸椎广泛囊性改变。颈椎 T1 加权像矢状面（c）显示颈椎脊髓膨大伴多发亚急性出血灶。对比增强像（d）显示颈胸椎平面肿物不规则、内部非均一性强化

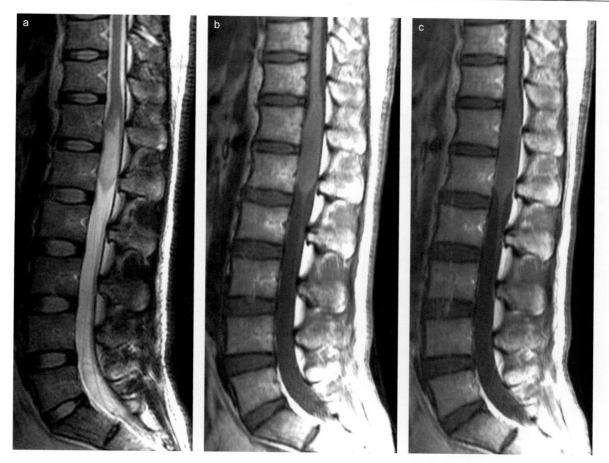

图 10.7 28 岁男性，间变性星形细胞瘤。T2 加权像矢状面（a）显示脊髓圆锥内高信号肿物。T1 加权像矢状面（b）显示脊髓圆锥膨大，伴内部轻度低信号。对比增强像（c）显示肿物内不明显的强化。活检提示间变性星形细胞瘤

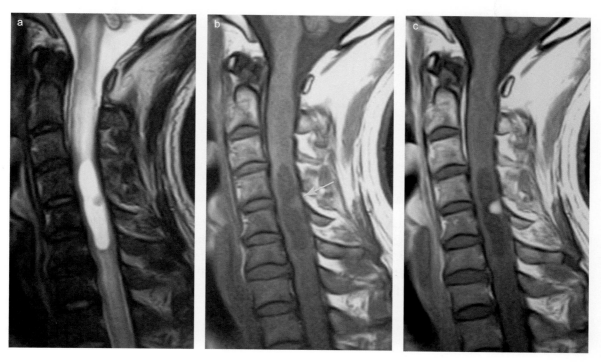

图 10.8 43 岁男性，血管母细胞瘤。颈椎 T2 加权像矢状面（a）显示颈髓内囊肿内小结节伴肿瘤周围广泛水肿。T1 加权像矢状面（b）显示脊髓空洞低信号及内软膜下结节（实线箭头）。对比增强像（c）显示脊髓空洞内结节强化

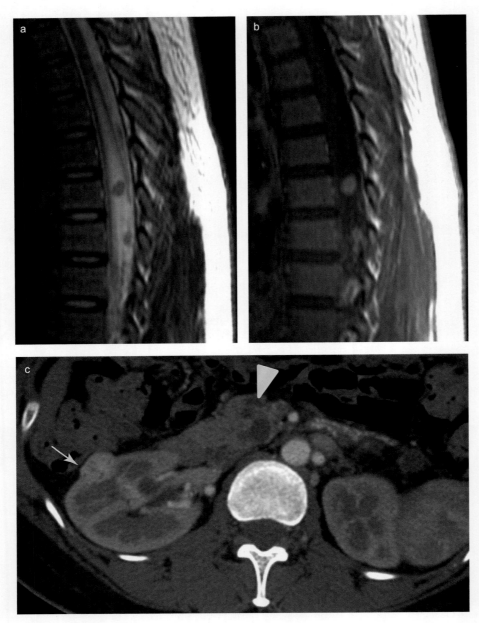

图 10.9　39 岁女性，成血管细胞瘤伴 von Hippel–Lindau 综合征。胸椎 T2 加权像矢状面（a）显示 T7 和 T8 平面两个小结节伴内部 T2 像高信号。T1 对比增强像（b）显示肿物增强明显。同一患者腹部 CT（c）显示增强的右肾细胞癌（实线箭头）及多发胰腺囊肿（箭头）。25% 的脊髓成血管细胞瘤与 Hippel–Lindau 综合征相关，并可在肾脏和胰腺发现肾脏透明细胞癌、肾上腺嗜铬细胞瘤和囊性病变

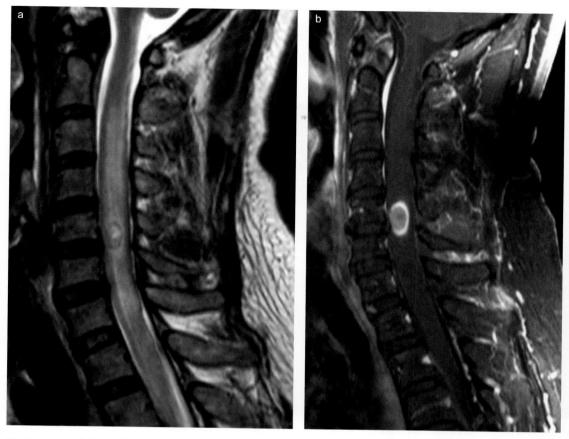

图 10.10 49 岁女性，肺癌脊髓转移。T2 加权像矢状面（a）显示颈椎脊髓广泛高信号伴轻度水肿。注意 C5 平面脊髓内有一边界清楚环形低信号肿物。T1 加权对比增强像（b）显示 T2 像低信号区域显著强化

10.8.2 急性横贯性脊髓炎

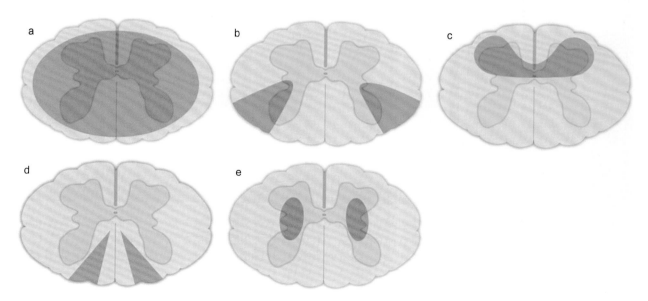

图 10.11 基于 MR 影像上脊髓受累的不同类型对脊髓病变的鉴别诊断。（a）急性横贯性脊髓炎。中央区病变累及双侧脊髓。（b）多发性硬化。病变呈三角或圆形，多数位于背侧或外侧，通常累及小于 2/3 轴状面。（c）脊髓梗死。病变位于脊髓前脚，代表脊髓前动脉区域（猫头鹰眼征）。（d）亚急性联合性退变。累及双侧后部。（e）脊髓压迫症。脊髓双侧，主要累及灰质，在压迫节段出现蛇眼征（慢性期）

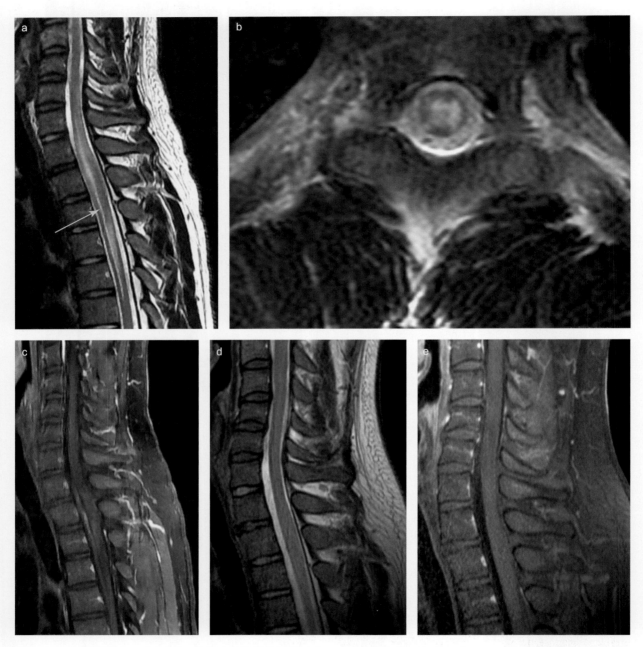

图 10.12　21 岁男性，双下肢麻木，特发性急性横贯性脊髓炎。T2 加权像矢状面（a）显示 C6–T6 平面弥漫性异常高信号。中央管轻度扩张（实线箭头）。T2 加权像轴状面（b）高信号累及双侧中央灰质。脂肪饱和增强 T1 像（c）显示 T3–T4 节段胸髓稍有强化。经过激素治疗后，患者症状改善，随访 T2 加权像（d）和脂肪饱和增强 T1 加权像（e）显示 T2 像高信号明显降低，无增强

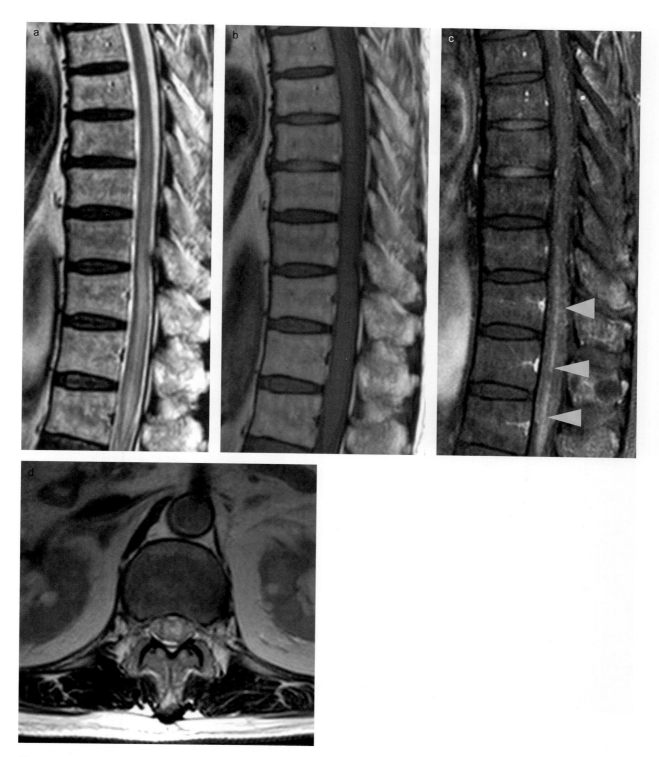

图 10.13　80 岁男性，特发性急性横贯性脊髓炎。T2 加权像矢状面（a）显示远端胸椎内长节段弥漫性高信号。T1 加权像（b）显示脊髓轻度水肿，无局部病变。脂肪饱和增强像（c）显示只有中央线性增强（实线箭头）。脊髓内无实质病变。T2 加权像轴状面（d）显示高信号累及胸椎整个横断面

10.8.3 多发性硬化

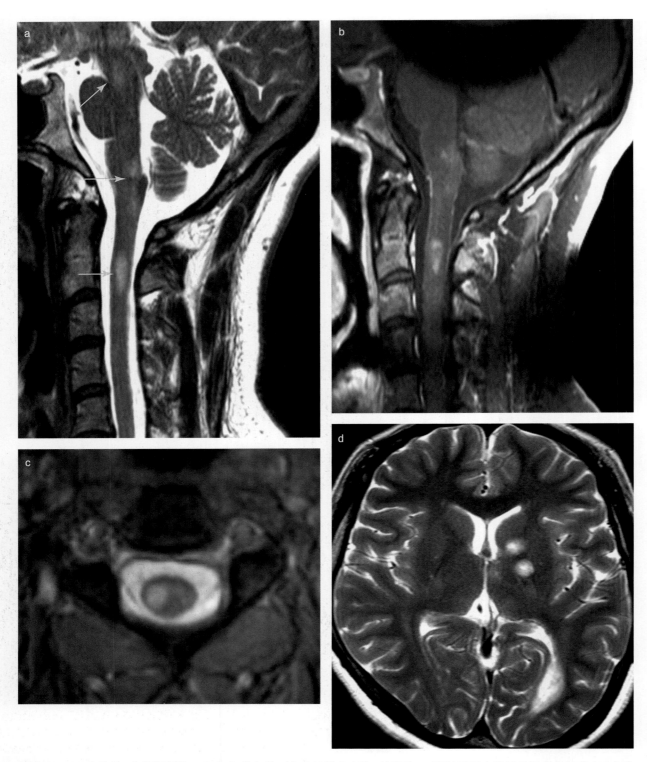

图 10.14 34 岁女性，多发性硬化。T2 加权像矢状面（a）显示在中脑、延髓及 C2 脊髓平面多发局灶性高信号病变（实线箭头）。脂肪饱和增强 T1 加权像（b）显示延髓和脊髓病变边界模糊的强化。C2 水平梯度回波轴状面影像（c）显示离心区域异常高信号。大脑 T2 加权像轴状面（d）显示左侧基底节区及深部室周脑白质多发片状高信号病变，提示典型的多发性硬化

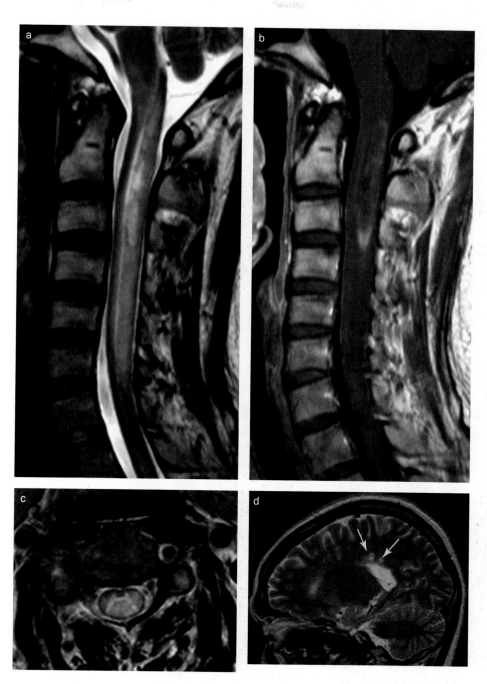

图 10.15 25 岁女性，进展性多发性硬化。T2 加权像矢状面（a）显示颈椎脊髓信号增高，延伸多个节段，伴脊髓膨大。注意脊髓中央管轻度扩张。增强 T1 加权像（b）显示弥漫性，界限不清的脊髓病变。T2 加权像轴状面（c）显示病变累及整个脊髓。同一患者大脑 T2 加权像矢状面（d）显示深部脑室周围白质多发性卵圆形斑块（箭头），提示多发性硬化

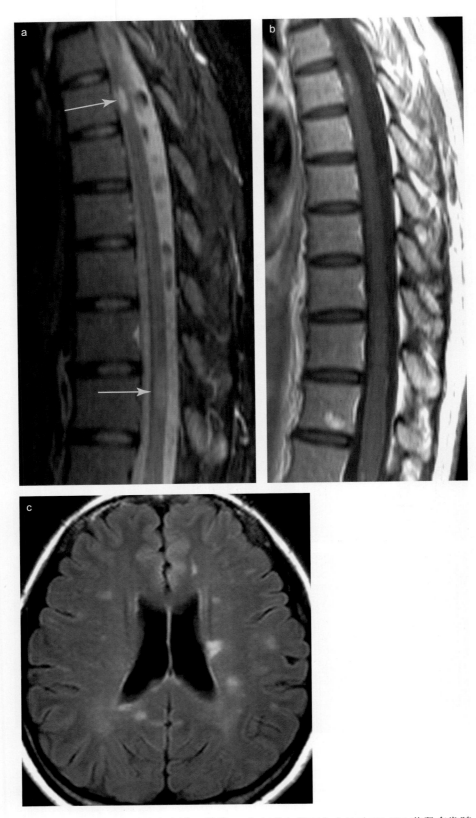

图 10.16 40 岁女性，多发性硬化。胸椎 T2 加权像矢状面（a）显示 T6-T11 节段多发髓内局部高信号（实线箭头）。增强 T1 加权像（b）显示 T6 节段病灶局部强化。同一患者 FLAIR 序列轴状面（c）显示深部脑室周围白质多发性卵圆形或椭圆形高信号病灶，此为多发性硬化的特征

10.8.4　视神经脊髓炎

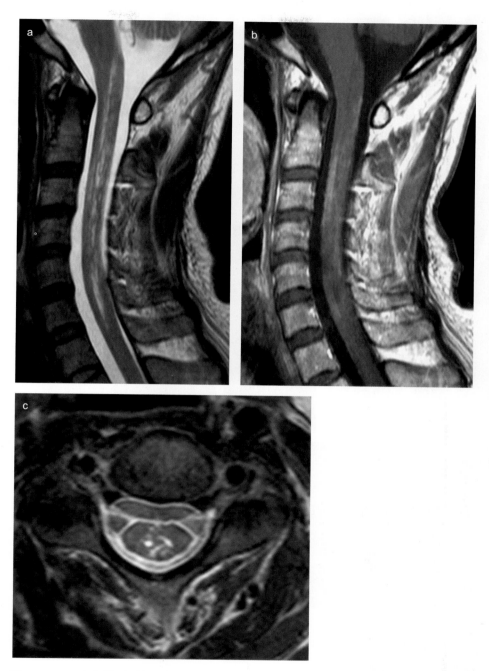

图 10.17　42 岁女性,视神经脊髓炎。颈椎 T2 加权像矢状面(a)显示一纵向汇合的病变,延伸多个节段伴脊髓水肿。T1 加权像对比增强(b)显示病变部位片状、汇合状强化。T2 加权像轴状面(c)显示脊髓中央区多发性局灶性高信号

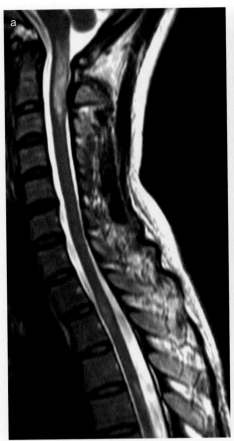

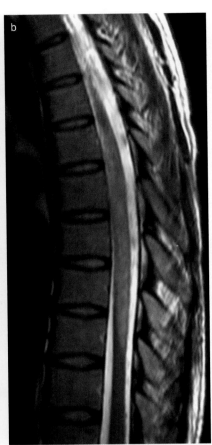

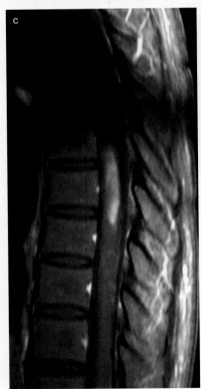

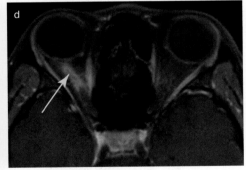

图 10.18 26 岁女性,视神经脊髓炎。颈椎(a)和胸椎(b)T2 加权像矢状面显示颈髓和胸髓多发性长节段高信号区域。胸椎 T1 脂肪饱和对比增强像(c)显示胸髓内片状增强。同一患者其轴状面 T1 脂肪饱和对比增强像(d)显示右侧视神经急性水肿和增强(实线箭头),与视神经脊髓炎中的视神经炎表现一致

10.8.5 急性播散性脑脊髓炎

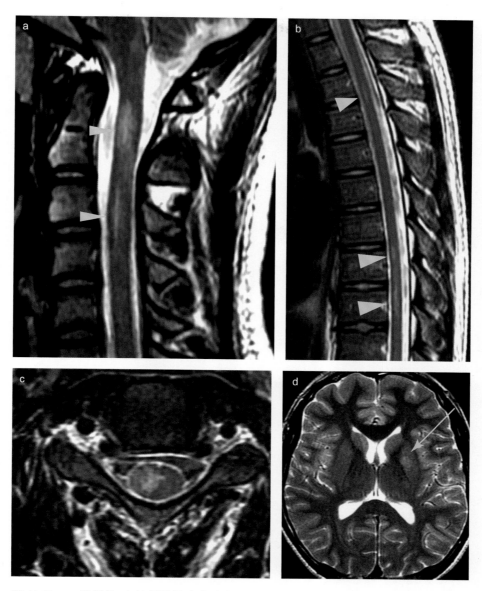

图 10.19 17 岁男性，急性播散性脑脊髓炎。颈椎（a）和胸椎（b）T2 加权像矢状面显示全颈胸段脊髓多发性局灶性高信号病变（箭头），团块效应和脊髓水肿相对较少。颈椎 T2 加权像轴状面（c）显示离心性片状高信号。大脑 T2 加权像轴状面（d）显示左侧基底节区片状高信号（实线箭头），提示急性播散性脑脊髓炎

10.8.6　急性脊髓梗死

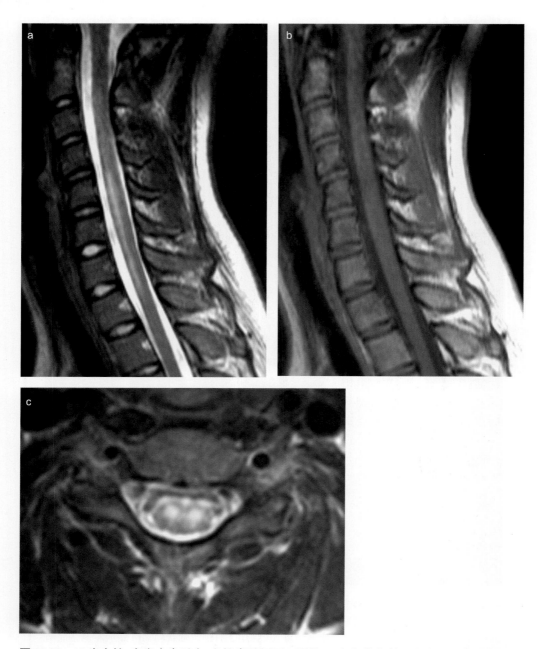

图 10.20　19 岁女性，突发全身无力，急性脊髓梗死。颈椎 T2 加权像矢状面（a）显示脊髓腹侧由于急性梗死表现的线性高信号。T1 对比增强像（b）显示脊髓无明显强化。T2 加权像轴状面（c）显示脊髓中央灰质两侧对称性高信号病变，在脊髓前侧尤为显著，周围脊髓正常

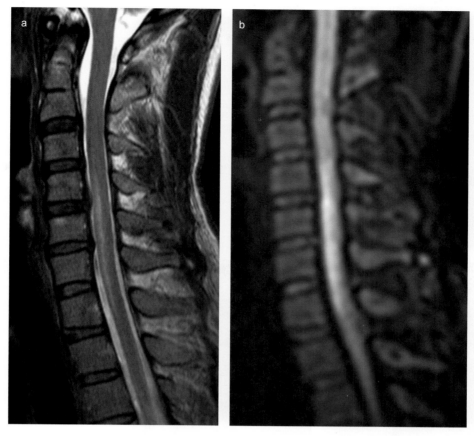

图 10.21 45 岁女性,急性脊髓梗死。颈椎 T2 加权像矢状面(a)显示脊髓前侧线性高信号。矢状面弥散加权像(b)显示脊髓病灶处异常高信号(限制性弥散)

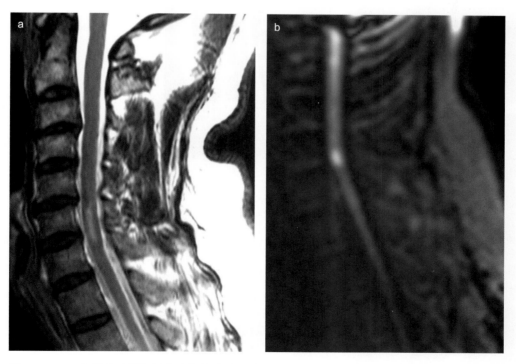

图 10.22 67 岁男性,冠脉造影后突发全身无力麻木,急性脊髓梗死。颈椎 T2 加权像矢状面(a)显示 C6 平面脊髓异常高信号。矢状面弥散加权像(b)显示与 T2 加权像上对应的局部高信号。邻近结构由于高 b 值(b=800s/mm²)而显得扭曲。T2 加权像轴状面(c)显示中央灰质信号增高,留下周围脊髓正常信号

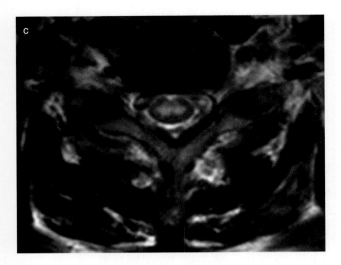

图 10.22 （续）

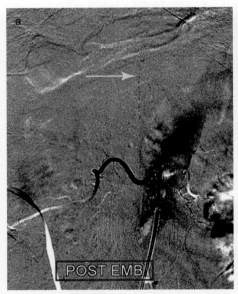
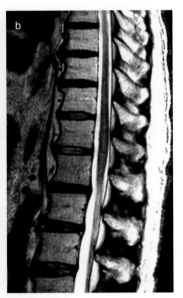

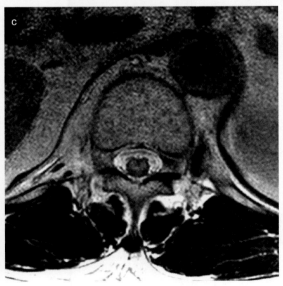

图 10.23 70 岁男性，肝细胞癌动脉化疗栓塞（TACE）后突发双下肢无力，诊断为急性脊髓梗死。TACE 栓塞后影像（a）显示腰膨大动脉碘油摄取（实线箭头）伴典型急转和脊髓前动脉。胸腰椎 T2 加权像矢状面（b）显示下胸髓界限不清的异常高信号。T2 加权像轴状面（c）显示累及脊髓中央灰质的中央高信号

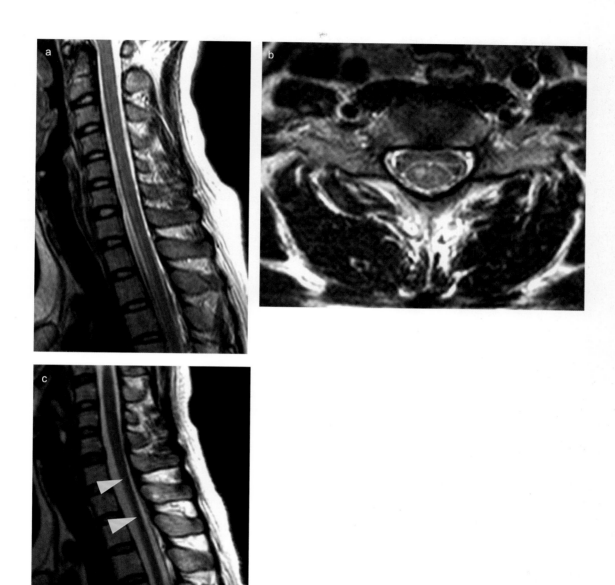

图 10.24 38 岁男性,因脊髓梗死导致脊髓萎缩。颈椎 T2 加权像矢状面(a)显示脊髓腹侧异常线性高信号。T2 加权像轴状面(b)显示脊髓右侧中央灰质区域高信号。4 年后随访,T2 加权像矢状面(c)显示脊髓节段性萎缩(箭头),无异常信号

10.8.7 亚急性联合退变

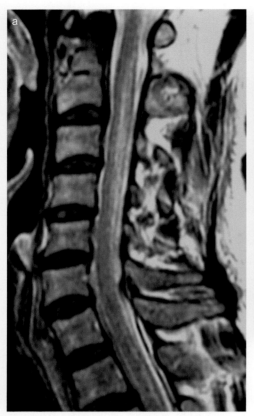
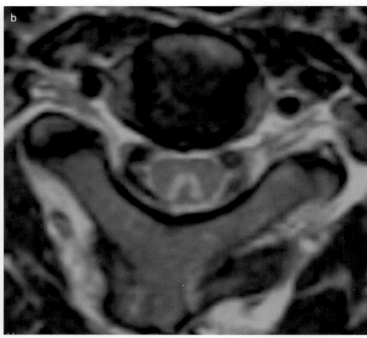

图 10.25 65 岁男性，亚急性联合退变。患者 9 年前因胃癌行胃切除术。近期出现步态障碍。T2 加权像矢状面（a）显示背侧脊髓纵行 T2 像高信号。T2 加权像轴状面（b）显示脊髓后柱局限于倒 V 形结构内的双侧对称线性高信号，提示亚急性联合退变。维生素 B_{12} 缺乏会引起脊髓后柱选择性退变

10.8.8　脊髓压迫症

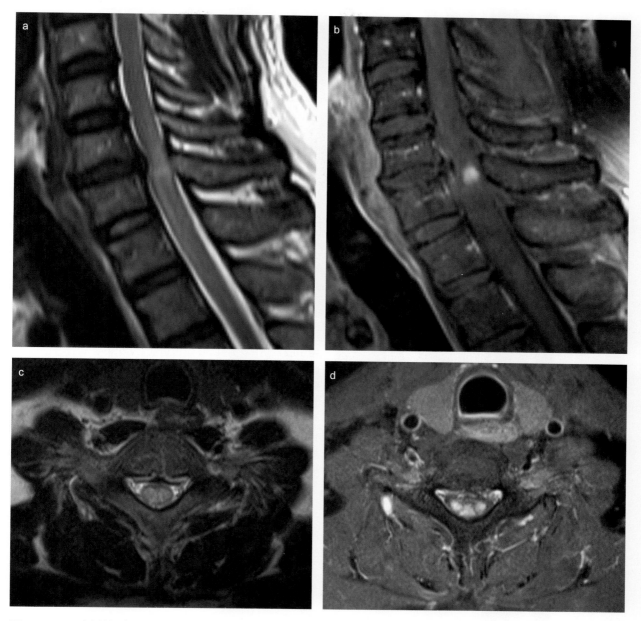

图 10.26　53 岁男性,脊髓压迫症。T2 像矢状面(a)显示 C6–7 平面中央椎间盘突出伴脊髓受压。脊髓内 T2 像高信号提示脊髓压迫症。饱和对比增强 T1 像(b)显示受压脊髓局部增强。C7 椎体平面的 T2 像轴状面(c)显示脊髓中央灰质弥漫性高信号。同一层面的轴状面对比增强(d)显示中央脊髓弥漫性增强伴中线双侧局部更显著强化。脊髓压迫会引起受累节段 T2 像高信号,在亚急性期可表现出强化

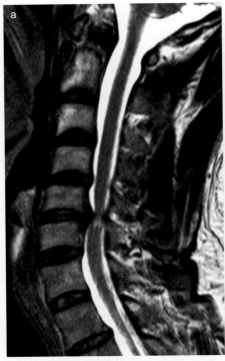
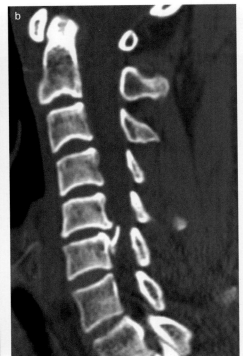
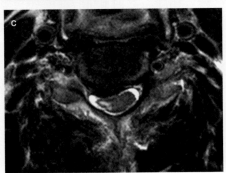

图 10.27 51 岁男性，脊髓压迫症。T2 像矢状面 MR（a）和 CT（b）显示 C5-6 节段椎间盘突出伴局部后纵韧带钙化（OPLL）。注意相应节段脊髓因压迫出现局部 T2 像高信号。T2 像轴状面（c）显示中度椎间盘突出伴脊髓压迫及脊髓右侧 T2 像高信号伴萎缩。脊髓压迫症的常见原因有：巨大椎间盘突出、骨赘、后纵韧带骨化或原发性骨质异常（肿瘤、压缩性骨折）引起的脊髓受压

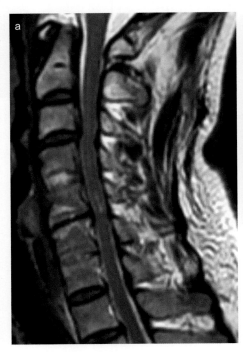
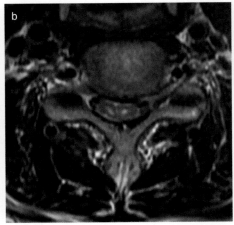

图 10.28 59 岁男性，脊髓软化伴慢性脊髓压迫症。颈椎 T2 像矢状面（a）和轴状面（b）显示 C5 平面中央灰质双侧局灶性高信号，也可称为"蛇眼征"，提示脊髓软化伴脊髓压迫症

10.8.9　脊髓空洞症

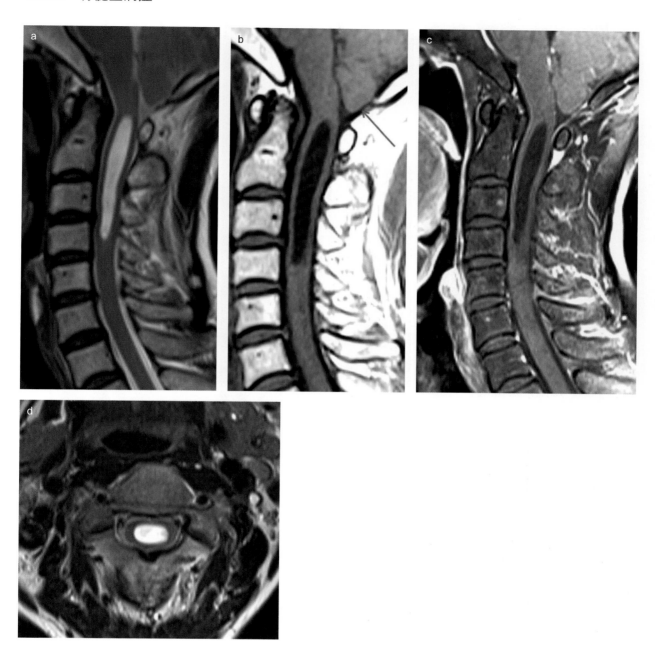

图 10.29　59 岁女性，Chiari 1 型畸形伴脊髓空洞症。颈椎 T2 像矢状面（a）、T1 像矢状面（b）和抑脂对比增强（c）显示髓内单室空腔和脊髓梭形膨大。注意向下和低位的小脑扁桃体（箭头）。T2 像轴状面（d）显示脊髓内中央管扩大（脊髓积水）

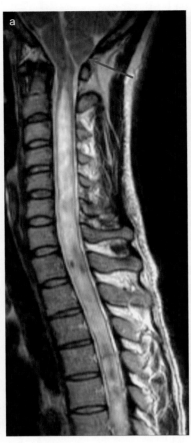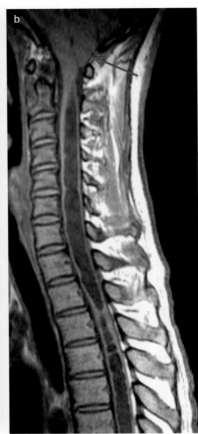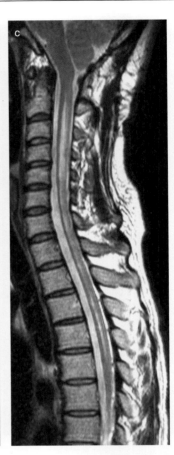

图 10.30　34 岁女性，Chiari 1 型畸形伴脊髓积水。T2 像矢状面（a）和 T1 像矢状面（b）显示颈胸段脊髓巨大囊状空腔伴小脑扁桃体下疝（实线箭头）。枕骨大孔减压手术后随访 MRI（c）显示术后脊髓积水显著减少

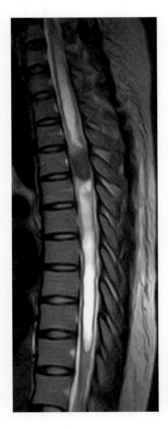

图 10.31　35 岁男性，髓内转移瘤伴脊髓空洞症。胸椎 T2 像矢状面显示 T4 平面髓内一卵圆形低信号肿物（黑色素转移瘤）。伴随的脊髓空洞位于髓内肿瘤的上方和下方（C7–T10 平面）

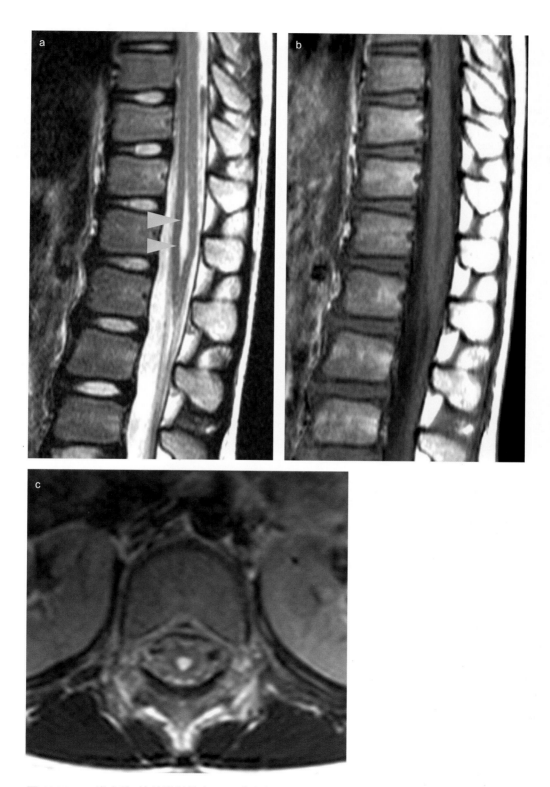

图 10.32 10 岁女孩,持续脊髓终室。T2 像矢状面(a)及 T1 矢状面(b)显示一小终室(箭头),表现为小的髓内空腔。T2 像轴状面(c)显示圆锥平面持续终室

参考文献

Campi A, Filippi M, Comi G, Martinelli V, Baratti C, Rovaris M, et al. Acute transverse myelopathy: spinal and cranial MR study with clinical follow-up. AJNR Am J Neuroradiol. 1995;16(1):115–23.

Choi KH, Lee KS, Chung SO, Park JM, Kim YJ, Kim HS, et al. Idiopathic transverse myelitis: MR characteristics. AJNR Am J Neuroradiol. 1996;17(6):1151–60.

Choi JY, Chang KH, Yu IK, Kim KH, Kwon BJ, Han MH, et al. Intracranial and spinal ependymomas: review of MR images in 61 patients. Korean J Radiol. 2002;3(4):219–28.

Fischbein NJ, Dillon WP, Cobbs C, Weinstein PR. The "presyrinx" state: a reversible myelopathic condition that may precede syringomyelia. AJNR Am J Neuroradiol. 1999;20(1):7–20.

Goh C, Phal PM, Desmond PM. Neuroimaging in acute transverse myelitis. Neuroimaging Clin N Am. 2011;21(4):951–73. doi:10.1016/j.nic.2011.07.010, x.

Makhani N, Bigi S, Banwell B, Shroff M. Diagnosing neuromyelitis optica. Neuroimaging Clin N Am. 2013;23(2):279–91. doi:10.1016/j.nic.2012.12.007.

Pardatscher K, Fiore DL, Lavano A. MR imaging of transverse myelitis using Gd-DTPA. J Neuroradiol. 1992;19(1):63–7.

Tartaglino LM, Friedman DP, Flanders AE, Lublin FD, Knobler RL, Liem M. Multiple sclerosis in the spinal cord: MR appearance and correlation with clinical parameters. Radiology. 1995;195(3):725–32.

第 11 章　脊柱肿瘤

内　容

11.1 原发性脊柱肿瘤 ··· 236
    11.1.1　多样性 ·· 237
    11.1.2　临床信息 ·· 237
    11.1.3　位置 ·· 237
    11.1.4　边缘 ·· 237
    11.1.5　基质 ·· 237
    11.1.6　形态 ·· 237
    11.1.7　信号强度 ·· 237
11.2 血液系统恶性肿瘤 ··· 237
    11.2.1　多发性骨髓瘤 ··· 237
    11.2.2　脊柱淋巴瘤 ·· 238
    11.2.3　白血病 ·· 238
11.3 髓外硬膜下肿瘤 ··· 238
11.4 硬膜下转移 ··· 238
    11.4.1　软脑膜种植 ··· 239
    11.4.2　髓内转移 ·· 239
11.5 影像精析：肿瘤 ··· 239
    11.5.1　骨岛 ·· 239
    11.5.2　血管瘤 ·· 241
    11.5.3　骨母细胞瘤 ·· 246
    11.5.4　骨样骨瘤 ·· 248
    11.5.5　动脉瘤样骨囊肿 ·· 250
    11.5.6　骨巨细胞瘤 ·· 252
    11.5.7　骨纤维结构不良 ·· 254
    11.5.8　朗格汉斯细胞组织细胞增生症 ··· 256
    11.5.9　脊索瘤 ·· 258
    11.5.10　软骨肉瘤 ··· 260
    11.5.11　骨肉瘤 ·· 262
    11.5.12　尤文肉瘤 ··· 265
    11.5.13　多发性骨髓瘤 ··· 267
    11.5.14　淋巴瘤 ·· 271
    11.5.15　神经源性肿瘤 ··· 274
    11.5.16　脊膜瘤 ·· 277
    11.5.17　转移瘤 ·· 279
参考文献 ·· 284

脊柱肿瘤根据其所在的部位被分为三类：髓内肿瘤，髓外硬膜下肿瘤和硬膜外肿瘤。转移性脊柱肿瘤最为常见，原发性脊柱肿瘤则发病率偏低。脊柱骨转移在常见的脊髓功能障碍这一章节有介绍，原发性的髓内肿瘤在脊髓疾病章节有介绍。在本章中，我们将对原发性脊柱肿瘤、血液系统恶性肿瘤、髓外硬膜下和硬膜下转移瘤进行描述。

11.1　原发性脊柱肿瘤

良性的椎体病变一般是无症状的，并且通常被偶然发现（表 11.1），而恶性肿瘤会引起背痛，有时还会表现出神经症状（表 11.2）。首先进行的影像学检查常为平片，但由于脊柱解剖结构复杂，其敏感性较检查四肢病灶时低。但是，平片可以帮助外科医生根据整体的脊柱平衡和稳定的需要做出相关处理的决定。CT 可用于评估骨质破坏和肿瘤钙化灶。CT 有助于评估椎体塌陷的风险。对于硬膜外部位和神经，MRI 是最好的影像检查方式。T1 加权的 MR 图像可以显示肿块内骨髓结构和脂肪含量。增强扫描有助于显示软组织的血管分布和区分实性肿瘤及囊性病变。传统血管造影术是有创的，通常用于脊柱肿瘤手术前的栓塞。血管造影术有助于确定肿瘤和脊髓血管之间的精确关系，尤其是评估胸腰段的 Adamkiewicz 动脉。

我们应该对颈椎肿瘤与椎动脉的位置关系进行评估。对于胸椎肿瘤，有必要描述其与肋骨、后纵隔和胸膜的关系。腰椎肿瘤可能累及腹膜后。骶骨肿瘤可累及至骶髂关节。

通过影像学检查，发现包括病变的形态学或信号强度，以及增强模式，可以缩小脊柱肿瘤的鉴别诊断范围。除了影像的发现，患者的年龄、病灶的数量和脊柱上的位置在鉴别诊断中都是最重要的。

表 11.1　良性骨性肿瘤和脊柱肿瘤病变

病变	位置	影像
血管瘤	椎体	CT 上的白色圆点，显著的垂直骨小梁，T1 和 T2 加权图像上高信号（血管和脂肪） 侵袭性血管瘤：膨大的，骨外生长
骨岛	椎体	局灶致密硬化，在所有 MR 图像上为低信号
骨样骨瘤	神经管（腰椎、颈椎）	光亮的病灶，伴随周围的反应性硬化，大小 <2cm
骨母细胞瘤	神经管（颈椎）	膨胀性的溶解性损伤，多发基质矿化，继发性 ABC 转化
骨软骨瘤	棘突、横突	骨髓和底层骨皮质的连续性损伤，有蒂的 / 无蒂的损伤，软骨帽
骨巨细胞瘤	椎体（骶骨）	膨胀性的，细胞溶解的，无矿化，薄而硬化的边缘，软组织构成，继发性的 ABC 样改变
动脉瘤样骨囊肿	后方结构	多腔的，膨胀性的溶骨性损害，液 – 液平面，内部分隔
骨纤维结构发育不良	任何部位	多骨的，轻度膨胀性的溶骨，CT 上表现为毛玻璃样变薄
朗格汉斯组织细胞增生症	椎体	均匀的椎体塌陷（扁平椎），没有周围硬化，在 CT 或增强 MRI 中检测到

表 11.2　骨恶性肿瘤

病变	位置	影像
脊索瘤	椎体，中线（骶骨）	沿中线膨胀的具有软组织肿块的溶骨性病灶，低信号分隔（纤维组织）
软骨肉瘤	椎体	软骨基质矿化（环形和弧形），大的钙化肿块
尤文肉瘤	椎体（骶骨）	侵入性骨破坏和大软组织肿块
骨肉瘤	后方结构	致密的矿化，硬化或混合损伤的软组织浸润，骨膜反应 毛细血管扩张型：溶骨性肿块
淋巴瘤	椎体	穿凿样骨质破坏，骨质增生扩散的斑点图形
多发性骨髓瘤	椎体	弥散性或斑点性的骨溶解性病灶，射线可透过的区域或骨密度减少 浆细胞瘤：小脑征

11.1.1 多样性

多病灶在肿瘤转移中是最常见的。脊柱的多处病变,有已知的原发性肺或乳腺癌的病史,就极有可能是转移癌。最常见的多原发性脊髓肿瘤是淋巴组织增生性疾病,包括多发性骨髓瘤和淋巴瘤。良性的多发性脊柱病变是朗格汉斯组织细胞增生症(LCH)、血管瘤、骨岛和骨纤维结构不良。

11.1.2 临床信息

夜间疼痛和疼痛性侧凸高度提示是骨母细胞瘤或骨样骨瘤。对于一个年轻的患者,成骨细胞瘤、朗格汉斯组织细胞增生症(LCH)和尤文肉瘤较常见,而巨细胞瘤通常在中年时出现。对于30 岁的患者,除血管瘤外大多数肿瘤都是恶性的。

11.1.3 位置

脊索瘤、巨细胞肿瘤(GCT)和浆细胞瘤经常位于骶骨(表 11.3)。血管瘤在椎体中可见,有不同的大小。脊索瘤,尤文肉瘤也可发生于椎体。累及后方结构的良性病变常为骨母细胞瘤,动脉瘤样骨囊肿(ABC)和骨软骨瘤。许多病变常不局限,可进展至椎体或整个后方结构。ABC 常发生于椎弓根,但可能蔓延至椎体。浆细胞瘤生长在椎体中,但很可能会累及后方结构(表 11.4)。

表 11.3 骶骨肿瘤的鉴别诊断

	脊索瘤	骨巨细胞瘤
年龄	30~60(40)岁	10~30 岁
M:F	M>F	M<F
性质	恶性	良性
位置	中线或旁正中线位置	偏心位置
CT 表现	瘤内钙化	薄硬化的边缘
T2 信号强度	非常高	中等偏低
增强	均匀的	不均匀的
内容	黏液和粘蛋白	囊肿、含铁血黄素

表 11.4 脊柱肿瘤的位置

椎体、偏心	血管瘤、骨巨细胞瘤、浆细胞瘤
椎体、中央	脊索瘤、尤文肉瘤、朗格汉斯细胞组织细胞瘤
后柱	成骨细胞瘤、动脉瘤性骨囊肿、骨肉瘤、骨软骨瘤

11.1.4 边缘

良性的具有硬化边缘的地图样骨破坏的肿瘤包括血管瘤、骨岛、骨样骨瘤、成骨细胞瘤和 ABC。边界不清和穿凿样骨质破坏常见于恶性肿瘤,如骨肉瘤、尤文肉瘤和转移性肿瘤。骨膜反应见于骨肉瘤。

11.1.5 基质

骨样骨瘤和成骨细胞瘤的典型 CT 表现为一个光亮的钙化病灶周围有广泛的反应性硬化。单纯的成骨性肿瘤在 T1 和 T2 加权图像上表现为较低信号。成骨性肿瘤可能的诊断包括骨岛、骨肉瘤和成骨细胞转移瘤。环形和弧形钙化和增强为含有软骨成分的肿瘤的典型表现,如骨软骨瘤,软骨肉瘤,以及脊索瘤。软骨来源的肿瘤在普通放射显影和 CT 图像上可以表现出点状或者是无固定形状的钙化。这些钙化物质在 MR 成像中表现为一种低信号的集聚。纤维性发育不良在 CT 上通常表现为毛玻璃样的变薄。

11.1.6 形态

膨胀性病变可见于 ABC 和成骨细胞瘤,偶尔在侵袭性血管瘤中可见。恶性病变如脊索瘤,尤文肉瘤,软骨肉瘤也一样有软组织膨胀的趋势。这些病变往往引起症状。

液－液平面可见于初发 ABC 和 GCT 的继发ABC 改变,骨母细胞瘤和毛细血管扩张型骨肉瘤。继发 ABC 有实性成分,与初发 ABC 不同。脑回征在浆细胞瘤中可见,其外观就像大脑的 MR 图像。扁平椎可见于 LCH 或有时在巨细胞瘤中可见。

11.1.7 信号强度

大多数病灶都倾向于在 T1 加权图像上为低信号,在 T2 加权图像上为高信号。但有部分例外。血管瘤在 T1- 加权图像的信号强度增加,提示脂肪的存在。在 GCT 中可见 T2- 加权图像为低信号,是由于其胶原蛋白和铁血黄素含量高。使用造影剂增强后有助于描述肿瘤的特征。环形和弧形增强是软骨肿瘤的特征。

11.2 血液系统恶性肿瘤

11.2.1 多发性骨髓瘤

在 MRI 中,多发性骨髓瘤可以表现为 5 种不同的浸润模式（Baurmelnyk 和 Reiser 2009）。首先，在浆细胞低浸润的患者中，其骨髓信号是正常的。这种情况下，磁共振成像中正常的骨髓信号模式不能排除多发性骨髓瘤的诊断。第二种是骨髓瘤局灶浸润。这一种与恶性实体肿瘤的转移相似。第三种是弥漫性的骨髓浸润，特征为在 T1 加权图像上为均匀的低信号和增强图像上为弥散强化。这种模式通常是多发性骨髓瘤的高度的弥漫性侵袭。第四种兼有局灶性和弥漫性的浸润。第五种是混杂的浸润（即盐 - 胡椒征），这是多发性骨髓瘤的病理改变（表 11.5）。

表 11.5 转移 vs 多发性骨髓瘤

	转移	多发性骨髓瘤
常见表现	T1 加权图像上低信号强度，多发性病灶	
矿化	硬化、溶骨混合	弥漫性或组合溶骨的病变
大小	大且多变	小且大小一致
骨骼扫描	浓聚	光子的缺失
累及范围	多变	>5 个跳跃椎体，>3 个相邻的椎体

骨髓瘤的浸润导致了弥散性的骨质疏松症和椎体压缩性骨折。这很难与良性的骨质疏松性压缩骨折区分开。病理性骨折和骨质疏松性骨折在老年人群中很常见。MR 成像有助于鉴别诊断。

11.2.2 脊柱淋巴瘤

原发性骨淋巴瘤主要是弥散性大 B 细胞淋巴瘤。脊柱累及可能表现为椎旁，椎体和硬膜外肿块。椎体淋巴瘤更多的是由血液转移而非从邻近淋巴结中直接侵入。椎体病变可能有硬化、溶解或混合表现。硬化（象牙椎）和混合性破坏在霍奇金病中更为常见。CT、磁共振成像上的脊柱淋巴瘤通常是非特异性的。淋巴瘤可能表现为局灶骨髓替代和周围软组织肿块而没有皮质骨的破坏。但也可能是其他小圆形细胞肿瘤，如尤文肉瘤。

11.2.3 白血病

髓系白血病为骨髓成熟和不成熟的粒细胞聚集，而淋巴系白血病则为淋巴细胞堆积。通常骨髓在 MRI 的 T1 加权图像上显示为广泛的低信号强度。信号强度被认为与慢性淋巴细胞白血病的侵袭性有关。

11.3 髓外硬膜下肿瘤

髓外硬膜下肿瘤主要包括神经鞘瘤和脊膜瘤（表 11.6）。神经鞘瘤是最常见的椎管内肿瘤，其有两个组织学类型，施万细胞瘤和神经纤维瘤。大部分椎管内神经鞘瘤是单发的，而神经纤维瘤可以是多发的且通常与 I 型神经纤维瘤病有关。神经鞘瘤表现为 T1 加权图像上为中等信号强度边界清楚实性肿块。在 T2 加权的图像上，它们信号强度不一，有时表现为靶征。增强是可变的，在大多数情况下可以是均匀增强。神经纤维瘤倾向于包裹神经根，而施万细胞瘤则会因不对称生长将神经根推移。施万细胞瘤通常有出血和囊性变，这在神经纤维瘤中是罕见的。然而，当肿瘤是单发时，在 MR 影像上区分施万细胞瘤和神经纤维瘤在非常困难的。

表 11.6 神经鞘瘤 vs 脊膜瘤

	神经鞘瘤	脊膜瘤
年龄	40 岁	50~60 岁
性别	男 = 女	男 < 女
起源	周围神经系统的神经鞘	硬膜
位置	硬膜内或硬膜外或硬膜内外脊髓后方非常少见	主要是硬膜下（90%）胸椎最常见（80%）
椎管扩张	经常	很少
CT 表现	没有钙化	可能有瘤内钙化
MR 表现	在 T2 加权图像上非常高的信号囊性改变，出血，细长的形状，没有硬膜粘附	在 T1 和 T2 加权图像上与骨髓信号强度相同均匀的，增强的，圆形，硬膜尾征
血管造影术	变化多样的血供	富血供的肿瘤染色

脊椎脊膜瘤通常都有钙化。大多数的脊膜瘤与脊髓在 T1 和 T2 加权像有相似的信号强度。脊膜瘤显著均匀增强，黏附于肿块的硬膜也会增强（硬膜尾征）（De Verdelhan 等 2005 年）。

11.4 硬膜下转移

硬膜下转移包括髓外硬膜下转移（也被称为"软脑膜种植"）和髓内转移。

11.4.1 软脑膜种植

下坠性转移可表现为小的等信号强度的沿着马尾的结节。然而,在没有对照剂的情况下,磁共振成像的成像技术对软脑膜种植敏感性较低。增强 MRI 可以直接检测到沿着马尾和脊髓表面的多发增强结节和增厚的软脑膜。

11.4.2 髓内转移

髓内转移最常见于肺癌。乳腺癌和黑色素瘤是最主要的脊髓转移的恶性肿瘤。在 MR 中可以很容易地发现髓内转移。髓内转移在 T2 加权图像上呈小的,结节性的,低密度病变,伴有广泛的周围水肿。这些肿瘤强化后可能会"环形"或"均匀的"显著增强(Kalayci 等 2004)。

> **要点**
> - 良性脊柱肿瘤也可以呈多发表现,如朗格汉斯细胞组织细胞增生症,血管瘤,骨岛,骨纤维结构发育不良。
> - 混杂征象为多发性骨髓瘤脊柱累及的病理特征。
> - 局部骨髓替代和周围的软组织肿瘤而没有皮质骨破坏,这提示是小圆细胞瘤(淋巴瘤,尤文氏肉瘤)。
> - 假如软脑膜种植,增强 MRI 可以直接检测到沿马尾和脊髓表面的多个增强结节和增厚的软脑膜。

11.5 影像精析:肿瘤

11.5.1 骨岛

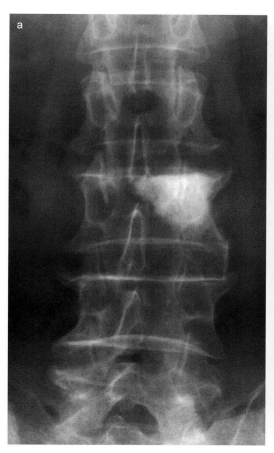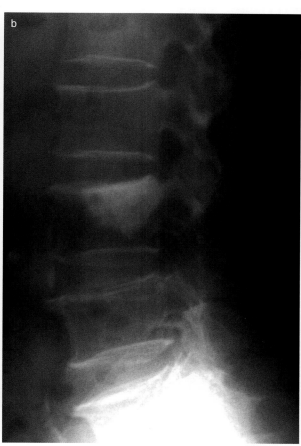

图 11.1　67 岁女性,偶发骨岛。L3 椎体的正位片(a)和侧位片(b)显示 L3 椎体不规则边缘(毛刺状边缘)的致密硬化灶。T2 加权像矢状位(c)和 T1 加权像(d)显示病灶呈低信号,类似于皮质骨。邻近的骨髓信号无变化。典型的骨岛由于缺乏可移动的质子而在 MR 图像中显示低信号。诊断骨岛时应避免过度影像学检查

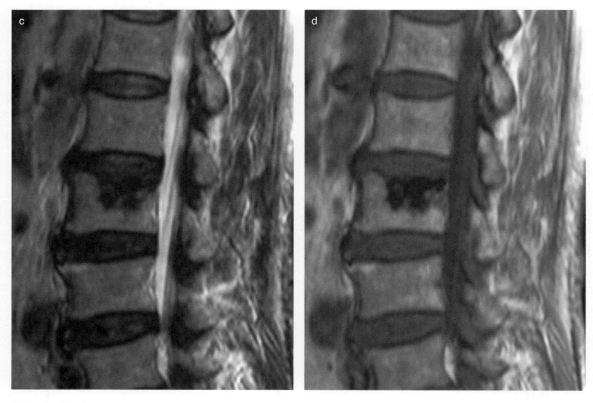

图 11.1 （续）

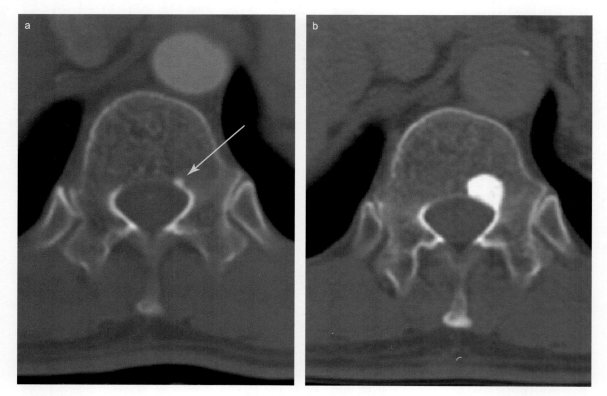

图 11.2 62 岁男性患者缓慢生长的骨岛。轴位 CT 图像（a）显示在椎体后缘皮质下的小硬化灶（箭头所示）。此时的硬化灶由于太小而不易被发现。9 年后的 CT 图像（b）显示在相同位置出现卵圆形的硬化灶，邻近的骨髓由正常的骨小梁形成。骨岛可以类似于良性肿瘤一样生长，可在骨扫描中显示同位素信号的摄取增高

11.5.2 血管瘤

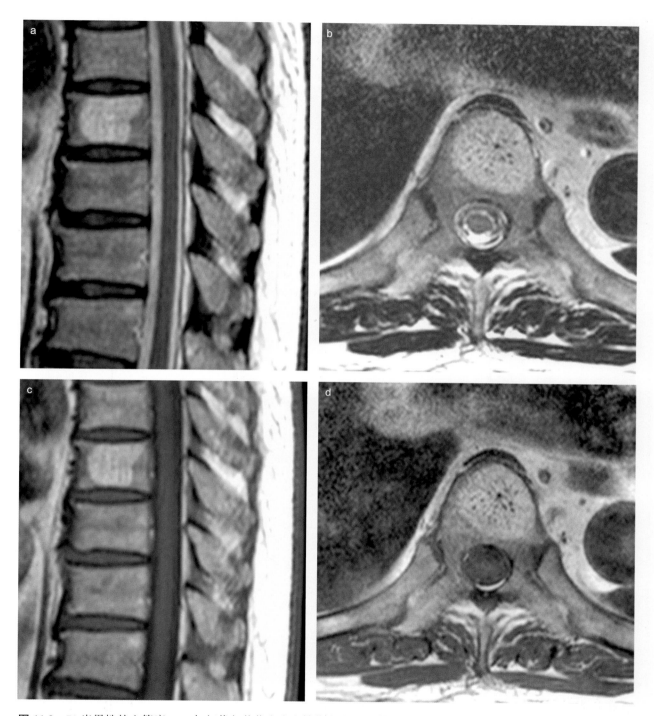

图 11.3 71 岁男性的血管瘤。T2 加权像矢状位（a）和轴位（b）T8 椎体边缘清晰的高信号团块。轴位片可发现团块内多发的点状信号。T1 加权像矢状位（c）和轴位（d）显示高信号肿块，矢状位可显示出肿块纵向条带

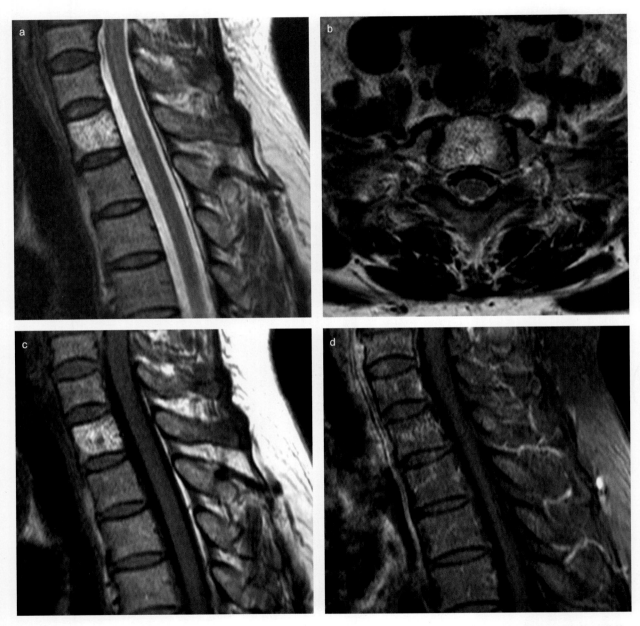

图 11.4 53 岁女性偶然发现椎体血管瘤。T2 加权像矢状位（a）和轴位（b）显示在 T1 椎体边缘相对清晰的高信号肿块。轴位片可以发现肿块内多发点状信号。T1 加权像矢状位和轴位（c）显示代表脂肪成分的高信号肿块。抑脂像轴位（d）示中央略微强化，周围低信号

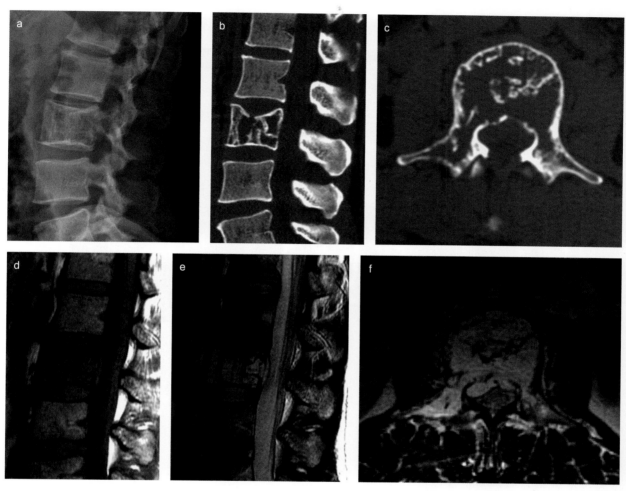

图 11.5　45 岁女性的椎体血管瘤伴有软组织成分。腰椎侧位片（a）显示粗糙的垂直的骨小梁形成和骨量减少。矢状位（b）和轴位 CT（c）显示 L3 椎体内肥厚、线状的骨小梁，L3 椎体上终板可以发现压缩性骨折。T1 加权像矢状位（d）、T2 加权像矢状位（e）和轴位片（f）显示腰椎椎体血管瘤侵犯到硬膜外隙，并造成了硬膜囊的压迫，表现为侵袭性的特征。在矢状位可以显示出线性的低信号条带。T2 加权像和增强 MR 是确认硬膜外占位和椎管侵袭的最佳手段

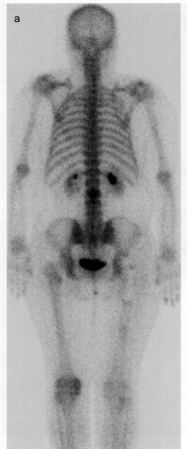
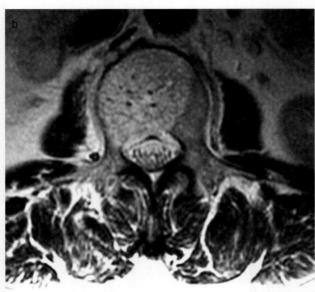

图 11.6　66 岁肺癌女性的椎体血管瘤显示出同位素信号的增强。全身骨骼的后面观（a）显示出 L2 椎体的轻度增强。由于患者的肺癌病史不能排除骨转移可能性。L2 椎体的轴位 T1 加权像（b）显示弥散性高信号背景下多发的低信号点，是典型的椎体血管瘤表现

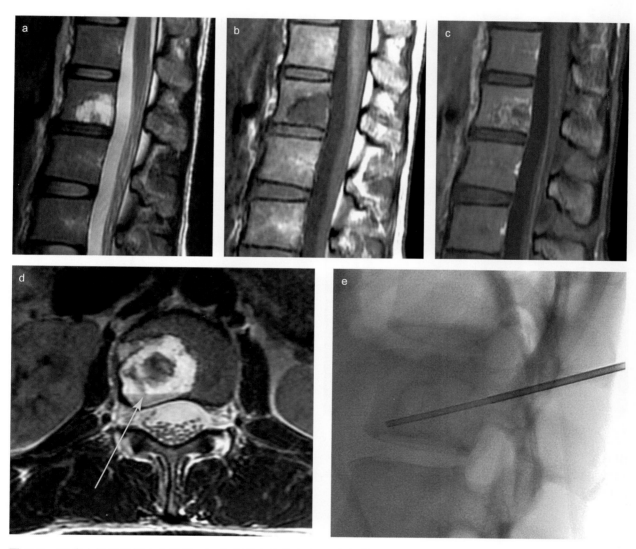

图 11.7　29 岁女性的椎体内血管瘤。T2 加权像矢状位（a）、T1 加权像（b）、压脂像（c）显示 L1 椎体内边缘清晰的溶骨性病灶。增强图像则表现为轻微的增强。T2 加权像（d）显示在中央低信号区域内的高信号。箭头所示的液液平面代表病灶内出血灶。对病灶行 X 线引导的活检（e）证明为椎体内血管瘤

11.5.3 骨母细胞瘤

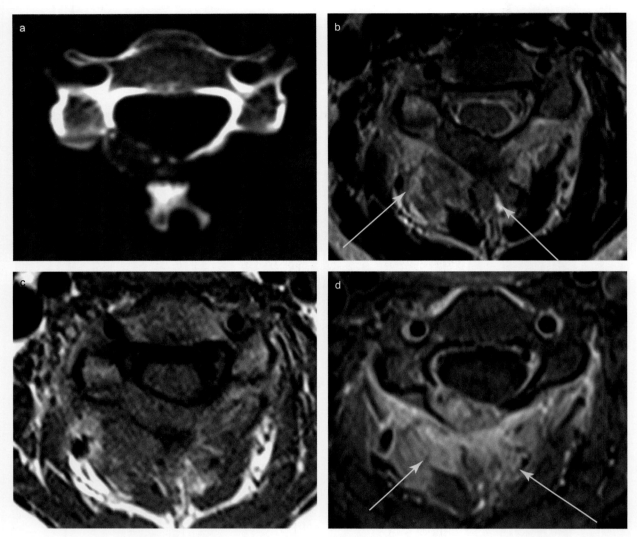

图 11.8 17 岁女性的颈椎骨母细胞瘤。CT 轴位片（a）显示 C4 右侧椎板膨胀性低密度信号病灶，伴多发小斑片状钙化。T2 加权轴位片（b）、T1 加权像（c）及压脂像（d）显示混杂，低到中等信号及明显强化。可见周围软组织广泛水肿及增强（箭头）。核磁上无法显示基质矿化

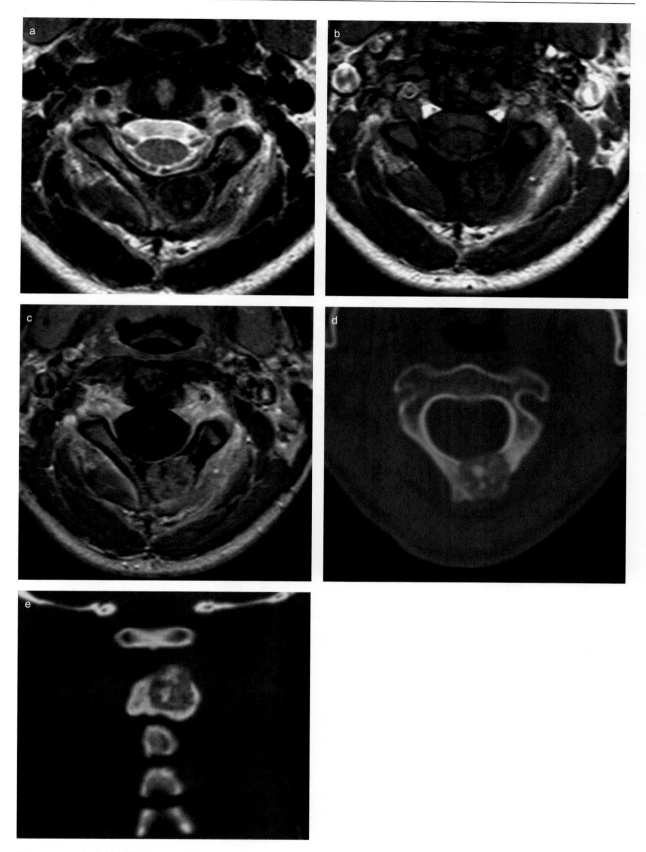

图 11.9 17 岁女性颈椎骨母细胞瘤。T1、T2 及增强像（a, b, c）显示 C2 左侧椎板膨胀性肿块低到中等的混杂信号。可注意到邻近椎板及软组织的广泛水肿增强。轴位 CT 和冠状位 CT 重建（d, e）显示膨胀性生长的骨母细胞瘤，其中包含了多发钙化和椎板上的瘤周硬化

11.5.4　骨样骨瘤

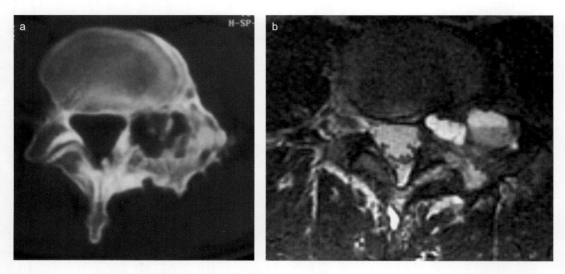

图 11.10　28 岁男性，骨母细胞瘤伴继发动脉瘤样骨囊肿。轴位 CT（a）显示 L5 左侧椎板和椎弓根膨胀性成骨性病灶，内有溶骨区域。T2 加权轴位（b）磁共振示继发性动脉瘤样骨囊肿由于肿块内沉积血而产生的液液平。切除后病理示骨母细胞瘤

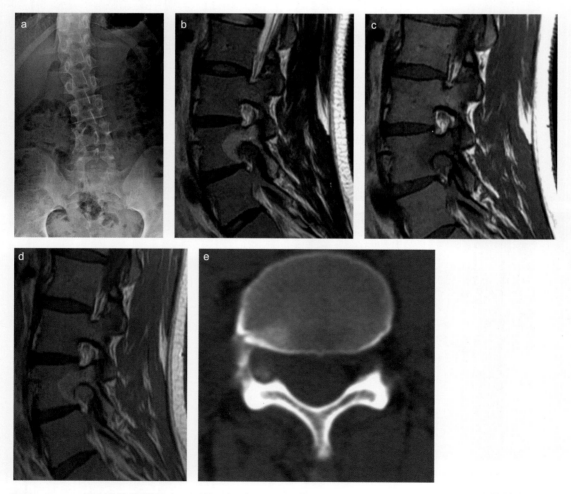

图 11.11　26 岁男性的骨样骨瘤。腰椎正侧位片（a）示 L4–5 凹面向右的节段性侧弯。T2 加权像矢状位、T1 加权像及增强像（b–d）示 L4 右侧椎弓根下局限低信号病灶，邻近椎体、椎弓根、关节突有水肿和增强。CT 轴位骨窗（e）可见中央钙化和周边硬化的低密度结节。在骨样骨瘤相关疼痛性侧凸中，肿瘤位于曲线的凹侧

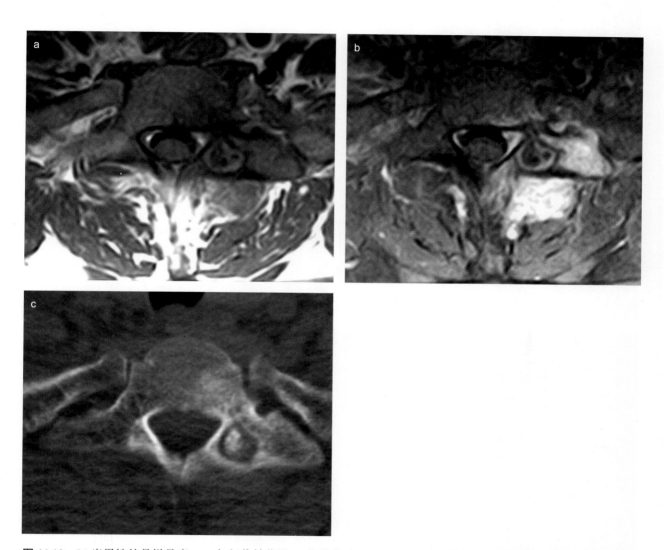

图 11.12 24 岁男性的骨样骨瘤。T1 加权像轴位及 T1 抑脂像（a，b）显示 T1 左侧椎板溶骨性结节及周围水肿增强带。瘤内呈低信号病灶。轴位骨窗 CT（c）示椎体、椎板及左侧横突部位中央钙化、周围显著硬化的结节

11.5.5　动脉瘤样骨囊肿

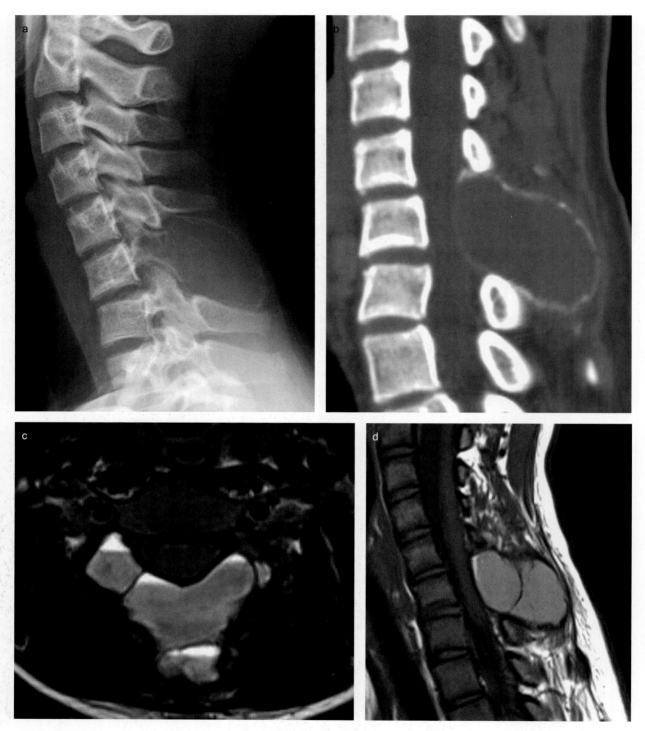

图 11.13　颈椎 ABC，女性 13 岁。（a）颈椎侧位片显示 C6 棘突膨胀的溶骨性病变。矢状位 CT（b）显示膨胀性肿块，皮质骨菲薄但未破坏。T2 像轴位（c）显示肿块内多发液液平，累及棘突、椎板及右侧椎弓根。T1 加权像矢状位（d）示肿块与脊髓相比相对高信号，抑脂相（e）显示周围分隔状增强

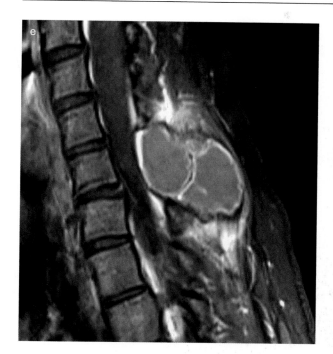

图 11.13 （续）

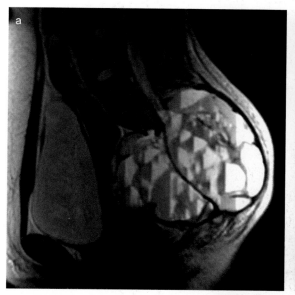

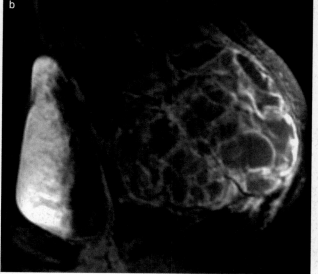

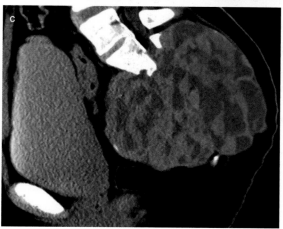

图 11.14　骶骨 ABC，12 岁女性。T2 加权像骶骨矢状位（a）显示膨胀性分叶肿块，内部因血成分沉积产生液液平。抑脂像增强 T1（b）可见囊间分隔性和周边增强。肿块内无实性增强。CT 矢状位（c）同样示膨胀性溶骨性肿块内多发液液平。ABC 的典型表现为无实性成分、膨胀性及液液平

11.5.6 骨巨细胞瘤

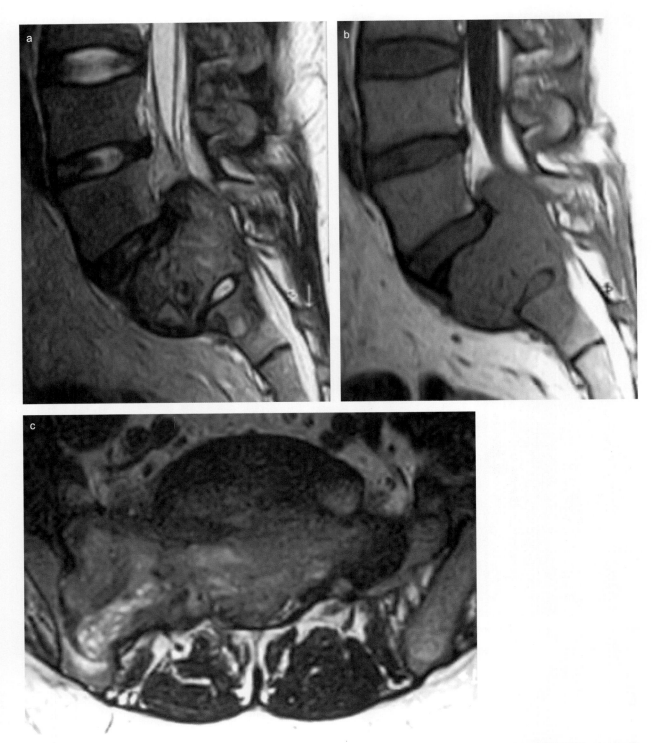

图 11.15 骶骨骨巨细胞瘤，28 岁男性。T2 加权像矢状位（a）示 S1 椎体混杂中到低信号的膨胀性肿块。肿块累及椎管及 S2 椎体。T1 加权像（b）示中等信号强度及内部低信号病灶。T2 加权像轴位（c）显示右侧骶髂关节侵犯

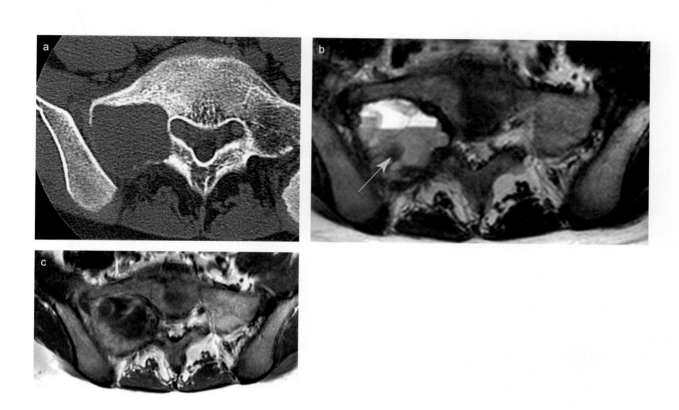

图 11.16　骨巨细胞瘤伴动脉瘤样骨囊肿，13 岁男性。轴位 CT 骨窗（a）示骨巨细胞瘤边界清楚，累及右侧骶骨翼。肿块内无钙化或骨化。T2 加权像轴位（b）显示多发液液平及含铁血黄素沉积导致的病灶内低信号病灶（箭头）。T1 像增强后（c）显示肿块后方部分增强的实性成分。与原发 ABC 不同，继发的 ABC 如骨巨细胞瘤继发 ABC 可有实性增强成分

11.5.7 骨纤维结构不良

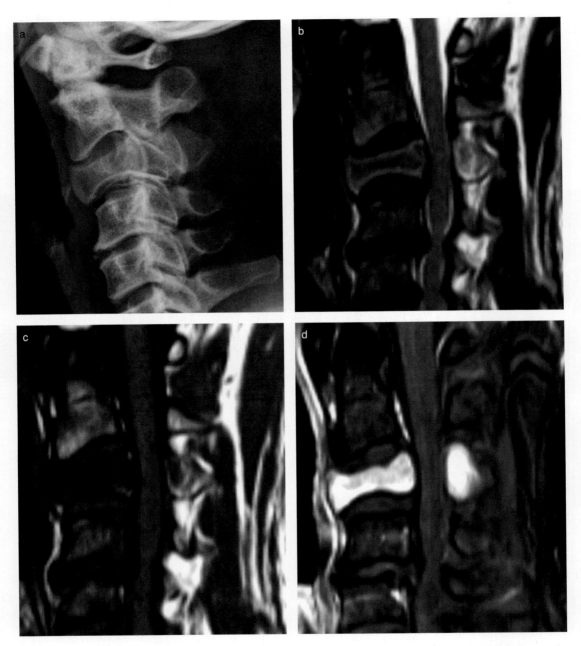

图 11.17 颈椎骨纤维结构不良，40 岁男性。颈椎侧位片（a）示 C3 椎体高度丢失，前后缘皮质膨胀。T2 加权像矢状位（b）及 T1 加权像（c）显示 C3 椎体高度丢失但皮质无破坏，呈低的混杂信号。椎体后方皮质膨起导致脊髓压迫。增强抑脂像（d）显示 C3 椎体及椎板的显著均匀强化。颈 3 水平的 T2 轴位片（e）显示椎体及左侧椎板的膨胀性低信号膨胀性病灶。脊髓显著受压。轴位骨窗 CT（f）示磨玻璃影及病灶内局灶钙化。无皮质破坏及软组织肿块

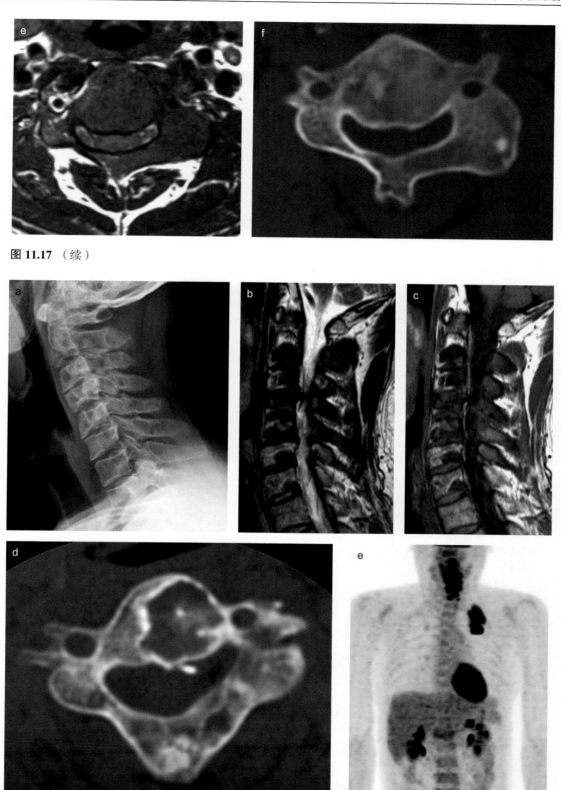

图 11.17 （续）

图 11.18　多发性骨纤维结构不良，43 岁男性。颈椎侧位片（a）显示 C2-7 多发硬化改变，伴椎体压缩性骨折。T2 加权像（b）及 T1 加权像（c）显示棘突和椎体的多发低信号病灶。除 C3/4 椎间盘突出外，无骨破坏及软组织肿块形成。轴位 CT 骨窗示（d）椎体和左侧椎板的磨玻璃影和钙化。椎体可见硬化边缘。左侧椎板可见无皮质骨累及的纺锤样扩张。骨纤维结构不良的典型表现为伴磨玻璃基质的膨胀性骨性病灶。PET-CT 最大密度投影（MIP）影像（e）显示多发性骨纤维结构不良累及颈椎及左侧第一肋

11.5.8 朗格汉斯细胞组织细胞增生症

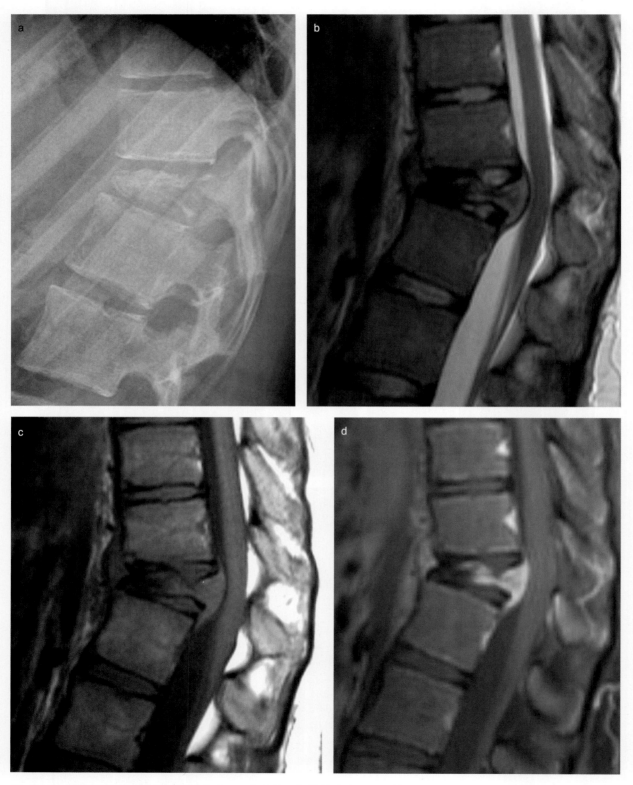

图 11.19 朗格汉斯细胞组织细胞增生症，15 岁女性。侧位像（a）显示椎体压缩导致 T12 后凸畸形。T2 加权像（b）、T1 加权像（c）和增强抑脂像（d）限制椎体病理性压缩伴增强的硬膜外和椎旁肿块。除前缘硬化区外，病灶有相对均匀的信号强度及增强

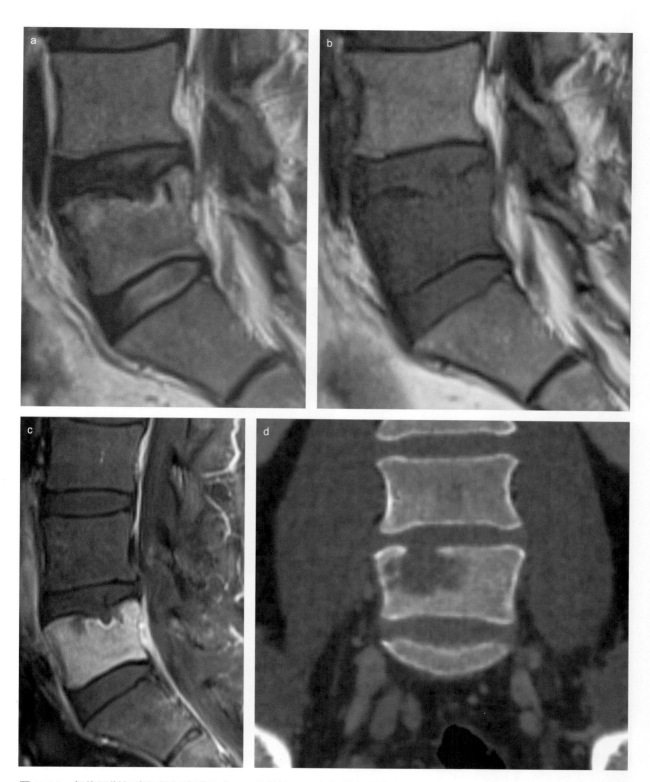

图 11.20　朗格汉斯细胞组织细胞增生症，41 岁男性。T2 加权像矢状位（a）显示 L5 腰椎上中板压缩性骨折伴信号增高。（b）T1 加权像显示 T5 椎体均匀低信号。（c）增前后显示除椎间盘外均匀的强化。冠状位骨窗 CT（d）显示 T5 上终板右侧溶骨性破坏。CT 引导下穿刺（e）显示溶骨性病灶处为朗格汉斯细胞组织细胞增生症。同一患者的胸部 CT 显示（f）双肺多发结节和囊性变，提示肺朗格汉斯细胞组织细胞增生症。20%~40%LCH 患者累及肺

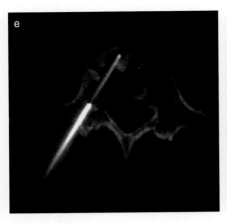

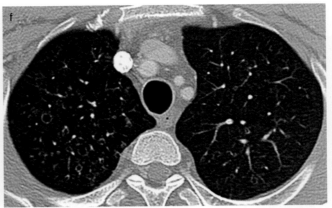

图 11.20 （续）

11.5.9 脊索瘤

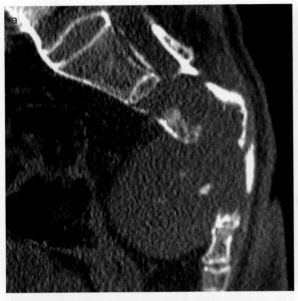

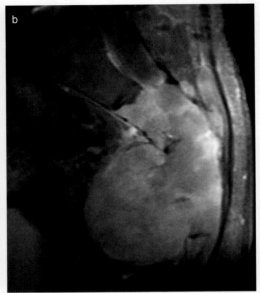

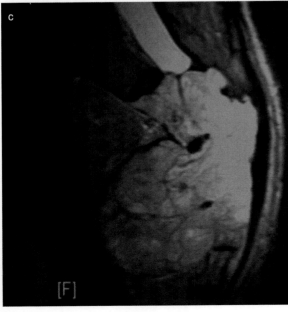

图 11.21 骶骨脊索瘤，68 岁男性。CT 矢状位重建（a）显示远端骶骨破坏伴巨大软组织肿块形成。可注意到肿块内穿凿样矿化。T2 加权像矢状位显示（b）肿块内弥漫性高信号伴内部纤维分隔。T1 抑脂增强像显示（c）相对均匀增强，无坏死及囊性变。骶尾部脊索瘤常向前方生长

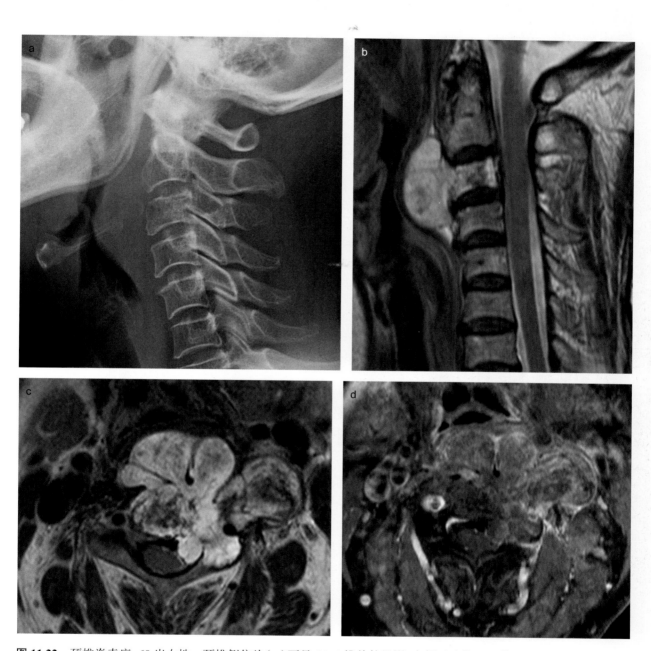

图 11.22 颈椎脊索瘤，69 岁女性。颈椎侧位片（a）可见 C2-4 椎前软组影，内部无矿化。T2 像矢状位（b）及轴位（c）显示累及 C3 椎体的高信号分叶状肿块，累及至硬膜外及椎旁。肿块内有多发纤维分隔。抑脂增强像（d）显示相对较弱的增强，主要位于肿块外周区域。肿块内无坏死及囊性变

11.5.10 软骨肉瘤

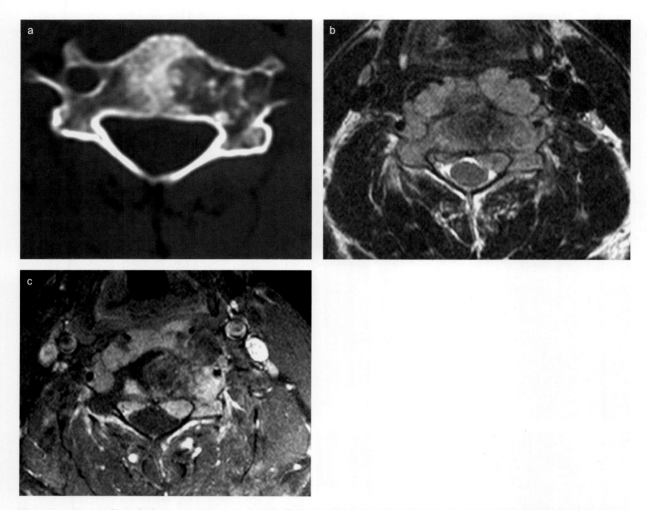

图 11.23 间叶性软骨肉瘤，34 岁男性。C5 水平椎体轴位骨窗 CT（a）显示混杂溶骨及硬化的肿块。溶骨部分中有多发小的钙化灶。T2 加权像轴位（b）显示分叶的轻度增高信号的肿块，累及椎体、椎前及硬膜外。T1 抑脂像增强（c）显示显著强化的软组织肿块，无坏死及囊性变。双侧椎动脉均为肿块包绕

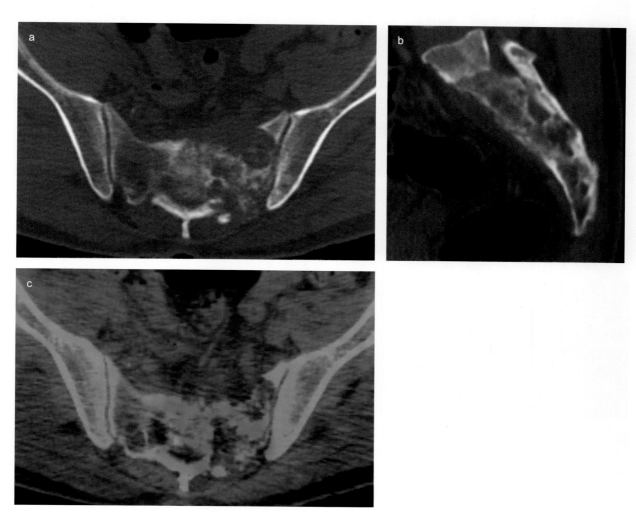

图 11.24 骶骨软骨肉瘤，64 岁男性。轴位骨窗 CT（a）和偏中线矢状位 CT（b）显示骶骨椎体及左侧骶骨翼骨质破坏伴钙化。神经孔壁破坏。PET-CT（c）示肿块高代谢。CT 引导下穿刺病理显示软骨肉瘤

11.5.11　骨肉瘤

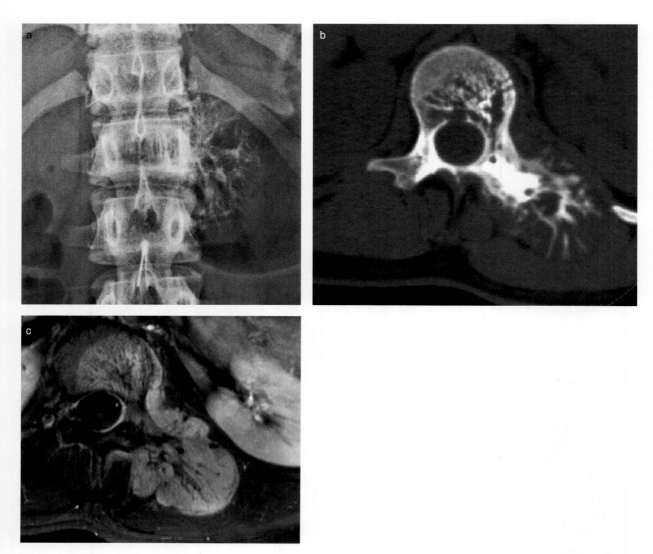

图 11.25　骨肉瘤，17 岁女性。正位片（a）显示 T1 椎体左侧硬化改变伴椎旁多形性骨化。L1 水平轴位骨窗 CT（b）显示累及椎体、左侧椎弓根、椎板、左横突及蔓延至左侧背部肌肉的成骨性的肿块。抑脂增强像（c）示除矿化部分的均一性增强肿块

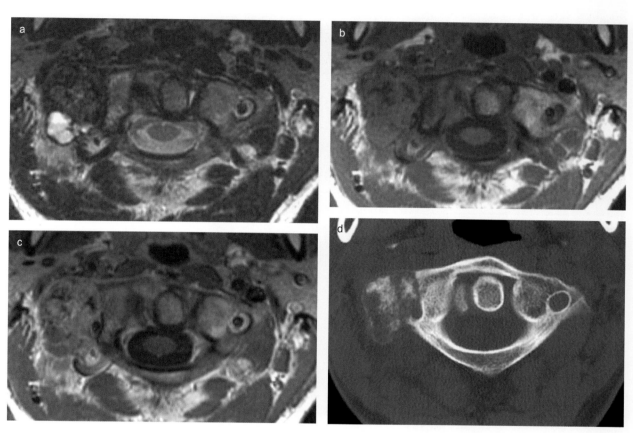

图 11.26　C1 骨肉瘤，23 岁男性。T2 加权像轴位 MR（a）显示 C1 右侧肿块混杂性低信号占位。肿块后部呈囊性变。T1 加权像（b）示混杂低信号占位。增强影像（c）示混杂增强。右侧椎动脉向内侧推移并被肿块挤压。轴位骨窗 CT（d）示成骨肿块，右侧横突孔破坏

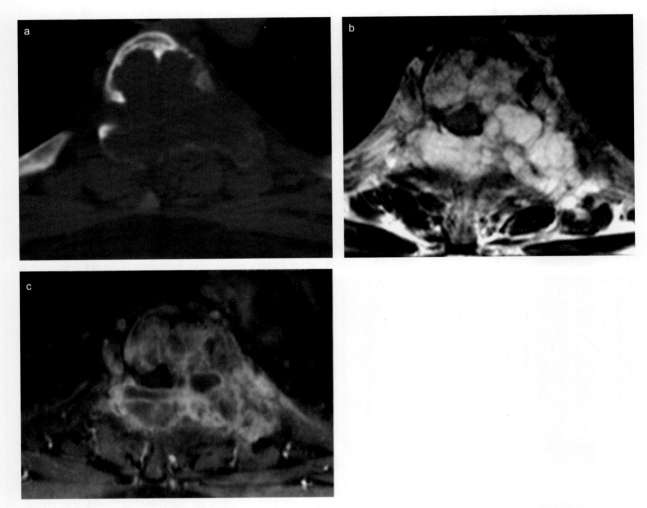

图 11.27 毛细血管扩张性骨肉瘤，51 岁女性。T3 层面的轴位 CT 骨窗（a）显示侵袭性、溶骨性肿块，累及范围包括椎体、椎板、横突。肿块内无钙化。由于皮质骨被破坏，椎管无法辨认。T2 加权像轴位（b）显示多发分隔的高信号肿块。T1 加权抑脂像（c）显示肿块内部包绕囊性成分的粗大实性增强组织

11.5.12 尤文肉瘤

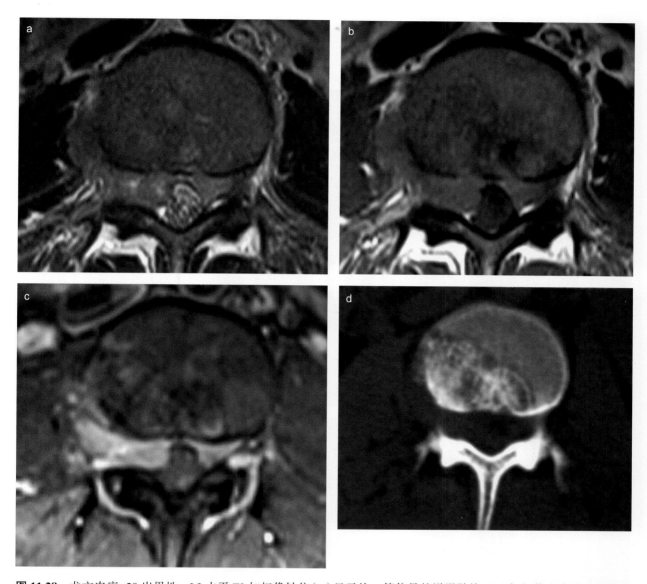

图 11.28 尤文肉瘤，29 岁男性。L3 水平 T2 加权像轴位（a）显示均一等信号的增强肿块。T1 加权像（b）示肿块为低信号。邻近骨质显示为低信号，提示硬化改变。抑脂增强信号（c）显示均一增强的椎旁肿块和穿凿样增强的椎体。轴位骨窗 CT 示（d）椎体的混杂硬化改变。椎体皮质可能完整。椎体及椎旁组织均行经皮穿刺活检。病理显示均为尤文肉瘤

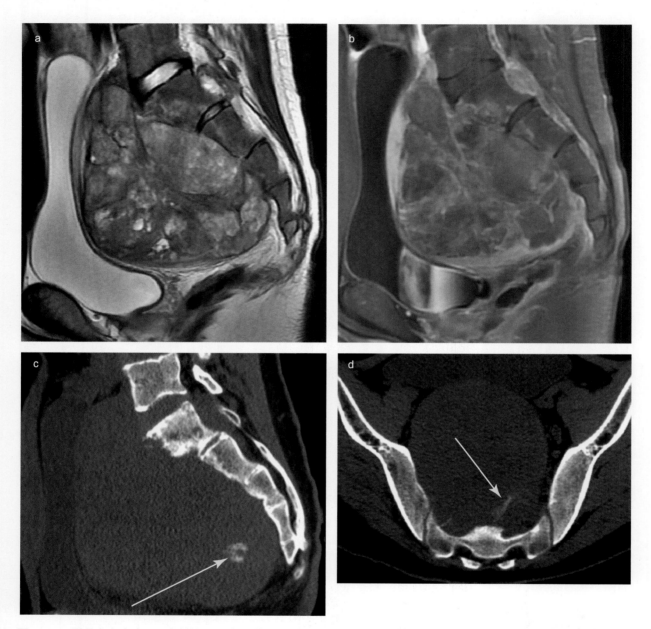

图 11.29　骶骨尤文肉瘤，18 岁男性。T2 加权像矢状位（a）示起源于骶骨的混杂低信号巨大软组织肿块，挤压膀胱。抑脂增强 T1 像（b）示骶骨及软组织肿块混杂增强。注意 S1 水平椎管内还有一个增强软组织占位。矢状位骨窗 CT（c）和轴位 CT（d）示在肿块下部的局灶钙化（箭头）。骶骨前部皮质存在未被破坏的不规则表面

11.5.13　多发性骨髓瘤

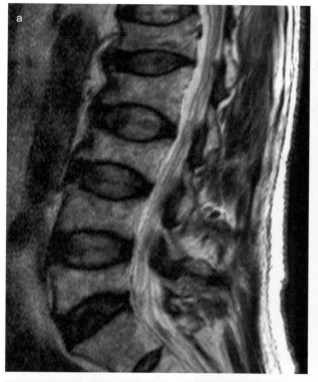

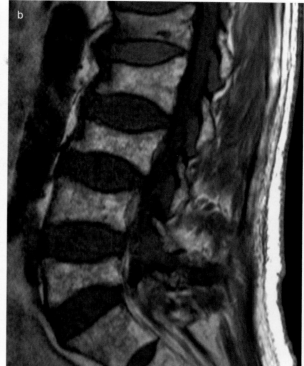

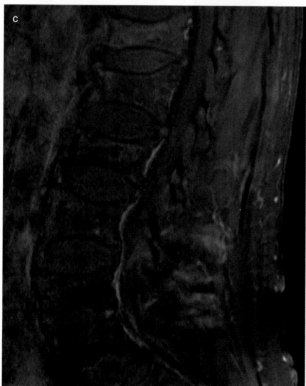

图 11.30　68 岁男性,多发性骨髓瘤,骨髓信号看似正常。腰椎 T2 加权像矢状位(a)和 T1 加权像(b)显示正常黄骨髓信号(多见于老年人)。L1–5 椎体多发压缩性骨折。脂肪饱和增强像(c)显示 L1 椎体微弱强化,代表压缩性骨折不完全愈合。其余椎体未见局部病变。L4–5 和 L5–S1 棘突间隙强化提示棘突撞击征(Baastrup 病)。老年患者如果无明确外伤史而有多发压缩性骨折,鉴别诊断中需要考虑多发性骨髓瘤

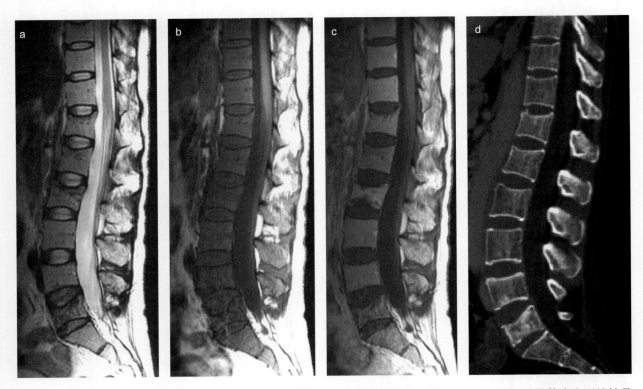

图 11.31　多发性骨髓瘤弥漫浸润相，47 岁女性。胸腰段 T2 加权像矢状位（a）示 T12、L1、L2 和 L5 椎体多发压缩性骨折。增强前（b）和增强后（c）T1 加权像显示除压缩性骨折区域外所有可见椎体中弥漫骨髓低信号和均一增强。矢状 CT（d）显示无局部病灶的弥漫性骨质丢失。L5 椎体呈压缩性骨折相关硬化改变

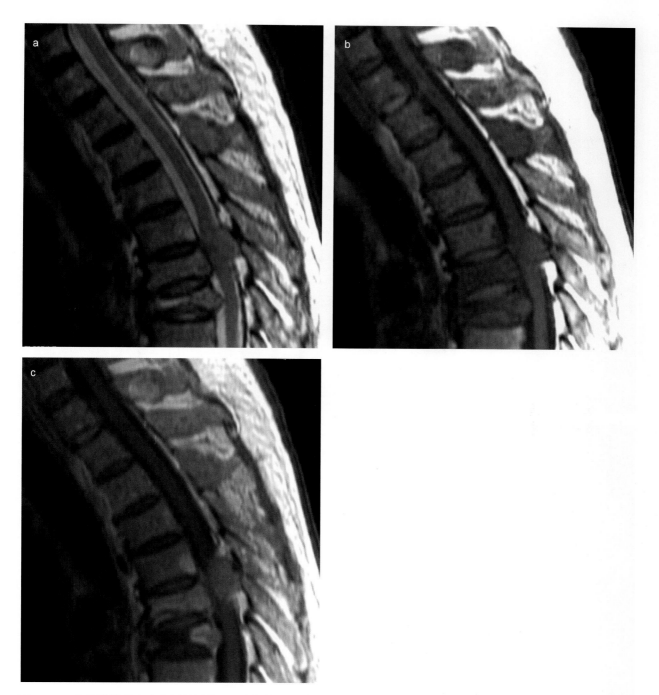

图 11.32 多发性骨髓瘤多发局灶浸润, 78 岁男性。上胸椎 T2 加权像矢状位示 (a) T5、T6 压缩性骨折, T5 水平后方硬膜囊受压。T1 加权像示 (b) C7 棘突和 T2 椎体示局灶性低信号肿块。骨折椎体及后方硬膜外占位同样为低信号。T1 加权像增强后矢状位示 (c) 肿块及骨折椎体相对均一增强。T6 椎体无增强部分可能为骨髓血肿

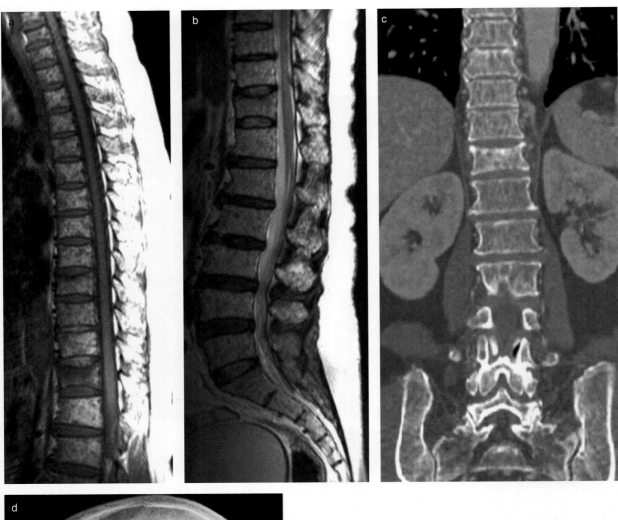

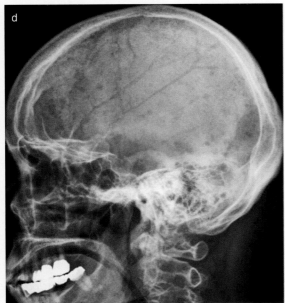

图 11.33 多发性骨髓瘤的斑驳状改变,63 岁女性。胸椎 T1 像矢状位示(a)在可见节段上无数的低信号小结节。可见 T8 椎体压缩性骨折及骨髓水肿。胸腰段 T2 像矢状位示(b)椎体呈混杂高信号。S1 腰化,T11 可见另一压缩性骨折。胸腰段冠状 CT 示(c)椎体内很多小的溶骨性结节及 T8、T11 压缩性骨折。颅骨侧位片可见(d)与椎体类似的多发溶骨性病灶(盐 – 胡椒征)

11.5.14　淋巴瘤

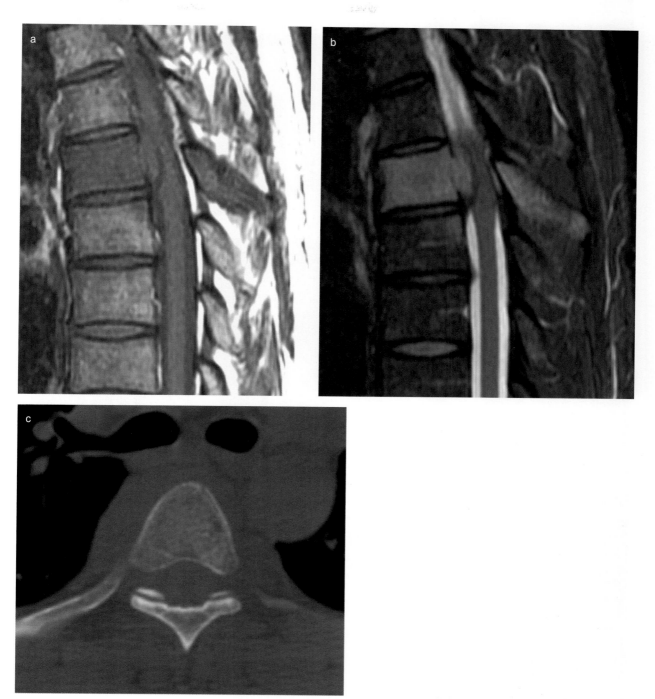

图 11.34　淋巴母细胞淋巴瘤，40 岁男性。胸椎 T1 加权像矢状位磁共振（a）示累及椎体和棘突的骨髓替代病灶，并在 T5 水平侵犯硬膜外。T2 抑脂像显示（b）肿块轻微高信号。硬膜外软组织形成，脊髓受压。T5 水平轴位 CT 骨窗（c）示椎旁软组织肿块。椎体及椎板内骨小梁貌似正常，椎体皮质完好。如淋巴瘤及尤文肉瘤椎体的小圆细胞肿瘤侵袭性高，常累及椎旁区域但骨皮质未被破坏

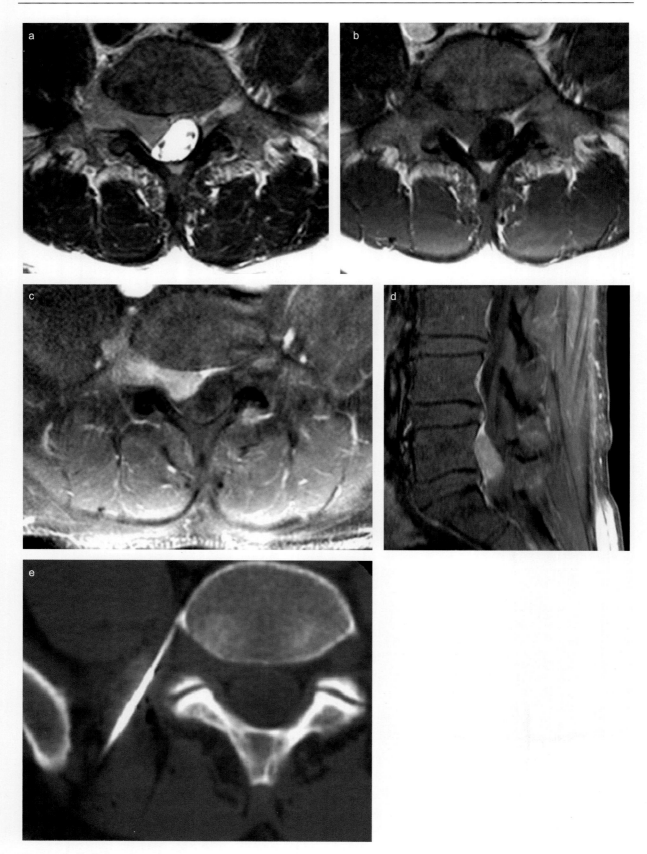

图 11.35 椎旁淋巴瘤，48 岁男性。L5 水平 T2 加权像轴位示硬膜外右侧及椎间孔轻度均匀增高信号的软组织肿块。强化前（b）和强化后（c）T1 加权像轴位和矢状位（d）示均匀低信号和均匀显著强化的肿块。骨质无累及。CT 引导下经皮穿刺活检结果为弥漫大 B 淋巴瘤

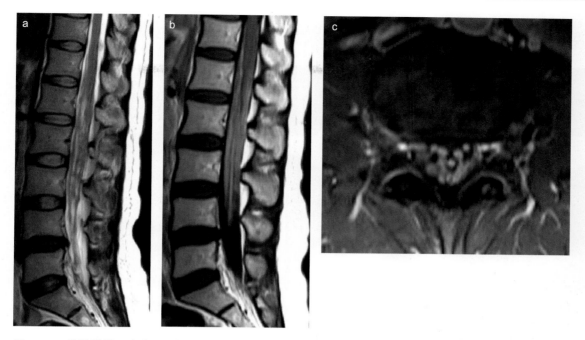

图 11.36　软脑膜淋巴瘤病，43 岁女性。T2 矢状位（a）示马尾弥漫、异常增厚。T1 加权矢状位增强影像示（b）马尾显著强化。增强抑脂像（c）示马尾均匀弥散增强。可能诊断包括软脑膜转移瘤或淋巴瘤病。患者确诊为 Burkitt 淋巴瘤

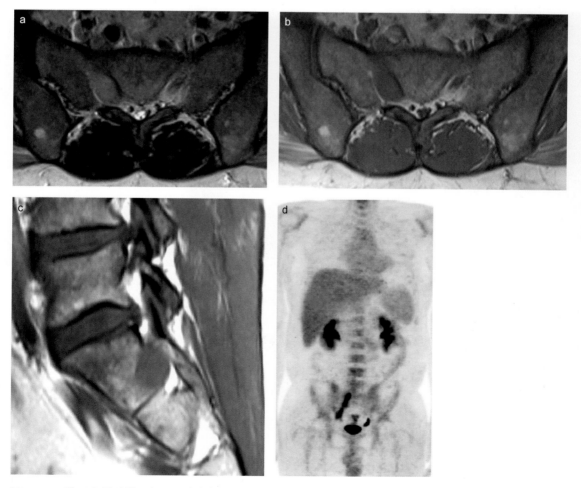

图 11.37　淋巴瘤累及神经根，39 岁女性。T2 像轴位（a），T1 加权像轴位（b）和 T1 加权像矢状位（c）示右侧 S1 神经根弥漫性肿胀，信号强度均匀。左侧 S1 神经根未受累。冠状 ^{18}F–PET 影像（d）示右侧 S1 神经根摄取。活检示 B 型淋巴母细胞淋巴瘤

11.5.15　神经源性肿瘤

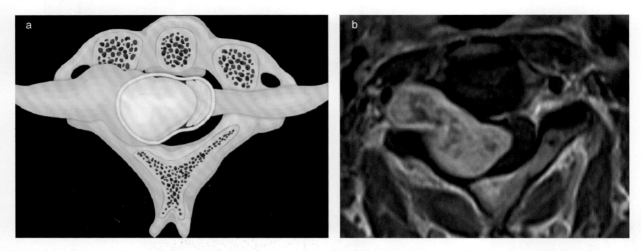

图 11.38　施万细胞瘤，43 岁女性。冠状位图示（a）显示右侧神经根施万细胞瘤，神经孔扩大，并压迫脊髓。增强后 T1 冠状位（b）示右侧 C2–3 神经孔哑铃型强化的施万细胞瘤。神经孔扩大，并压迫脊髓。可见硬膜下及硬膜外成分

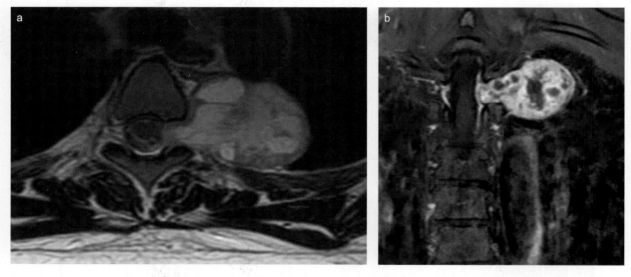

图 11.39　T4 左侧神经根的施万细胞瘤，39 岁女性。T2 加权像（a）示左侧椎旁大的软组织卵圆形肿块，内有多发囊性变。肿块累及 T4–5 左侧神经孔。冠状位 T1 抑脂像增强（b）示显著强化囊性改变及坏死。注意肿块累及范围包括神经孔及硬膜外

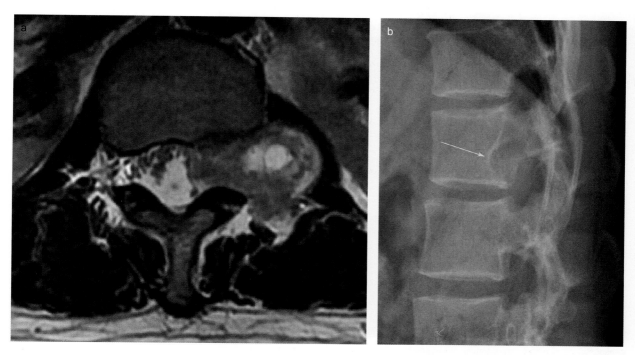

图 11.40　施万细胞瘤，35 岁女性。T2 加权像轴位（a）示 L1–2 水平左侧神经孔的哑铃型占位，内有囊性变。受累神经孔扩大。侧位片（b）示椎体后缘侵蚀（箭头）

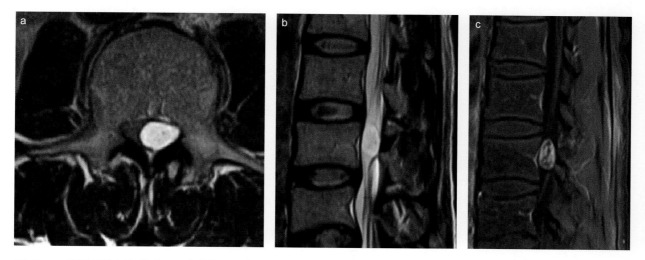

图 11.41　硬膜下施万细胞瘤，44 岁男性。T2 加权像轴位（a）和矢状位（b）示边界清楚的高信号硬膜下占位，马尾受压。T1 加权抑脂像矢状位示（c）椎体后方卵圆形占位，内部多发小囊性变

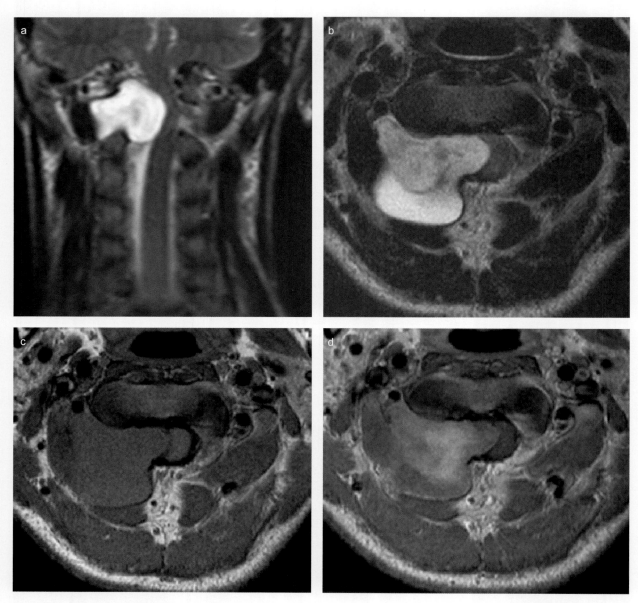

图 11.42 神经纤维瘤，24 岁男性。T2 加权像轴位（a）和冠状位（b）示右侧硬膜外高信号占位，C1–2 水平硬膜囊及脊髓受压。T1 像轴位示（c）均匀低信号。增强后 T1 像示（d）肿块中部轻度混杂性强化

11.5.16 脊膜瘤

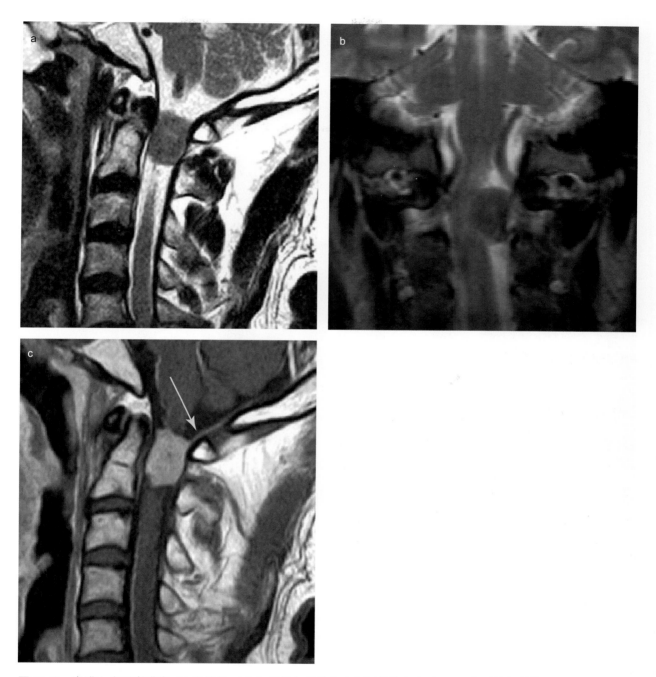

图 11.43 脊膜上皮型脊膜瘤, 54 岁男性。T2 加权像矢状位 (a) 和冠状位 (b) 示 C1-2 水平均匀低信号硬膜下占位, 压迫脊髓。T1 加权像增强示 (c) 均匀高信号伴硬膜尾征 (箭头)

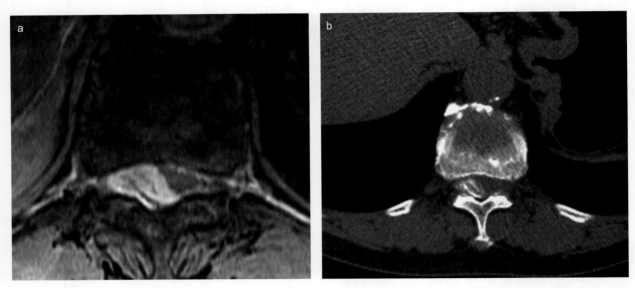

图 11.44　砂粒状脊膜瘤，64 岁女性。抑脂像增强轴位（a）示硬膜下均匀强化占位，压迫 T11 水平圆锥。肿块内见线状低信号病灶。轴位骨 CT（b）示肿块内多发钙化。病理示砂粒状脊膜瘤，瘤内钙化为其典型表现

11.5.17 转移瘤

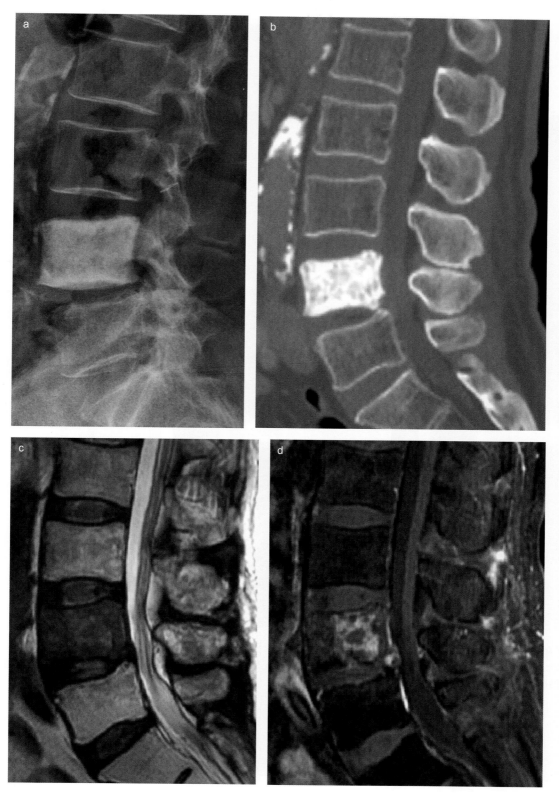

图 11.45 成骨性转移瘤，74 岁前列腺癌患者。侧位片（a）和矢状骨窗 CT（b）示由于前列腺癌转移造成的"象牙椎"。无皮质破坏。T2 像矢状位（c）示低信号占位，无软组织肿块形成。T1 抑脂像增强（d）示 L4 椎体中部轻度不规则增强

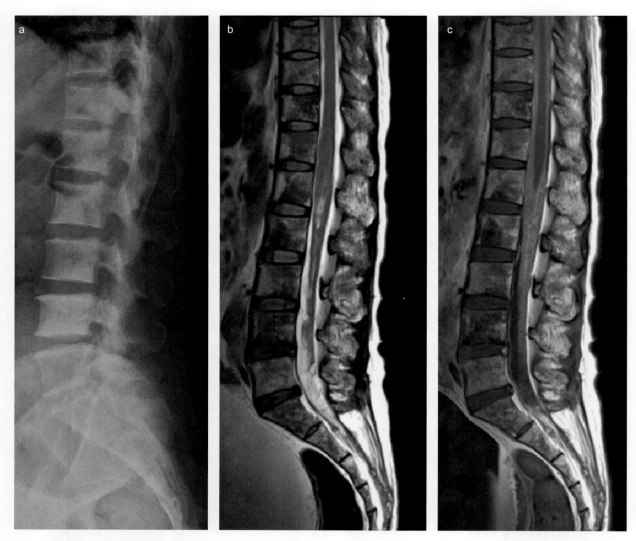

图 11.46　成骨性转移瘤伴软脑膜种植，51 岁女性乳腺癌患者。胸腰椎侧位片示（a）弥漫性硬化改变。T2 加权像矢状位（b）示椎体内弥漫混杂低信号改变，提示成骨性转移。马尾软脑膜不规则增厚。增强后 T1 像（c）示椎体混杂强化，以及沿圆锥和马尾的软脑膜弥散性，纸样增强

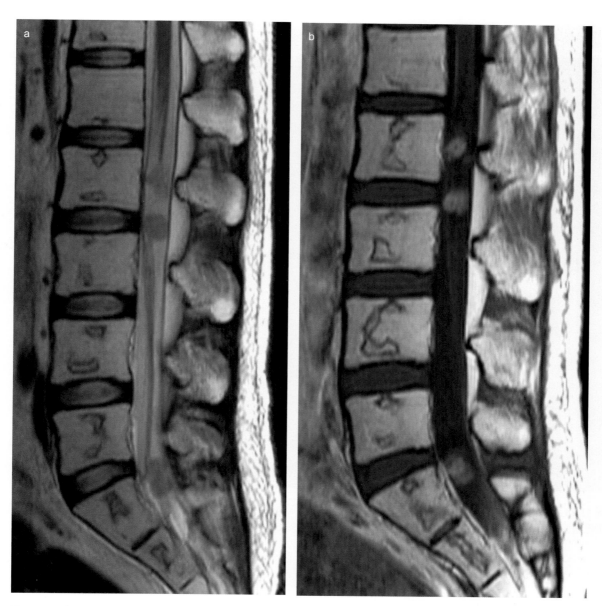

图 11.47 软脑膜种植，32 岁男性，垂体精原细胞肿瘤。T2 像矢状位（a）示腰椎沿马尾多发低信号结节。椎体骨髓弥漫增强伴地图样骨缺损。原因为之前接受过放疗。增强后 T1 像示（b）多发强化结节

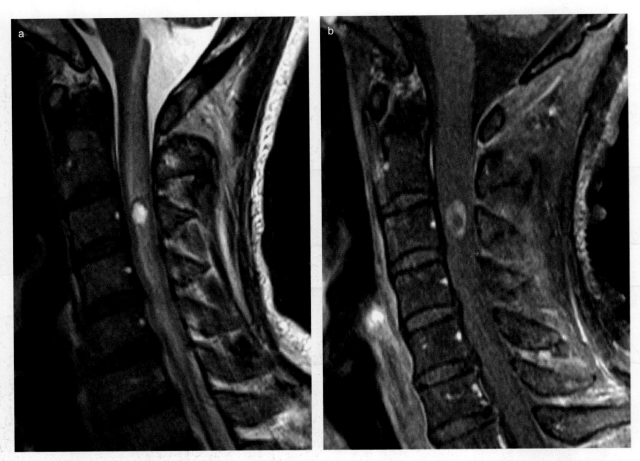

图 11.48　脊髓转移，45 岁男性，肺癌。T2 加权像矢状位（a）示中等信号边缘的囊性变及颈髓内广泛瘤周水肿。T1 抑脂像增强矢状位（b）示环状增强。较其他肿瘤而言，根据肿块大小脊髓转移常导致广泛髓内瘤周水肿

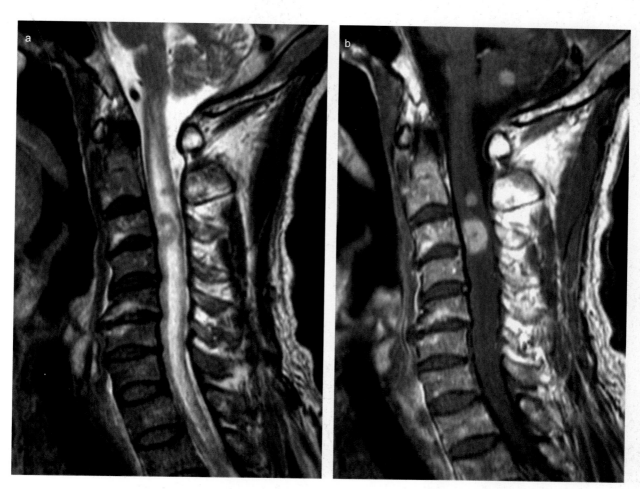

图 11.49 脊髓转移 70 岁男性,肺癌。T2 加权像矢状位(a)示局限中等信号病灶,伴脊髓广泛高信号水肿。增强后 T1 像矢状位(b)示颈髓内两个强化结节。同时可注意到小脑转移性结节

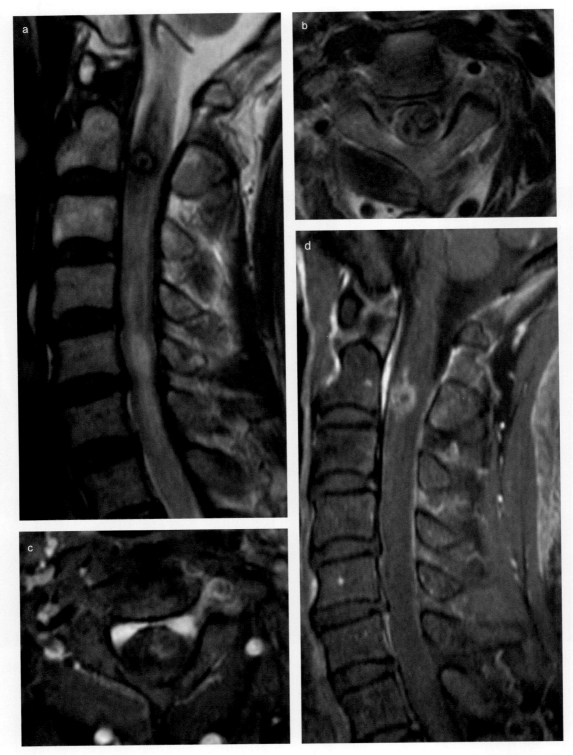

图 11.50 髓内转移伴出血，58 岁女性，肺癌转移。T2 加权像矢状位（a）和轴位（b）示环状低信号病灶和髓内病灶周围水肿，提示出血。抑脂像增强轴位及矢状位（c、d）示环状增强

参考文献

Baur-Melnyk A, Reiser MF. Multiple myeloma. Semin Musculoskelet Radiol. 2009;13(2):111–9. doi:10.1055/s-0029-1220882.

De Verdelhan O, Haegelen C, Carsin-Nicol B, Riffaud L, Amlashi SF,

Brassier G, et al. MR imaging features of spinal schwannomas and meningiomas. J Neuroradiol. 2005;32(1):42–9.

Kalayci M, Cagavi F, Gul S, Yenidunya S, Acikgoz B. Intramedullary spinal cord metastases: diagnosis and treatment – an illustrated review. Acta Neurochir. 2004;146(12):1347–54. doi:10.1007/s00701-004-0386-1; discussion 54.

第 12 章　先天性脊柱疾病

内　容

12.1　胚胎学 ·· 286

12.2　脊髓突出 / 脊髓脊膜膨出 ··· 286

12.3　硬膜内脂肪瘤 / 脂肪瘤型脊髓脊膜膨出 ··· 286

12.4　脑脊膜膨出 ·· 287

12.5　脊髓囊状突出 ··· 287

12.6　硬膜内脂肪瘤 / 终丝纤维脂肪瘤 ·· 287

12.7　背部皮下窦道 ··· 287

12.8　脊髓纵裂 ·· 287

12.9　椎管内肠源性囊肿 ··· 287

12.10　尾部退化综合征 ··· 288

12.11　脊髓栓系综合征 ··· 288

12.12　先天性椎体畸形 ··· 288

12.13　影像精析: 先天性疾病 ·· 289

　　12.13.1　脊髓突出 / 脊髓脊膜膨出 ··· 289

　　12.13.2　脂肪脊髓膨出 / 脂肪脊髓脊膜膨出 ··· 293

　　12.13.3　硬膜内脂肪瘤 / 终丝脂肪瘤 ·· 298

　　12.13.4　背部皮下窦道 ··· 302

　　12.13.5　脊髓纵裂 ·· 304

　　12.13.6　椎管内肠源性囊肿 ·· 306

　　12.13.7　尾部退化综合征 ·· 307

　　12.13.8　先天性椎体畸形 ·· 308

参考文献 ·· 310

MRI 使得先天性脊柱疾病的诊断更加简单、快速和精准。本章将总结讨论脊柱胚胎正常发育的基本概念、阐述先天性脊柱畸形疾病（脊髓脊膜膨出、脂肪脊髓脊膜膨出、脑脊膜膨出、脊髓囊状突出、硬膜内脂瘤、背部皮下窦道等），以及若干先天性椎体发育异常。

12.1　胚胎学

脊髓的发育经历了神经胚形成期、尾芽成管期和骶管退化期。神经胚形成是通过神经板的折叠、凹陷及中线融合形成神经管。大脑及脊髓源自神经管。神经管闭合从延髓下端开始，并向头部和尾部延伸。神经管闭合后从外胚层分裂，这一过程称为分离。神经管末端未分化的细胞——尾部细胞群，进化成为小囊胞。小囊胞的聚集并与神经管头部融合的过程叫做尾芽成管。尾芽成管和尾部细胞群退化分化形成圆锥、终室和终丝。

先天性脊柱及脊髓畸形是指椎管闭合不全（表 12.1）。脊髓脊膜膨出是由于皮肤外胚层与神经外胚层未分离导致（开放性闭合不全）（表 12.2）。开放性闭合不全是由于先天性缺陷导致的神经组织外露。硬膜内脊柱脂肪瘤和脂肪性脊髓脊膜突出是由于皮肤外胚层过早从神经管分离（闭合性脊髓椎管闭合不全）。过早分离使得间充质穿入神经管并与原始室管膜接触。穿透的间充质可分化成脂肪团。闭合性脊髓椎管闭合不全可被表皮覆盖。背部皮下窦道是由于皮肤外胚层和神经外胚层分离不全导致。

表 12.1　椎管闭合不全分类

1. 开放性椎管闭合不全	脊髓突出 / 脊髓脊膜膨出
2. 闭合性椎管闭合不全伴皮下占位	硬膜内脂肪瘤 / 脂肪瘤型脊髓脊膜膨出 脑脊膜膨出 末端脊髓囊状突出
3. 闭合性椎管闭合不全不伴皮下占位	硬膜内脂肪瘤　终丝纤维脂肪瘤 背部隐性脊柱裂 脊柱纵裂 椎管内肠源性囊肿 尾部退化综合征

表 12.2　脊柱先天异常

原因	异常
脊索形成异常	脊柱纵裂，椎管内肠源性囊肿
分离过早	硬膜内脂肪瘤，脂肪脊髓膨出，脂肪脊髓脊膜膨出
未分离	脊髓突出，脊髓脊膜膨出
分离不全	背部皮肤窦道
尾部细胞群异常	终丝牵拉综合征 终丝纤维脂肪瘤 尾部退化综合征 前骶脊膜膨出 骶尾部畸胎瘤
原因不明	脊髓脊膜突出，脑脊膜膨出

尾部退化综合征、脊髓栓系综合征和前骶脊膜膨出属于尾部细胞群异常，脊椎纵裂和椎管内肠源性囊肿属于脊索发育异常。椎体形成及分裂异常包括半椎体、蝴蝶椎及块状椎。寰枕融合是指寰椎部分或全部融合到枕骨。

12.2　脊髓突出 / 脊髓脊膜膨出

脊髓突出 / 脊髓脊膜膨出是由于神经胚形成异常导致的，其主要特征是神经基板在腰部中线的缺损疝出而暴露于外。在脊髓脊膜膨出中，突出的基板囊腔形成疝与潜在的蛛网膜下腔膨胀有关。脊髓在这个层面被向后牵拉。然而，在脊髓膨出或脊髓裂中，该基板是与背部平面平齐的并且可在皮肤表面被辨认。因为暴露的基板容易溃烂和感染，未经治疗的新生儿死亡率非常高。因为这些新生儿通常在出生后不久进行手术，因此 MRI 很少在术前被应用。相关畸形有 Chiari Ⅱ 畸形、脑积水、脊髓空洞、表皮包涵囊肿式表皮囊肿。

12.3　硬膜内脂肪瘤 / 脂肪瘤型脊髓脊膜膨出

硬膜内脂肪瘤 / 脂肪瘤型脊髓脊膜膨出是由于神经管和外胚层过早分离导致，表现为腰部旁中侧皮下大量脂肪团。

磁共振成像可见椎管内脂肪性肿块通过腰骶椎后骨性缺损向皮下延伸。脂肪块与脊髓相通，可能为低置，也可能被栓拉。椎管变宽取决于脂肪块的大小,也可能同时伴有其他异常如骶骨发育不全。硬膜内间隙的增大可能会导致脑脊膜通过骨缺损处向后脱垂(后脑脊膜膨出)。硬膜内脂肪瘤与后脑脊膜膨出结合后被称为脂肪型脊髓脊膜膨出。脂肪型脊髓脊膜膨出通常是先天的,且在神经症状出现前就可被诊断。然而在脂肪型脊髓脊膜膨出修复后,脊髓的反复束缚需要进一步手术干预。如果脂肪型脊髓脊膜膨出患者术后出现新症状,应再次进行磁共振检查以排除再次发生脊髓栓系。

12.4　脑脊膜膨出

脑脊膜膨出是脑脊膜从骨性缺损中突出形成囊腔并由脑脊液填充。它被皮肤覆盖,不含有神经组织。最常见的病变部位在腰骶部,也可能发生于枕部或颈部区域。

12.5　脊髓囊状突出

脊髓囊状突出是终末脊髓中央管囊样膨大疝出至扩大的硬膜鞘,形成由皮肤覆盖的囊性肿块。会与骶部脊膜膨出蒂发生栓系。包囊内有室管膜。末端囊腔内部(脊髓囊状突出)与脊髓中央管相通,硬膜囊外(脑脊膜膨出)与蛛网膜下腔相通。硬膜下腔与中央管不相通。脊髓囊状突出可以伴随生殖腔畸形或部分骶骨发育不全。

12.6　硬膜内脂肪瘤 / 终丝纤维脂肪瘤

硬膜内脂肪瘤与脊柱闭合不全有关,且占原发性脊柱肿瘤的 1% 以下。硬膜内脂肪瘤由被结缔组织束分隔的成熟脂肪细胞组成,组织学上与机体正常脂肪相同。随着患者成长,或一些特殊情况如肥胖或怀孕,脂肪瘤的大小可能增加。硬膜内脂肪瘤通常位于颈胸段脊柱,可导致缓慢进展性的脊髓压迫。腰骶硬膜内脂肪瘤通常表现为脊髓栓系综合征。硬膜内脂肪瘤呈圆形或分叶状肿块,在 MR 抑脂像和 STIR 成像上,表现为与皮下脂肪等强度的圆状或分叶状团块(Tortori-Donati 等 2000,2001)。邻近脊髓受压并表现出脊髓压迫性疾病,T2 加权成像呈现高信号。

终丝纤维脂肪瘤是尾部细胞群不完整的退化分化导致。神经系统和骨科系统的畸形与终丝纤维脂肪瘤相关,脊髓通常低位。

12.7　背部皮下窦道

背部皮下窦道是上皮道沿着皮肤扩展到脊髓和脑膜。病变多见于腰骶部。皮肤异常通常在出生时即可发现。未被发现的患者可能发生例如脑脊膜炎或脊髓脓肿等并发症。背部皮下窦道可伴发皮样囊肿、表皮样囊肿和脂肪瘤。

12.8　脊髓纵裂

脊髓纵裂是由于脊索中线整合失败造成的,导致脊髓和 / 或马尾沿正中矢状面细长的分离(即脊髓分裂症)。每个半脊髓有一个中央管,一个背角和一个前角,起源于同侧的背侧和腹侧神经根。两个半脊髓同通常在分离层面下方重新结合成单个脊髓。大部分的裂缝发生在 T9 和 S1 之间。

脊髓纵裂 Ⅰ 型包含两个半脊髓,被从椎体后方延伸至椎弓的纤维或骨软骨中隔所分离(Pang 等 1992)。每个半脊髓都具有硬脊膜囊和蛛网膜下腔。脊髓纵裂 Ⅱ 型的特点是两个半脊髓位于同一个的硬膜囊及蛛网膜腔内。Ⅱ 型没有骨软骨骨刺分离椎管。Ⅱ 型患者的神经功能缺损可能没有 Ⅰ 型严重。

相关的异常包括 Ⅱ 型 Chiari 畸形、脊膜膨出、脊髓栓系和终丝纤维脂肪瘤。临床症状与体征表现为下肢无力,反射减弱,足部畸形,脊柱侧凸,肠道和膀胱失控。超过半数以上的脊髓纵裂患者有皮肤体征如多毛、痣,脂肪瘤与皮肤血管瘤。脑脊液造影可发现分裂的脊髓,相比于 CT 下的脊髓造影或轴状位和冠状位 MRI 图像更明显。圆锥通常低位,MRI 上终丝更厚。

12.9　椎管内肠源性囊肿

椎管内肠源性囊肿是由于胚胎脊索板和预定内胚层不恰当分裂导致。内胚层与外胚层的持续性椎管内肠源性囊肿连接干扰了脊索的正常发育,并与受累节段的椎体异常相关。MRI 显示为分叶状的均匀一致的囊性团块,被骨性和神经结构包绕。囊肿可位于椎前、椎管内或背侧椎管外。

在颈胸区大多数囊肿位于髓外硬膜内间隙。

12.10 尾部退化综合征

尾部退化综合征是由尾部细胞群退化异常和中胚层的迁移紊乱导致的。特征病变为骶骨发育不全和钝性圆锥，常伴随脂肪脊髓脊膜膨出和脊髓囊状突出。

骶骨发育不全是复杂综合征的一部分，例如OEIS（脐疝、生殖器外泄、肛门闭锁、脊柱畸形），VACTERL（椎体畸形、肛门闭锁、气管－食管瘘、肾畸形、肢体畸形），以及 Currarino 三联征（部分骶骨发育不全、肛门直肠畸形、骶骨前肿块：畸胎瘤和／或脑脊膜膨出）。

12.11 脊髓栓系综合征

脊髓栓系综合征（TCS）/脊髓牵拉综合征是由于脊髓过度牵拉导致的一种表现为神经症状和骨骼畸形的临床综合征。MRI 显示圆锥低位以及终丝短和僵硬。（Warder 和 Oakes 1993，1994）。在足月产婴儿时圆锥下缘在 L2–L3 间隙，在 2 月大婴儿时圆锥下缘上升到 L1–L2 水平。脊髓栓系最主要的原因是脊柱闭合不全，伴随的异常可能有脊柱脂肪瘤、脊柱纵裂、脊髓脊膜膨出及尾部发育不全。临床表现为排尿、便障碍、步态异常、背痛、反射减低或增强、侧凸和下肢运动功能障碍。

12.12 先天性椎体畸形

半椎体是由于椎体形成失败和同侧椎根缺如所导致（表 12.3）。半椎体是楔形椎体，可导致先天性脊柱侧凸。MRI 可以明确相关的异比如脊髓空洞，脊髓栓系，终丝脂肪瘤和脊髓纵裂。三维CT 重建有助于术前椎体评估。

表 12.3 脊柱先天异常

原因	异常
发育不全	
侧方形成失败	半椎体
前部中央缺损	蝴蝶椎
分节不全	
整体不全	阻滞椎

蝴蝶椎是发生于两个骨化中心的不完全融合，因此椎体有裂隙穿过，在前后位片上表现为蝴蝶外观。蝴蝶椎通常是无症状的，因此没有临床意义，其需要与椎体压缩性骨折相鉴别。

阻滞椎发生于两个以上的椎体分节失败。通常阻滞椎的前后方都融合，融合结构在椎间盘水平表现为狭窄（沙漏外观）。椎间隙常为原始状态或缺失，而椎间孔明显。大多数病例是无症状的，属于影像学偶然发现。

枕骨和第一颈椎椎体的分节失败导致寰椎枕化。这种同化可以是完全的也可以是部分的。完全同化时，寰弓在侧位平片上完全不可见。寰椎枕化通常伴有颅底凹陷、C2–3 先天性阻滞椎和进行性的寰枢椎半脱位。

要点

- 脊髓脊膜膨出症和脊髓突出是由于神经胚形成缺失导致，其特征为大量的神经基板通过腰部中线缺损处突出。
- 纤维脂肪瘤和脂肪瘤型脊髓脊膜膨出是由于神经管和皮肤外胚层过早分离引起的，表现为皮下脂肪块。
- 脊髓栓系综合征是由脊髓过度牵拉造成，MRI 显示圆锥低置和终丝僵硬。
- 颈部和第一颈椎之间分节不全导致寰椎枕化。

12.13　影像精析：先天性疾病

12.13.1　脊髓突出 / 脊髓脊膜膨出

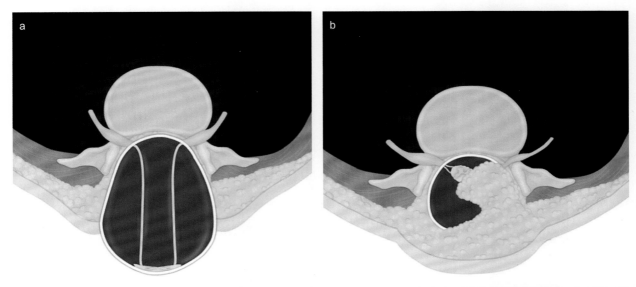

图 12.1　脊髓脊膜膨出与脂肪瘤型脊髓脊膜膨出。脊髓脊膜膨出（a）显示没有皮肤覆盖的扩张的硬膜囊，通过神经管缺陷处突出。神经根被拉长，嵌入裸露的背神经基板。神经组织、脑脊髓液和脑膜裸露在外。脂肪瘤型脊髓脊膜膨出中（b），硬膜囊通过神经管缺陷处突出，脊髓栓系在一个巨大的脂肪瘤中且与皮下脂肪融合

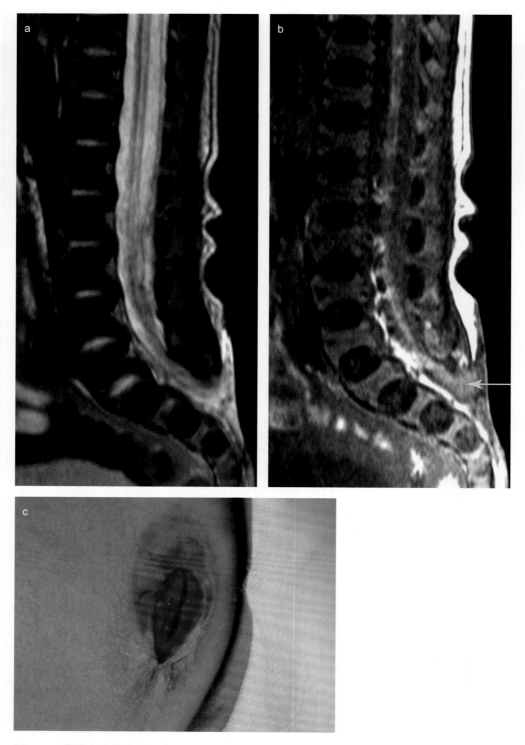

图 12.2 脊髓突出伴脊髓积水瘘新生男婴。腰骶部 T2 加权像矢状位（a）和 T1 加权像（b）显示在腰骶椎可以看到缺损的椎板，并可见到通过缺损部位疝出的硬膜囊及其中低位畸形的脊髓（箭头）。蛛网膜下腔没有扩张。腰部照片（c）显示了与脊膜膨出相关的脑脊液侧漏的皮肤缺损。患者接受急诊手术（修复成功）

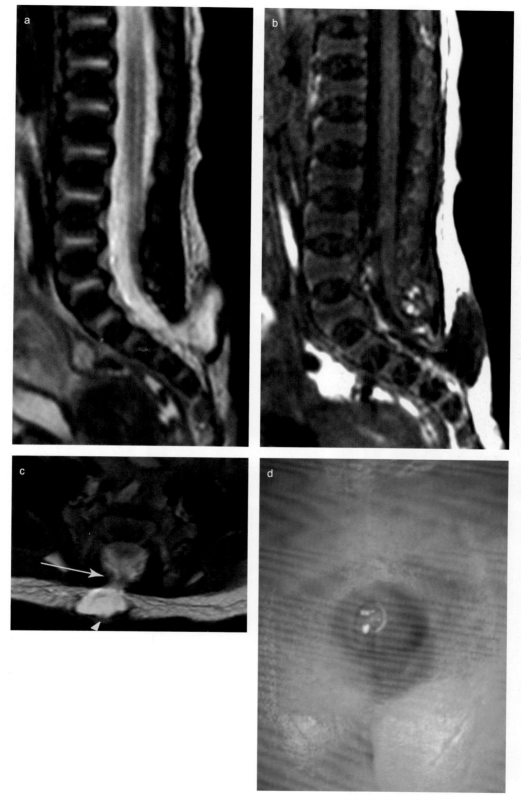

图 12.3　脊髓脊膜膨出新生女婴。T2 加权像矢状位（a）和 T1 加权像（b）显示低位的脊髓持续性脑膜外翻。T2 加权像轴位（c）显示神经元素（箭头）通过椎弓间隙扩充到液体囊。囊腔没有皮肤覆盖（箭头）。腰部片（d）显示腰部突起的局灶性皮损

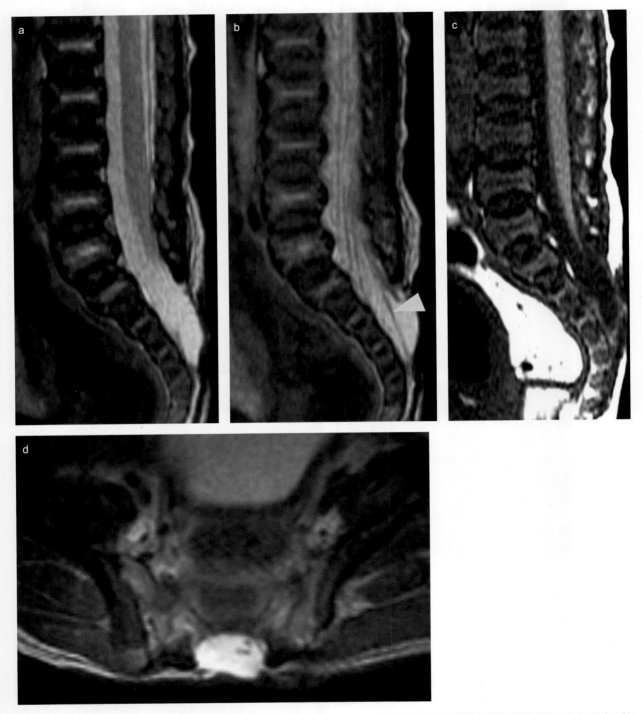

图 12.4 脊髓脊膜膨出初生男婴。序列 T2 加权像矢状位（a，b）和 T1 加权像（c）显示骶骨脊髓脊膜膨出，神经元素（箭头）突出进入硬膜囊。T2 加权像轴位（d）显示未被皮肤覆盖硬膜囊含有神经

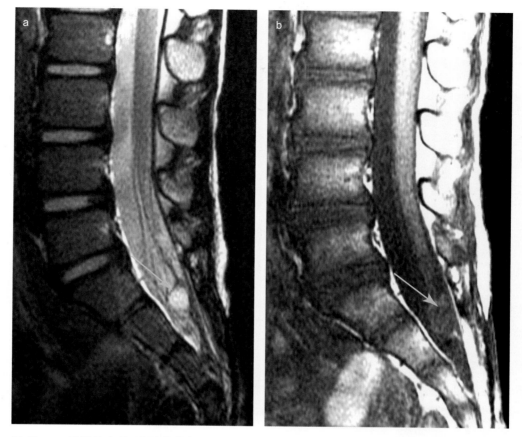

图 12.5　4 岁男性患者,脊髓脊膜膨出术后。T2 加权像矢状位(a)和 T1 加权像(b)显示术后外观以下脊髓脊膜膨出已闭合,伴随扩大硬膜囊,脊髓栓系和皮肤覆盖。注意发现一个表皮样囊肿(箭头)在术后出现

12.13.2　脂肪脊髓膨出 / 脂肪脊髓脊膜膨出

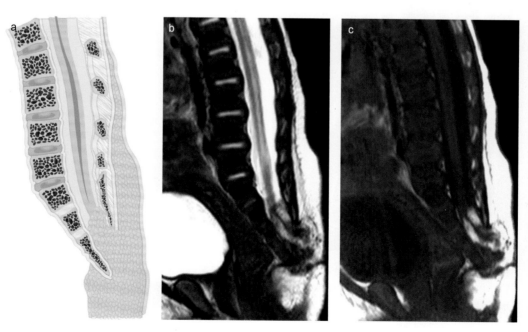

图 12.6　2 个月男婴,骶骨硬膜内脂肪瘤。矢状面图(a)、T2 加权像矢状位磁共振(b)和 T1 加权像(c)显示低位圆锥终止于脂肪块与通过神经管间隙的皮下脂肪融合

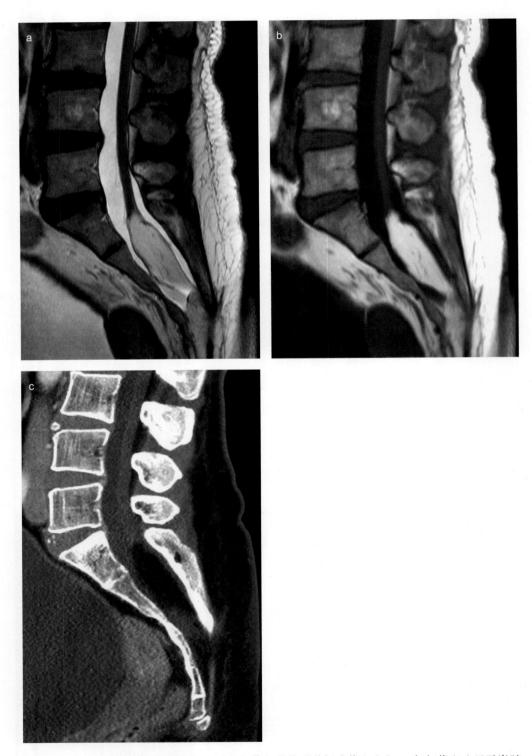

图 12.7 53 岁女性，脂肪脊髓膨出。T2 加权像矢状位磁共振成像（a）和 T1 加权像（b）显示脊髓栓系终止于一个巨大脂肪瘤与通过神经管间隙的皮下脂肪相邻。矢状面 CT 多平面重建（c）显示骶骨低密度脂肪块

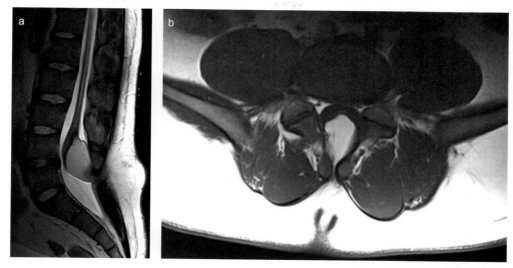

图 12.8　22 岁男性,脂肪脊髓膨出。T2 加权矢状影像(a)显示典型特点:脊髓栓系终止脂肪瘤。轴位 T1 影像(b)显示脂肪瘤与通过神经管间隙的皮下脂肪相邻

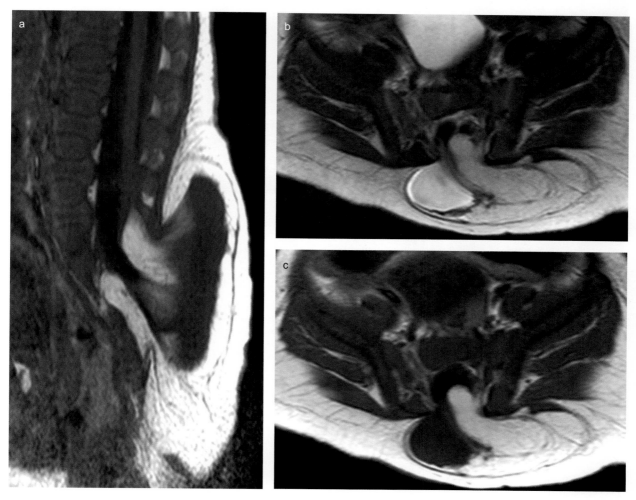

图 12.9　3 个月男婴,脂肪瘤型脊髓脊膜膨出。T1 加权像矢状位(a)显示脊髓栓系在大脂肪瘤中。硬膜内间隙扩张导致脑膜通过后骨缺损而脱垂。T2 加权像(b)T1 加权像(c)显示了脂肪瘤型脊髓脊膜膨出:通过缺损的神经管而突出的硬脊膜囊和与皮下脂肪相邻脂肪瘤

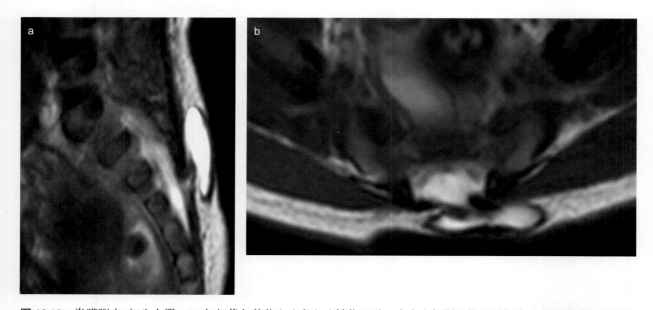

图 12.10 脊膜膨出，初生女婴。T2 加权像矢状位（a）和（b）轴位显示一个在左侧骶区椎弓缺损突出的硬膜囊。硬膜囊由皮肤覆盖，不含神经元素

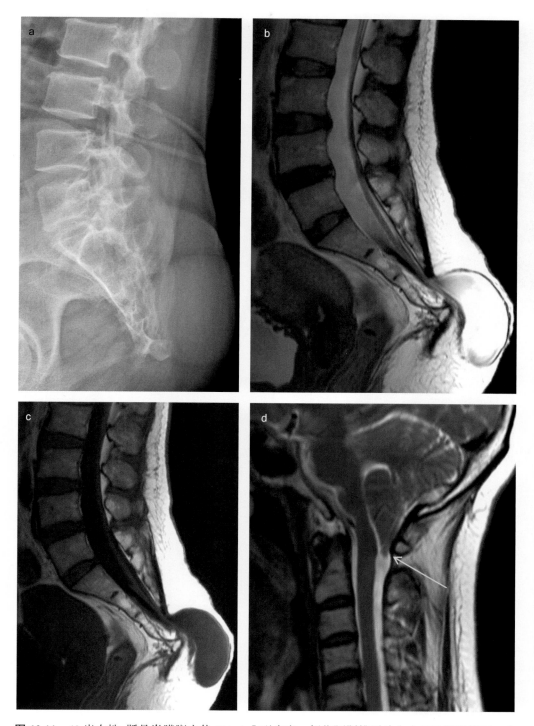

图 12.11　40 岁女性,骶骨脊膜膨出伴 Chiari Ⅰ 型病变。侧位腰骶椎平片(a)显示骶骨侧面一个边界清晰的软组织影。矢状 T2 加权像(b)和 T1 加权像(c)腰骶部脊柱显示充满脑脊液的肿块通过骶骨缺如部分突出。上覆皮肤是连续的,而且萎缩的远端脊髓处于低位状态。同一患者 T2 加权像矢状位(d)显示颈椎拉长,钉状扁桃体(箭头)在 C1 环下方延伸,Chiari Ⅰ 型畸形

12.13.3　硬膜内脂肪瘤 / 终丝脂肪瘤

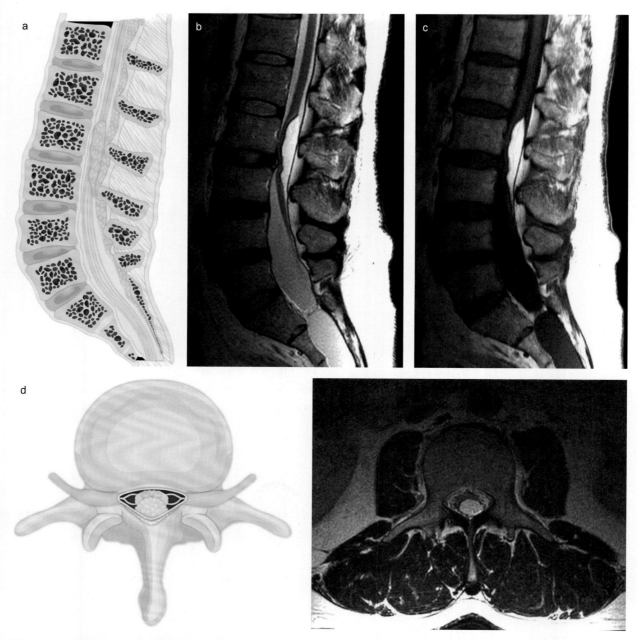

图 12.12　45 岁男性，硬膜内脂肪瘤伴脊髓栓系。矢状面图（a）、T2 加权像矢状位（b）和 T1 加权像（c）显示一个大的硬膜内髓旁脂肪块附着于圆锥低位。轴向图形（d）、T2 加权像轴位（e）和 T1 加权像（f）显示附着于背侧圆锥的硬膜内脂肪肿块

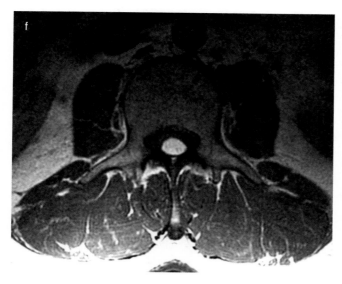

图 12.12 （续）

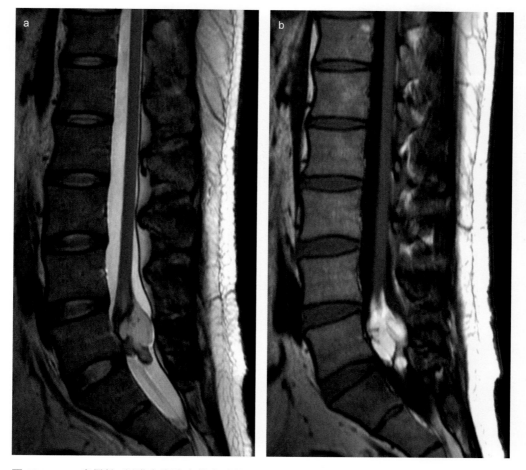

图 12.13　36 岁男性，硬膜内脂肪瘤伴脊髓栓系。T2 加权像矢状位（a）和 T1 加权像（b）显示分叶状卵圆形硬膜内低位的圆锥脂肪块。脊髓圆锥末端位于 L4-5 水平，脂肪瘤嵌入其中

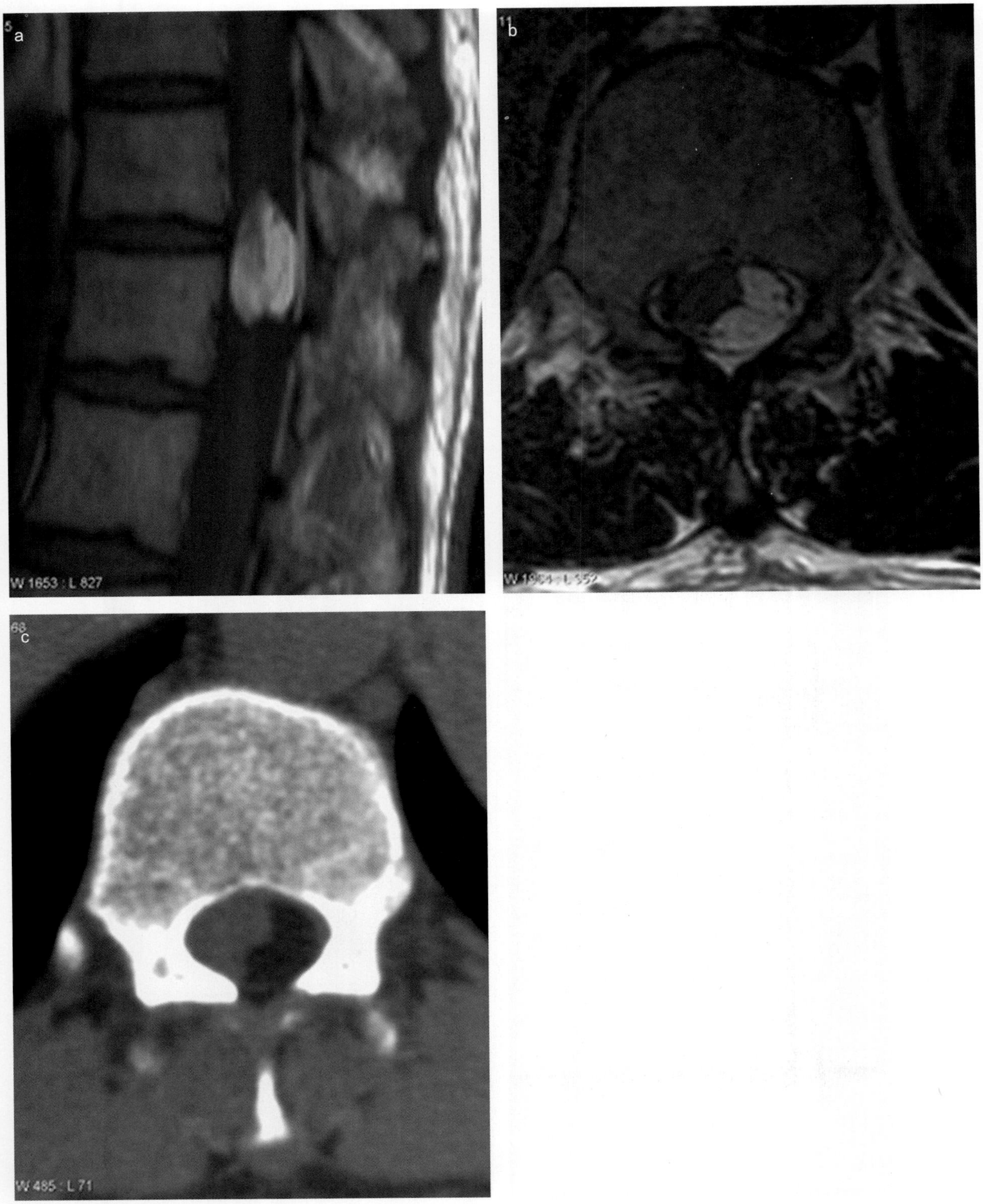

图 12.14 40 岁男性，胸椎硬膜内脂肪瘤。下胸椎 T1 加权像矢状位（a）显示高信号硬膜内脂肪瘤。T2 加权像轴位磁共振（b）和轴位 CT（c）显示嵌入背侧胸髓表面的硬膜内脂肪瘤

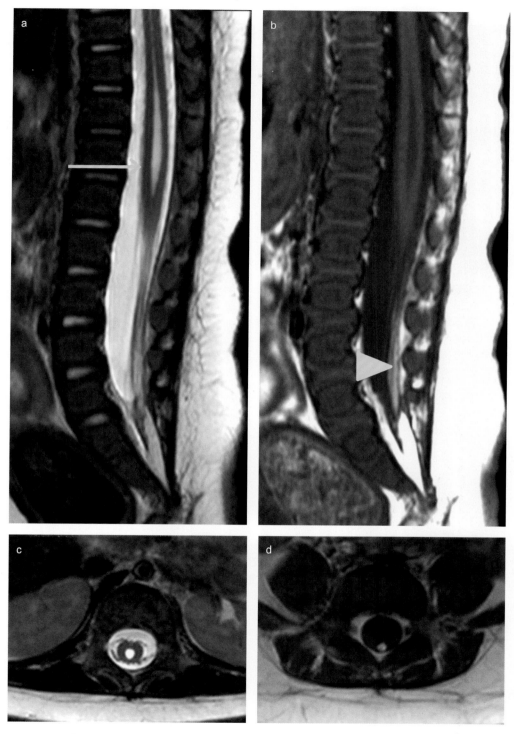

图 12.15 4 个月男婴,终丝纤维脂肪瘤和永久性终室。T2 加权像矢状位(a)和 T1 加权像(b)显示圆锥内髓腔(箭头)。增厚且 T1 像高信号(箭头)的终丝,即代表脂肪瘤。T2 加权像轴位(c),在 T12 水平,显示极小的 T2 像高信号髓腔(永久性终室),位于脊髓中心稍后方。T1 加权像轴位(d),在 L4 的水平上可见位于后方硬膜囊内的脂肪

12.13.4 背部皮下窦道

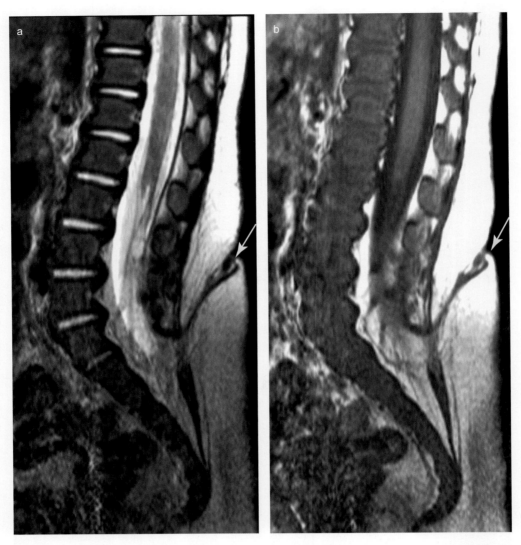

图 12.16 6 个月男婴，皮肤窦道。矢状面 T2 加权像（a）和腰椎 T1 加权像（b）显示从皮肤表面延伸到 L5–S1 脊髓椎管内的皮肤窦道。注意腰部皮肤窦道（箭头）

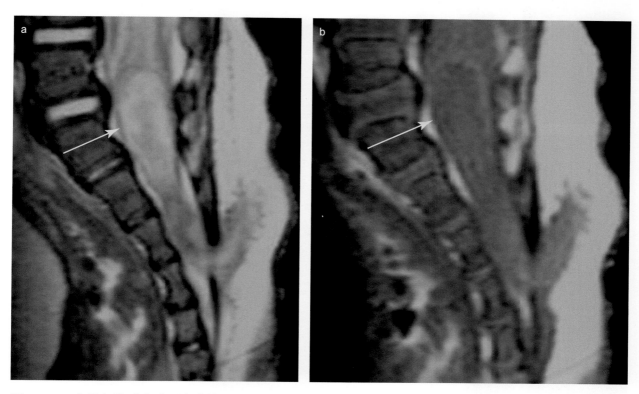

图 12.17 5 个月女婴,背部皮下窦道伴硬膜内皮样囊肿。T2 加权像矢状位(a)和 T1 加权像(b)可见皮肤窦道进入 S3-4 并与硬膜内皮样囊肿相通(箭头)

12.13.5　脊髓纵裂

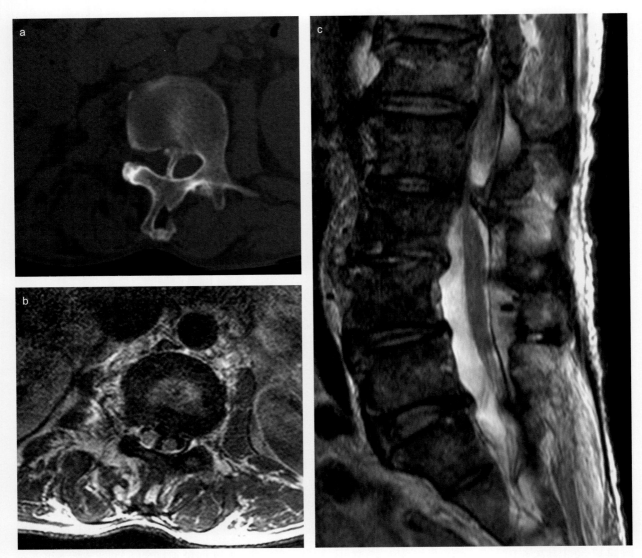

图 12.18　58 岁男性，Ⅰ 型脊髓纵裂。轴向腰椎 CT（a）显示椎管骨性分隔。T2 加权像 MR（b）显示两条半脊髓分别位于硬膜管内。T2 加权像矢状位（c）显示在 L2-3 椎间盘水平的骨性分隔和低置的位于 L5 水平的圆锥，伴背侧脊髓栓系。软骨下高信号、椎间隙减小和 L3-4 椎前软组织的变化是感染性脊椎炎所致

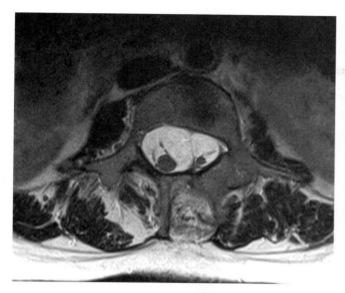

图 12.19 41 岁女性，Ⅰ型脊髓纵裂。T2 加权像轴位 MR 显示椎管扩大，伴有纤维性中隔（箭头）。纤维间隔将其分成分别位于椎管内的两个半脊髓

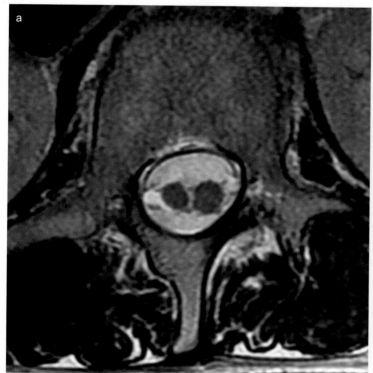
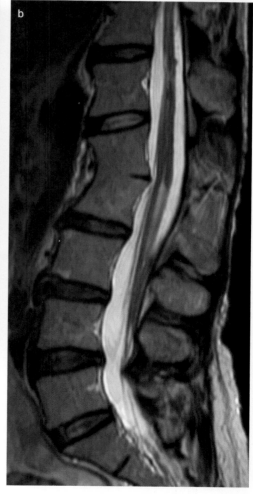

图 12.20 44 岁女性，Ⅱ型脊髓纵裂。T2 加权像轴位（a）显示在一个椎管内的两个半脊髓。T2 加权像矢状位（b）显示在 L1–2 水平的先天性阻滞椎、脊髓空洞症、脊髓栓系。圆锥位于 L4 水平

12.13.6 椎管内肠源性囊肿

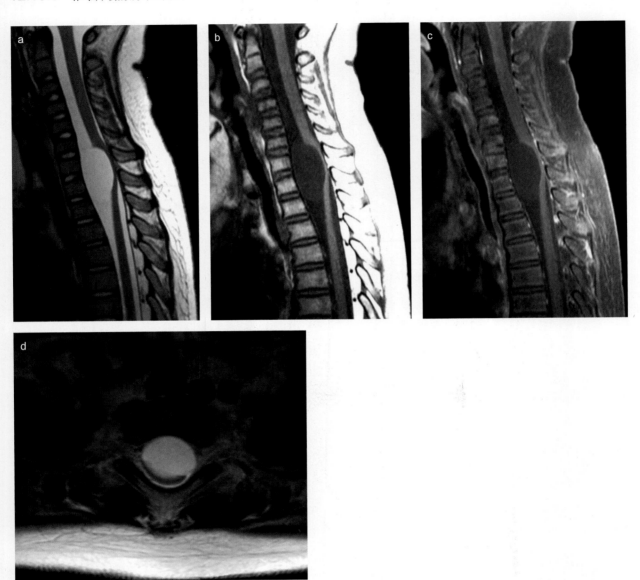

图 12.21 4 岁男性，椎管内肠源性囊肿。颈椎的 T2 像加权矢状位（a）、T1 加权图像（b）和脂肪饱和增强后图像（c）显示扩大的椎管和硬膜内囊性肿块，压迫脊髓腹侧。T2 加权像轴位（d）可见由于囊肿导致严重脊髓受压。病理显示椎管内肠源性囊肿

12.13.7　尾部退化综合征

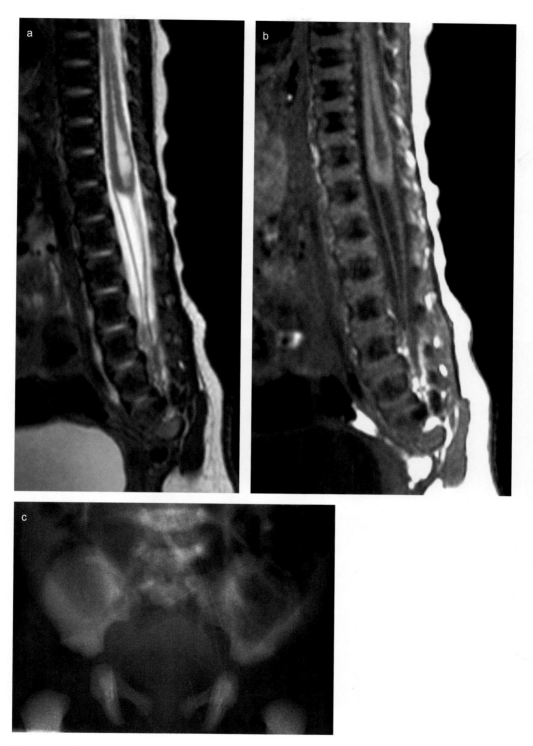

图 12.22　1 个月女婴,尾部退化综合征。T2 像加权矢状位(a)和 T1 加权像(b)显示了尾部退化综合征的特点:圆锥钝尾和骶骨发育不良。伴随脊髓空洞积水症。前后骨盆 X 线片(c)不显示 S2 骶尾椎下端结构

12.13.8　先天性椎体畸形

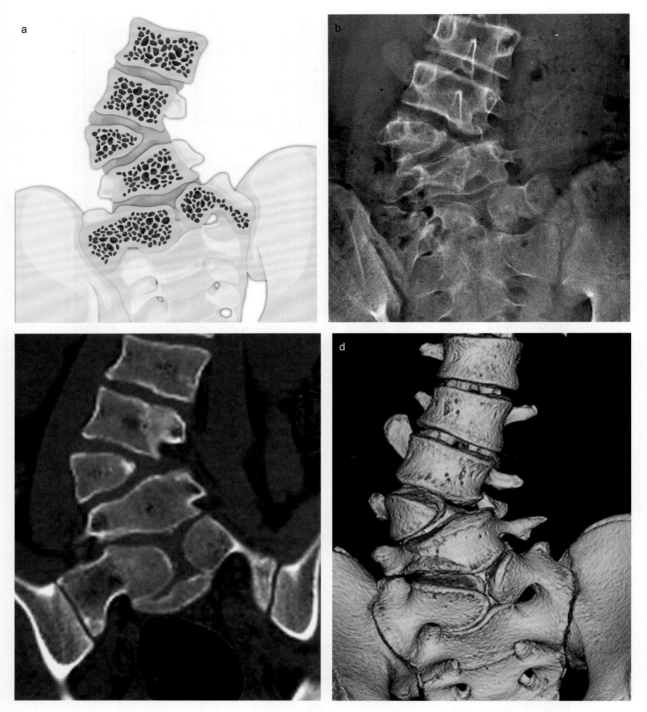

图 12.23　16 岁女性，蝴蝶椎和半椎体。冠状平面（a）、前后位（b）、冠状 CT 图像（c）和 3D 重建 CT 图像（d）显示 S1 蝴蝶椎，右侧 L4 半椎体引起脊柱侧凸

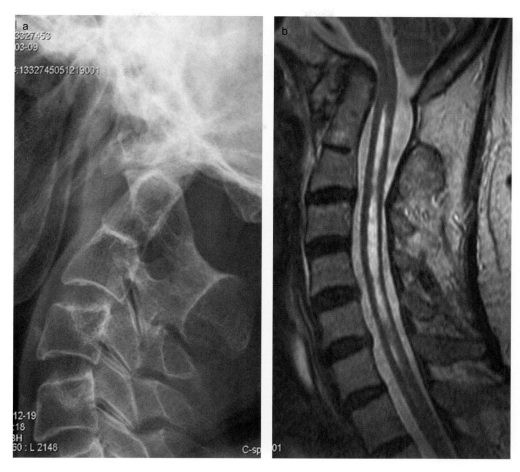

图 12.24　65 岁女性，寰椎枕化。上颈椎侧位片上（a）显示先天性脊椎分节不全 C2–3。C1 后弓未见。T2 像加权矢状位（b）显示由于颅底凹陷导致寰椎枕骨化及轻度脊髓压迫，以及 C1 平面下广泛的空洞形成

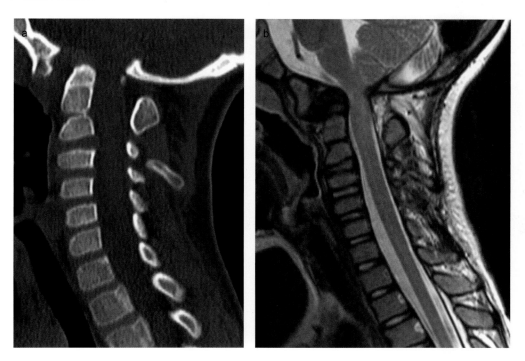

图 12.25　6 岁男性，寰椎枕化。矢状面 CT（a）显示 C1 前弓融合颅底，C2–3 椎骨分化不全，寰齿间隙增加。C1 后弓明显发育不良。T2 加权像矢状位 MR（b）显示齿状突和枕骨大孔后缘之间严重压缩

参考文献

Pang D, Dias MS, Ahab-Barmada M. Split cord malformation: part I: a unified theory of embryogenesis for double spinal cord malformations. Neurosurgery. 1992;31(3):451–80.

Tortori-Donati P, Rossi A, Cama A. Spinal dysraphism: a review of neuroradiological features with embryological correlations and proposal for a new classification. Neuroradiology. 2000;42(7):471–91.

Tortori-Donati P, Rossi A, Biancheri R, Cama A. Magnetic resonance imaging of spinal dysraphism. Top Magn Reson Imaging. 2001;12(6):375–409.

Warder DE, Oakes WJ. Tethered cord syndrome and the conus in a normal position. Neurosurgery. 1993;33(3):374–8.

Warder DE, Oakes WJ. Tethered cord syndrome: the low-lying and normally positioned conus. Neurosurgery. 1994;34(4):597–600; discussion.

第 13 章　罕见的退变性疾病

内　　容

13.1　后纵韧带骨化 ……………………………………………………………………………… 312

13.2　黄韧带骨化 ………………………………………………………………………………… 312

13.3　弥漫性特发性骨肥厚 …………………………………………………………………… 312

13.4　休门病 ……………………………………………………………………………………… 313

13.5　棘突间骨关节病（**Baastrup** 病） ………………………………………………… 313

13.6　硬膜外脂肪增多症 ………………………………………………………………………… 313

13.7　影像精析：罕见的退变性疾病 ………………………………………………………… 314

　　13.7.1　后纵韧带骨化 ………………………………………………………………………… 314

　　13.7.2　黄韧带骨化 …………………………………………………………………………… 317

　　13.7.3　弥漫性特发性骨肥厚 ………………………………………………………………… 319

　　13.7.4　休门病 ………………………………………………………………………………… 322

　　13.7.5　Baastrup 病 …………………………………………………………………………… 324

　　13.7.6　硬膜外脂肪增多症 …………………………………………………………………… 326

参考文献 …………………………………………………………………………………………… 327

本章我们将阐述罕见退变性病变：后纵韧带骨化、黄韧带骨化、弥漫性特发性骨肥厚、休门病（Scheuermann 病）、Baastrup 病、硬膜外脂肪增多症。这些病变可导致椎管狭窄，引发颈部或背部疼痛。本章将讨论它们的影像学成像特征。

13.1　后纵韧带骨化

后纵韧带骨化（ossification of the posterior longitudinal ligament，OPLL）是颈椎（C2-5）或胸椎（T4-7）的后纵韧带骨化并增厚的一种病理状态。OPLL 通常发生于老年患者，40 岁以下非常少见。严重的 OPLL 可因为脊髓或神经根受压迫而导致脊髓或神经根疾病。OPLL 可仅局限于椎体层面，而不累及椎间盘（节段型），或延伸累及超过数个节段（连续型）。连续型 OPLL 韧带钙化明显更厚，脊髓受压程度也明显严重于节段型。平片上 OPLL 表现为椎体后方不透射线的纵向条带。在不清晰的侧位片上椎体后壁可能会被误认为 OPLL。OPLL 常伴有椎体前方的骨赘。轴状位 CT 图像上可透射线的薄区域可区分 OPLL 和椎体，并能显示中央椎管的狭窄程度。矢状面 CT 重建可显示 OPLL 走向的整体观。MR 可以显示 OPLL 对脊髓的影响和发现压迫引起的脊髓病变。OPLL 的信号强度通常是 T1 和 T2 加权像低信号，但也是可变的，取决骨髓腔的成熟程度和获取情况。MR 图像上骨化无法与过度肥厚的韧带完全鉴别（Yamashita 等 1990），并且 MR 会扩大椎管的压迫程度。

13.2　黄韧带骨化

黄韧带骨化[（ossification of the ligamenta flava，OLF）或（ossification of the yellow ligament，OYL）]通常发生于胸椎，多见报道于亚洲人群。下胸椎 T9-12 是最常见的病变位置，颈椎也可受累。黄韧带的增厚常伴有小关节病变，通常也被认为是退行性病变。OLF 在老年人群发病率高，并且主要发生于男性。OLF 组织学典型表现为成熟骨化。单侧 OLF 常见，通常不会导致临床症状而是被偶然发现的。然而，双侧 OLF 可导致进展性的胸椎脊髓病变。当阅读腰椎 MRI 时，可偶然发现胸腰段的 OLF，因此腰椎 MR 包含的下胸椎应当

被仔细观察。轴状位 MR 直接显示脊髓或硬膜囊后方的受压情况。CT 显示硬膜外后方间隙特征性的 V 形、高密度、不透射线，伴有前部凹陷的线条。

13.3　弥漫性特发性骨肥厚

弥漫性特发性骨肥厚（diffuse idiopathic skeletal hyperostosis，DISH）是肌腱、韧带、中轴骨和四肢骨筋膜弥漫性骨化的一种病理状态。病因不明，主要发病于 50 岁以上男性（Weinfeld 等 1997），所以 DISH 被认为是一种退行性病变。许多 DISH 患者并没有症状。如出现症状，多是间歇性的脊柱僵硬，活动受限，非特异性的背痛。巨大的颈前骨赘可导致食管受压引起吞咽困难。

DISH 主要累及胸椎（T7-11），骨肥厚主要位于右侧。降主动脉搏动被推测对脊柱左侧的骨肥厚具有抑制作用。骨化的增厚程度并不一致。在侧位片上，跨越椎间盘间隙的骨质增生显示为不规则和凹凸不平的形状。

颈椎（C4-7）骨质肥厚多沿着椎体的前方发生。延长的骨赘可延伸跨越椎间盘，呈现为不规则、凹凸不平或者是均匀光滑。DISH 可伴随颈椎后纵韧带骨化、茎突舌骨韧带的骨化或茎突变长。腰椎主要是上腰椎域受累。腰椎 DISH 病变的表现与颈椎相似。矢状位 CT 重建可显示典型病变。

DISH 主要是影像学诊断，需要满足以下影像学标准。首先，应该有至少 4 个连续的椎体的前外侧发生钙化和骨化。其次，受累节段的椎间盘高度相对保留，无椎间盘退变的影像学改变，如真空现象和软骨下硬化。最后，无关节突关节强直、骶髂关节侵蚀、硬化或骨性融合。每一条诊断标准都被应用于 DISH 与其他脊柱疾病鉴别：畸形脊柱病、椎间骨软骨病、强直性脊柱炎。强直性脊柱炎的骨赘是较薄的纤维环内的纵向骨化，而畸形脊柱病的脊柱骨赘呈三角形并且高出椎间盘关节处几个毫米。然而，因为 DISH 和 AS 不是罕见疾病，二者可能发生于同一患者。这种情况下，典型的 AS（骶髂关节侵蚀、关节间隙狭窄、骨炎、关节强直）和 DISH（骶髂关节前方囊状桥连和肥厚的骨赘）的影像学表现会共存。

DISH 有脊柱外病变表现，如在肌腱和韧带接

入点处骨肥厚、包括髂嵴、坐骨结节、大转子、髋臼、髌骨和跟骨后方及足底面的骨刺。

13.4　休门病

休门病的特征是 3 个或更多椎体的楔形变导致的胸椎或胸腰椎后凸（Lowe 1990）。它是指椎体二次骨化中心的骨软骨病。休门病表现为侧位片上的胸椎异常后凸、椎体楔形变、椎间隙狭窄、Schmorl 结节、椎体终板不规则。但是腰椎可以表现为椎体不规则而不是椎体楔形变。椎体的前后径可能增加，也可伴随脊柱侧凸。成人患者可以发现晚期的退变性椎间盘疾病，如真空现象和软骨下骨硬化。

13.5　棘突间骨关节病（Baastrup 病）

Baastrup 病或吻合椎是由相邻棘突慢性接触撞击导致的。在侧位片或矢状面三维 CT 重建可见 Baastrup 病导致的相邻棘突撞击的上下表面硬化，扁平和囊性糜烂（DePalma 等 2004）。Baastrup 病变常位于腰椎（尤其在 L4-5 水平，其次是 L3-4 水平）。脊柱过伸或腰椎过度前凸导致棘突互相接触。棘突间韧带的退变导致棘突间假关节。此病也被认为与关节突关节慢性活动性炎症（关节滑膜炎）有关。

棘间韧带炎症提示活动性、进展性的 Baastrup 病。脂肪饱和增强像和脂肪饱和 T2 像 MRI 能最好的显示活动性的 Baastrup 病。在 Baastrup 病中经常可见邻近后方椎旁肌肉组织脂肪变（Haig

等 2001）。

13.6　硬膜外脂肪增多症

脊柱硬膜外脂肪增多症的特点是过多的硬膜外脂肪导致椎管狭窄。硬膜外脂肪增多主要见于腰椎，其病因主要是慢性类固醇治疗，导致类固醇过多产生的一些疾病（库欣综合征）和肥胖（Fassett 和 Schmidt 2004）。硬膜外脂肪增多有时可以导致椎管狭窄的症状，如背痛、感觉异常、下肢进行性无力（Clancey 2004）。MRI 可以显示硬膜外脂肪导致椎管狭窄的层面和程度（Borre 等 2003）。MR 脂肪饱和序列的应用可以鉴别此病与硬膜外血肿。

要点

- 后纵韧带骨化症是种颈椎和胸椎后纵韧带骨化和增厚的病变。
- 弥漫性特发性骨肥厚是肌腱起止点、韧带、中轴骨和四肢骨筋膜的弥漫性骨化的病变。
- 休门病是椎体二次骨化中心的骨软骨病，其特征性为三个或更多的椎体楔形畸形导致的胸椎或胸腰椎后凸。
- Baastrup 病或吻合椎是棘突间的假关节，伴随棘突间韧带的退变，由腰椎过伸或过度前凸所导致。
- 硬膜外脂肪增多症的特点是硬膜外脂肪过多并导致椎管狭窄，主要发生于腰椎。

13.7 影像精析：罕见的退变性疾病

13.7.1 后纵韧带骨化

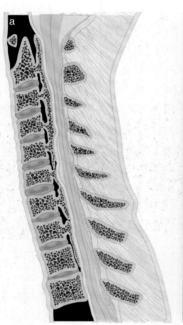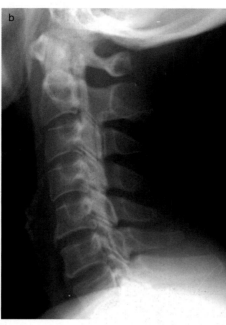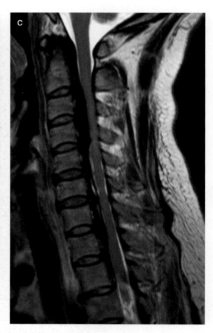

图 13.1 47 岁女性，连续型颈椎 OPLL。矢状面示意图（a）显示连续型颈椎 OPLL，压迫脊髓。颈椎侧位片（b）显示了沿椎体后缘的不透射线条带。T1 像矢状位 MR（c）显示了从 C2 延伸至 T2 位于椎体和脊髓之间的连续低信号条带。脊髓在 C3、C4 和 T1 水平受到 OPLL 压迫

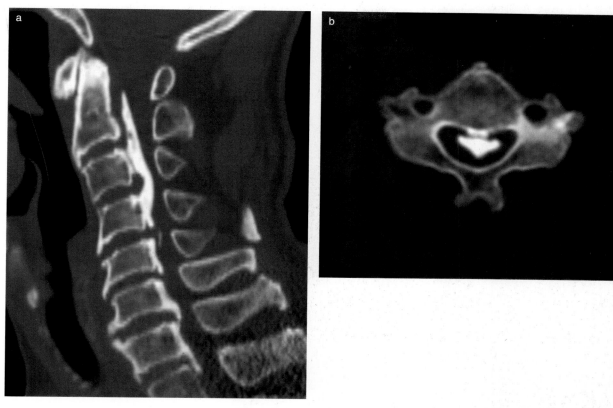

图 13.2　73 岁男性, OPLL。矢状位 CT（a）显示颈椎广泛 OPLL。上颈椎连续型 OPLL 相对于下颈椎的节段性 OPLL 显著更厚, 中央椎管狭窄程度更严重。轴状位 CT（b）显示 C3 层面大的倒 T 形骨化灶, 中央管显著狭窄

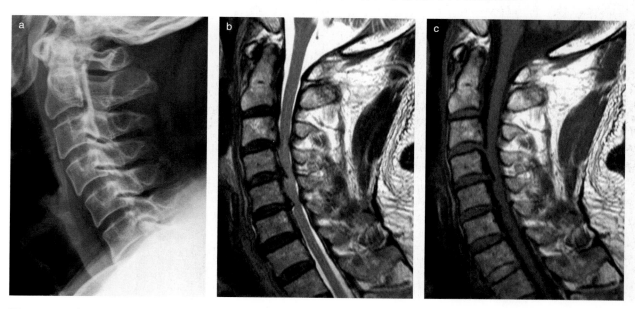

图 13.3　73 岁男性, 节段型 OPLL。颈椎侧位片（a）显示 OPLL。中、下颈椎后纵韧带骨化部分被重叠的小关节所掩盖。T2 加权像矢状位（b）和 T1 加权像矢状位（c）显示节段型 OPLL, 仅限于椎体层面, 不累及椎间盘水平。多节段椎间盘突出压迫脊髓

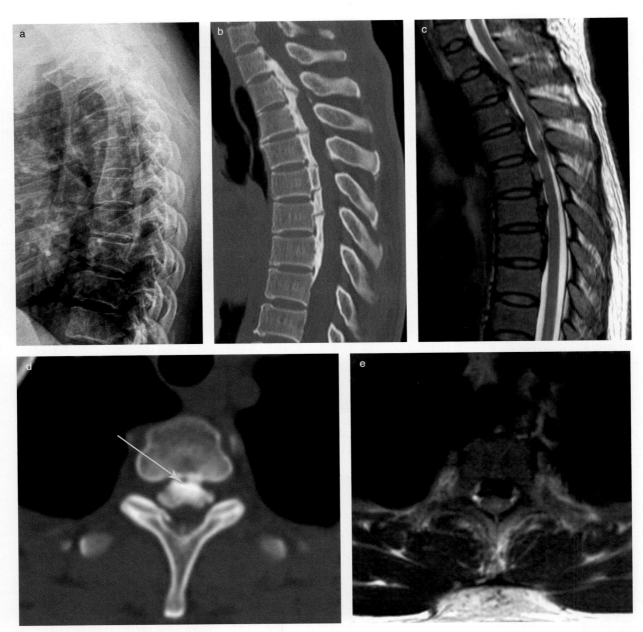

图 13.4 45 岁女性，广泛胸椎 OPLL。侧面平片（a）、矢状 CT（b）和 T2 加权像矢状位 MR（c）显示在 T1-7 水平广泛的 OPLL 病变。脊髓在 T2 水平严重受压迫。轴状位 CT（d）和 T2 加权像 MR（e）显示大量骨化压迫脊髓。注意骨化和椎体分离（箭头）

13.7.2　黄韧带骨化

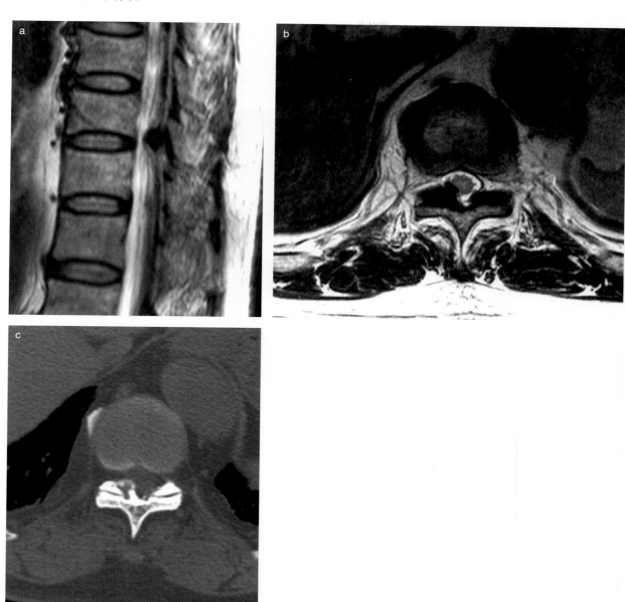

图 13.5　71 岁男性,单侧黄韧带骨化。胸椎 T2 加权像矢状位(a)显示黄韧带局部增厚,中央管轻度狭窄。T2 加权像轴状位 MR(b)和轴状位 CT(c)显示右侧黄韧带单侧骨化,导致侧方椎管轻度狭窄

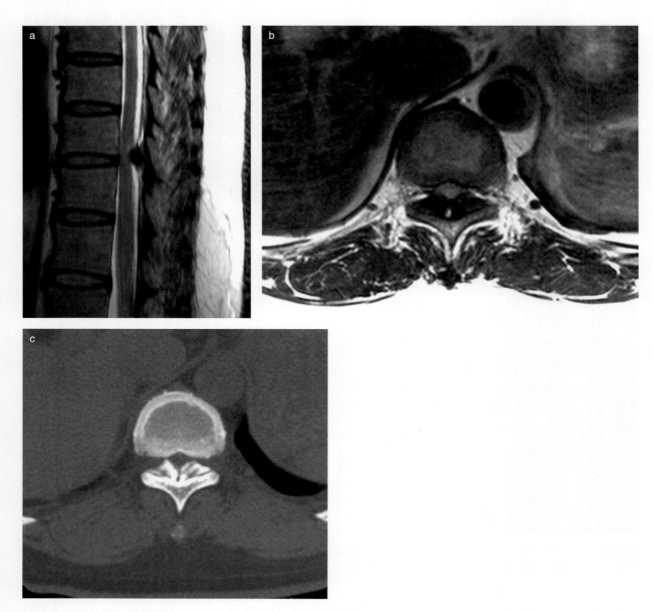

图 13.6 46 岁女性，黄韧带骨化。T2 加权像矢状位（a）和轴状位 MR（b）显示双侧黄韧带局灶性增厚，严重压迫胸髓。轴状位 CT（c）显示高密度黄韧带骨化

13.7.3　弥漫性特发性骨肥厚

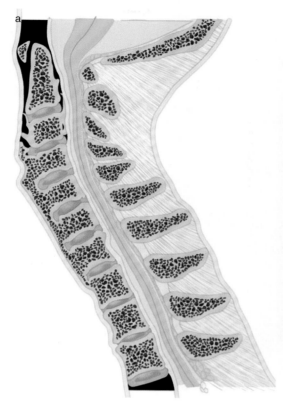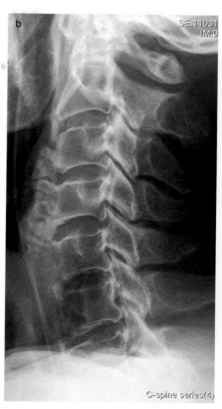

图 13.7　74 岁男性，DISH。颈椎矢状面示意图（a）显示巨大的前纵韧带骨化延伸超过四个连续椎体以及棘突之间的骨化，椎间盘间隙相对完整。侧位片（b）显示椎体前方的大块骨化引起吞咽困难和误吸。矢状位 CT（c）显示 C3 延伸到 C7 的巨大前纵韧带骨化，是 DISH 的典型表现。C2-C6 层面也有节段型 OPLL，上胸椎黄韧带骨化以及在 C7 和 T1 棘突的骨刺。在 T1 加权像矢状位 MR（d），前纵韧带骨化 T1 高强度信号主要是由脂肪骨髓所致。食管造影（e，f）显示吞咽试验时由于巨大前纵韧带骨化导致造影剂误吸所产生的硫酸钡支气管显影

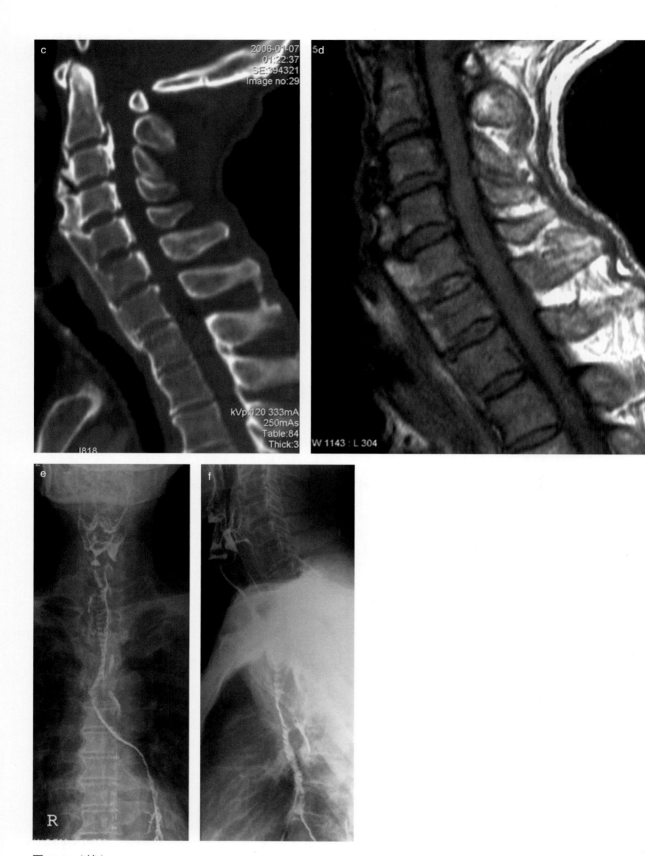

图 13.7 （续）

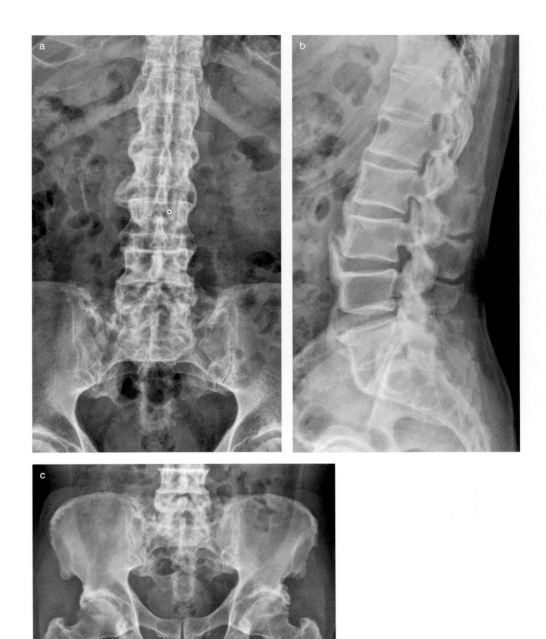

图 13.8　58 岁男性，DISH。腰骶椎前后位片（a）和侧位片（b）显示前纵韧带隆起的骨刺及骨化。骨盆前后位片（c）显示双侧髂嵴，髋臼边缘，大转子的多发骨赘

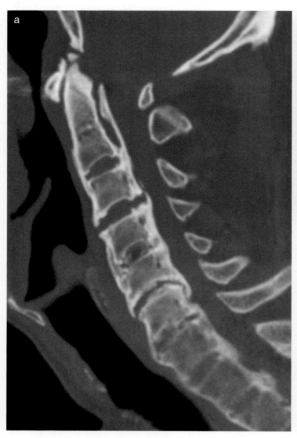

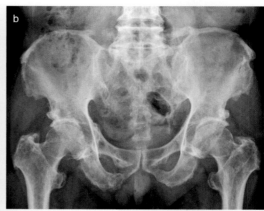

图 13.9　59 岁男性，DISH。矢状位骨 CT（a）显示前后纵韧带的骨化。注意寰椎前弓、齿状突的顶端韧带和枕骨粗隆的骨赘及骨化。骨盆前后位片（b）显示髂嵴、坐骨结节、大转子和髋臼边缘隆起的骨刺

13.7.4　休门病

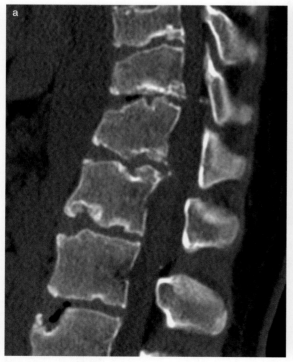

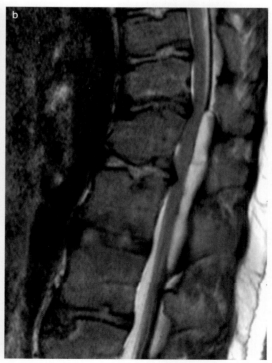

图 13.10　17 岁男性，休门病。矢状位骨 CT（a）显示休门病典型的影像学表现：多发 Schmorl 结节、椎体终板不规则、多发胸椎椎体前方楔形变。T2 加权像矢状位 MR（b）显示椎体楔形变、波浪样终板和 Schmorl 结节。胸髓背侧的纵向囊性病变已被诊断为蛛网膜囊肿

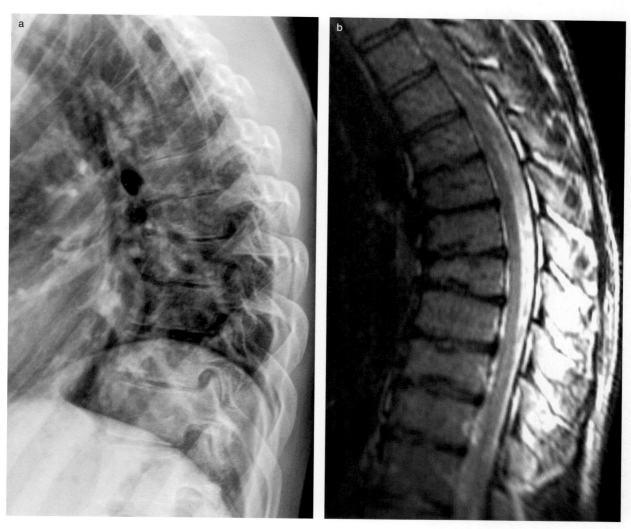

图 13.11 16 岁男性,休门病。侧位片(a)显示了每个椎体由于多发 Schmorl 结节导致的椎体楔形变和波浪样椎体。T2 加权像矢状位 MR(b)显示椎间盘退变、弥漫性终板不规则,椎体前方楔形变

13.7.5　Baastrup 病

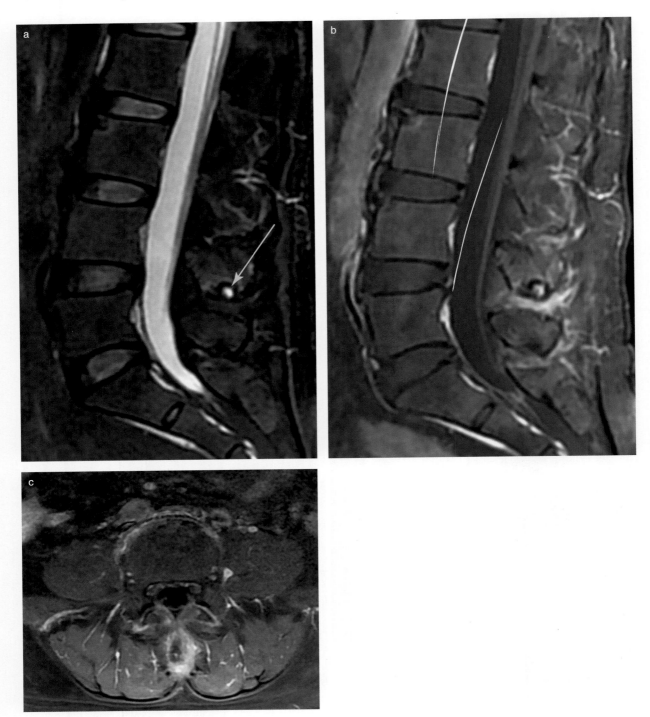

图 13.12　55 岁女性，Baastrup 病，乳腺癌患者。腰椎脂肪饱和 T2 加权像矢状位 MR（a）显示 L4 棘突下缘的骨皮质下囊肿（箭头）。腰椎脂肪饱和 T1 加权像 MR 矢状位（b）和轴状位（c）显示 L4-5 棘突间片状强化。冠状位（d）和轴状位（e）PET/CT 融合图像显示 MR 对比增强的对应区域 FDG 摄取增高

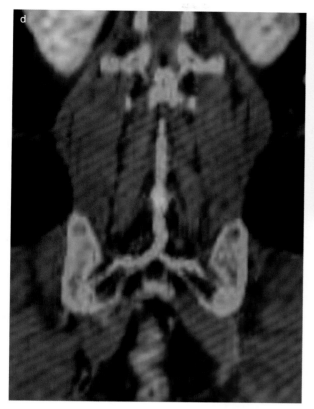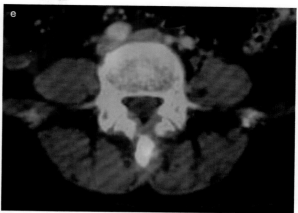

图 13.12 （续）

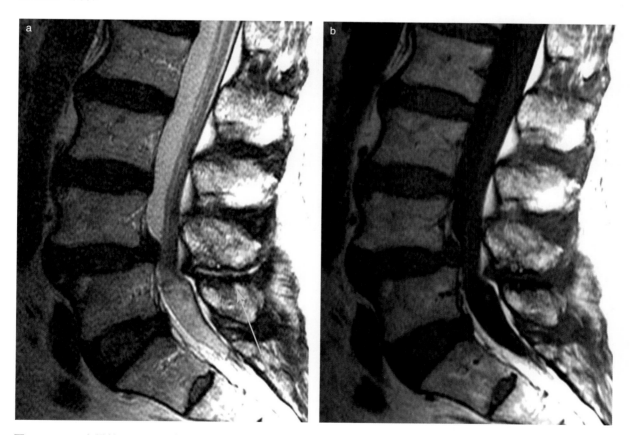

图 13.13 72 岁男性，Baastrup 病。T2 加权像矢状位（a）显示 L4-5 棘间韧带高强度信号（箭头）。邻近的棘突表面不规则。注意 L4 椎体相对于 L5 椎体退变性向前滑移。T1 加权像（b）更好地显示 L4-5 水平棘突的硬化边缘

13.7.6　硬膜外脂肪增多症

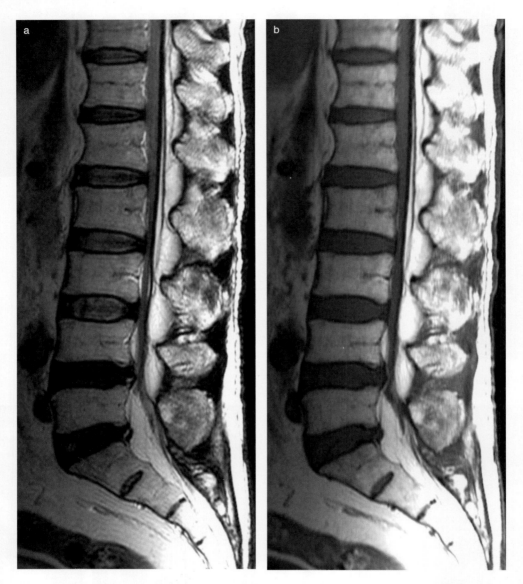

图 13.14　69 岁男性，硬膜外脂肪增多症。腰骶椎 T2 加权像矢状位（a）和 T1 加权像（b）显示腰椎硬膜外后方间隙和 L4-5 水平下硬膜外前方间隙脂肪过多。腰椎管因硬膜外脂肪广泛狭窄，脑脊液间隙阻塞

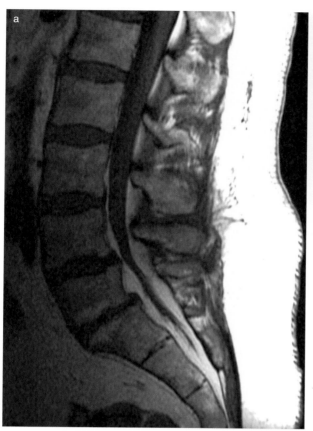
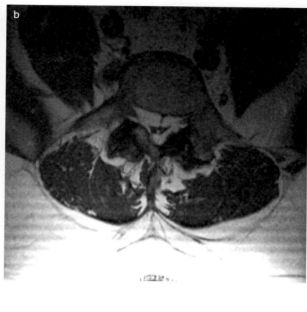

图 13.15 54 岁男性,硬膜外脂肪增多症。T1 加权像中线矢状位(a)和 L5 水平轴状位(b)显示显著增多的硬膜外脂肪包绕并压迫硬膜囊。在轴状位图像上,受挤压的硬膜囊呈三角形或三叶草形

参考文献

Borre DG, Borre GE, Aude F, Palmieri GN. Lumbosacral epidural lipomatosis: MRI grading. Eur Radiol. 2003;13(7):1709–21. doi:10.1007/s00330-002-1716-4.

Clancey JK. Spinal epidural lipomatosis: a case study. J Neurosci Nurs. 2004;36(4):208–9. 13.

DePalma MJ, Slipman CW, Siegelman E, Bayruns TJ, Bhargava A, Frey ME, et al. Interspinous bursitis in an athlete. J Bone Joint Surg Br. 2004;86(7):1062–4.

Fassett DR, Schmidt MH. Spinal epidural lipomatosis: a review of its causes and recommendations for treatment. Neurosurg Focus. 2004;16(4):E11.

Haig AJ, Harris A, Quint DJ. Baastrup's disease correlating with diffuse lumbar paraspinal atrophy: a case report. Arch Phys Med Rehabil. 2001;82(2):250–2. doi:10.1053/apmr.2001.18052.

Lowe TG. Scheuermann disease. J Bone Joint Surg Am. 1990;72(6):940–5.

Weinfeld RM, Olson PN, Maki DD, Griffiths HJ. The prevalence of diffuse idiopathic skeletal hyperostosis (DISH) in two large American Midwest metropolitan hospital populations. Skeletal Radiol. 1997;26(4):222–5.

Yamashita Y, Takahashi M, Matsuno Y, Sakamoto Y, Yoshizumi K, Oguni T, et al. Spinal cord compression due to ossification of ligaments: MR imaging. Radiology. 1990;175(3):843–8.

第 14 章　炎症性关节炎

内　　容

14.1　脊柱关节病 ··· 329

　　14.1.1　强直性脊柱炎 ·· 329

　　14.1.2　银屑病关节炎 ·· 330

14.2　**SAPHO** 综合征 ··· 330

14.3　类风湿性关节炎 ·· 330

14.4　影像精析：炎症性关节炎 ··· 331

　　14.4.1　强直性脊柱炎 ·· 331

　　14.4.2　银屑病关节炎 ·· 342

　　14.4.3　SAPHO 综合征 ·· 346

　　14.4.4　类风湿性关节炎 ·· 348

参考文献 ·· 352

累及脊柱的非感染性炎症性关节炎包括：脊柱关节病，SAPHO 综合征和类风湿性关节炎。本章我们将讨论强直性脊柱炎，银屑病关节炎，SAPHO 综合征以及类风湿性关节炎的脊柱临床表现。

14.1　脊柱关节病

脊柱关节病（先前称为血清阴性脊柱关节病）是一类关节慢性炎性改变，表现为整体上的肌腱附着点疾病。其中，强直性脊柱炎和银屑病关节炎最为常见。较少见的脊柱关节病还包括 Reiter 综合征，肠型关节病（Crohn 病或溃疡性结肠炎），以及未分化脊柱关节病。总体来说，脊柱关节病有一些共同特征。该病可以影响脊柱和骶髂关节，导致背痛及僵硬。发病年龄 20~40 岁。该病有遗传倾向，与 HLA-B27 密切相关。类风湿因子血清实验结果大多为阴性。脊柱关节病可累及软骨关节，肌腱以及滑膜关节。

14.1.1　强直性脊柱炎

强直性脊柱炎（ankylosing spondylitis，AS）主要累及脊柱和骶髂关节，导致严重的慢性疼痛和不适。在进展期，脊柱炎症和骨形成可导致全脊柱疼痛僵硬，腰椎前凸丢失及严重的胸椎后凸（Levine 等 2004）。尽管仍有近 5% 患者为 HLA-B27 阴性，但这一指标在 95% 的 AS 患者中表达阳性。AS 进展从尾端的骶髂关节逐渐延伸向腰椎最终到颈椎。特别是，AS 起病隐匿，常表现为下腰痛及晨僵，病程超过 3 个月。骶髂区疼痛是疾病早期的主要表现，在骶髂关节强直后疼痛消失。

影像学表现反映了潜在的病理学进展，如炎症、骨修复和脊柱骨化。炎症表明软骨下骨侵蚀，而骨修复和韧带骨化表现为软骨下硬化及骨性强直。根据修订的纽约标准，AS 的明确诊断需要平片明确提示骶髂关节炎和临床表现典型症状（下腰痛持续大于 3 个月，脊柱活动性降低，胸部扩张降低）（van der Linden 等 1984）。然而，由于平片无法显示早期骶髂关节炎，因此这一标准无法诊断早期 AS 患者。

骶髂关节

骶髂关节炎是 AS 最早出现的影像学异常。最初表现为骶髂关节髂骨面软骨下皮质影模糊不清。由于髂骨软骨较薄，骨侵蚀通常更早发生于髂骨面。随后，骶髂关节两面开始双侧、对称性受累（Bennett 等 2004）。影像学上软骨下骨模糊是骶髂关节炎的重要表现，在退变性关节病中不会出现。这一影像学表现随后会出现关节的侵蚀性改变及轻度软骨下硬化。侵蚀面逐渐变大，关节间隙变宽（假性变宽），软骨下硬化逐渐明显（反应性骨质增生）。软骨破坏进展伴随关节间隙变窄。骶髂关节随着关节囊韧带结构的骨化而逐渐融合。在 AS 后期，关节完全强直伴关节周围硬化减弱。骶髂关节炎的修正后纽约分级标准如下：0 级为正常影像学表现；1 级为可疑改变；2 级为轻度异常，即微小的局部侵蚀或硬化，不伴关节间隙改变；3 级为明显异常，伴关节间隙增宽；4 级为完全强直。基于修正后纽约临床标准，0 级或 1 级不足以确诊 AS。

相比于平片，CT 在发现骶髂关节骨皮质侵蚀方面更加敏感。MRI 可以在最早期检测骶髂关节炎，评估疾病活动状况。增强 T1 脂肪饱像可进一步对活动征象进行描绘。

AS 患者双侧对称性骶髂关节异常必须与甲状腺功能亢进和致密性髂骨炎相鉴别。甲状腺功能亢进患者髂骨的软骨下骨吸收，后续可见关节间隙增宽。致密性髂骨炎在髂骨下方可见三角状骨质硬化，其关节面及关节间隙不受影响。致密性髂骨炎可由骶髂关节慢性应力导致，患者几乎全部为女性。

脊柱

AS 患者的脊柱改变可见于间盘椎体连接，小关节、肋椎关节，后方韧带结构及寰枢关节。AS 主要累及间盘椎体连接处，包括椎骨炎，侵蚀，骨赘以及骨质疏松伴间盘膨胀。

骨炎导致皮质骨沿椎间盘 – 椎体连接处的前角受侵蚀，在胸腰交界处尤其常见（Romanus 损伤）。这类沿椎体前方的前角侵蚀及骨质增生会使椎体前方表面正常的凹度丢失，导致方椎形成。反应性的骨皮质下硬化通常发生在椎体前角（亮角征）。Romanus 病变在 MRI 中表现为椎体前角的炎性及水肿改变（Jevtic 等 2000）。MRI 中椎体前角脂髓样改变提示 AS 慢性阶段。前方和外方的椎旁韧带和椎间盘外纤维化环钙化导致薄的纵向韧带骨赘。AS 后期，脊柱强直伴弥漫性韧带骨赘形成可导致椎体轮廓起伏（竹节样改变）。

AS 可表现为破坏性椎间损伤（Andersson 病变）。Andersson 病变分为两类。A 型 Andersson 损伤是椎体 – 椎间盘连接中央软骨下的炎性改变，表现为 Schmorl 结节，椎体终板不规则，椎间隙变窄。B 型 Andersson 病变表现为脆性僵硬的脊柱发生椎间骨折而形成的假关节。B 型 Andersson 病变通常位于胸腰椎或颈胸椎交界处，在强直节段的跳跃区域附近。

小关节可表现为骨皮质侵蚀、硬化、关节囊钙化及关节融合。小关节强直是脊柱僵硬的主要原因。关节囊钙化使得前后位平片上显示两条纵向的不透 X 光的线（轨道征）。腰椎棘间韧带和棘上韧带钙化在前后位平片上可表现为单条不透 X 光的线（匕首征）。

AS 患者骨质疏松及脊柱僵硬在晚期可导致脊柱骨折（Wang 等 2005）。AS 导致的脊柱骨折多为横断骨折，且可穿越椎体或椎间盘。相邻的前后椎旁韧带通常被破坏，可出现脊髓受压及损伤。

严重的骨质疏松可导致椎体受压出现双凹面终板（鱼骨椎体）和双凸面椎间盘（球样间盘）。硬脊膜膨胀及伴随的椎管增宽可发生于腰椎区域。

14.1.2 银屑病关节炎

银屑病关节炎（psoriatic arthritis，PA）可累及四肢及中轴骨。皮肤病常早于关节病变数月或数年发生。25%~60% 银屑病关节炎患者 HLA-B27 为阳性。手部和足部是银屑病关节炎患者常见的受累部位。银屑病累及的中轴骨影像学表现类似于 AS，除了几点不同。单侧骶髂关节炎，不对称的韧带骨赘形成及韧带旁骨赘旁发生可区分 AS 与银屑病关节炎（Harvie 等 1976）。

大约 20% 的银屑病患者有骶髂关节改变。其影像学变化类似于 AS，但银屑病关节炎患者骶髂关节强直较少见。

银屑病关节炎隆起的脊柱椎旁钙化和大量非对称骨桥形成可沿间盘椎体连接处的边缘发生，并主要发生在胸腰交界段（Bennett 等 2004）。这些是与 AS 患者韧带骨化所区别的地方。椎骨炎和椎体方块化在银屑病关节炎中较少见。

14.2 SAPHO 综合征

SAPHO 综合征（滑膜炎、痤疮、脓疱病、掌跖病、骨肥厚和骨炎）是一类与皮肤改变相关的炎性骨病。最早期和最常见的关节表现为胸骨柄区域水肿和骨肥大。骨扫描可发现胸锁关节和胸骨柄交界处摄取增高。脊柱受累及可表现为脊柱痛性僵硬及慢性下腰痛。SAPHO 综合征脊柱受累的特点为溶骨和硬化的混合性改变，表现为骨赘、韧带骨化、椎体方形变、两个及以上椎体前角包括椎间隙的侵蚀。脊柱受累可被误诊为慢性化脓性脊柱炎。

14.3 类风湿性关节炎

类风湿性关节炎（rheumatoid arthritis，RA）是一类常见的自身免疫性疾病，可导致外周关节对称性侵蚀性滑膜炎。RA 累及脊柱时好发于颈椎区域。RA 的典型表现为寰枢关节半脱位、齿状凸及关节突关节侵蚀，下位颈椎半脱位，椎间隙变窄，软骨下侵蚀及硬化，以及棘突破坏。

颈椎最常见的改变为寰枢关节向前半脱位，其寰椎前弓和齿凸间距异常增宽[成人寰齿间距 ADI（atlantodental interval）>2.5mm]。寰枢关节向前半脱位是由于横韧带松弛所致。然而，齿状突后方与寰椎后环前缘的距离（PADI）直接测量椎管，对评估寰枢关节半脱位更为重要。PADI 小于 14mm 被认为是手术稳定的指征（Wasserman 等 2011）。RA 患者中，颈椎半脱位和血管翳形成可压迫脊髓或脑干。MRI 可显示由于骨及齿状突周围血管翳的脊髓压迫。

随着颈椎不稳进展，齿状突向上移位至寰椎环内。随着颅底沉降，寰齿间距反而减少。颈延髓角用于评估齿状突上移。颈延髓角是矢状位 MRI 上一条沿着颈椎脊髓前方的直线和另一条沿着延髓的直线的夹角。其正常角度为 135°~175° 之间。颈延髓角小于 135° 显著提示颅底纵向沉降，并且与脊髓病相关（Bundschuh 等 1988）。

下颈椎半脱位和脱位的 RA 可导致颈脊髓压迫和脊髓病变。向前半脱位 >2mm 和轴向短缩伴椎间盘塌陷，关节突关节侵蚀，以及棘突破坏，导致脊髓病变进展（Wasserman 等 2011）。

> **要点**
> - AS 主要影响脊柱和骶髂关节。骶髂关节炎的影像学表现为软骨下骨皮质模糊，关节受侵蚀伴间隙增宽，软骨下硬化以及强直。AS 患者的脊柱改变为骨皮质侵蚀（Romanus 损伤）、椎体方形变、反应性骨皮质下硬化及韧带骨化形成。
> - 银屑病关节炎主要表现为隆起的椎旁钙化，以及沿椎间盘 – 椎体连接处边缘的大量不对称骨桥，主要发生于胸腰交界处。
> - SAPHO 综合征的脊柱改变为椎体硬化，两个及以上椎体前角侵蚀。
> - RA 患者最常见的脊柱病变为寰枢关节半脱位伴齿状突侵蚀。

14.4　影像精析：炎症性关节炎

14.4.1　强直性脊柱炎

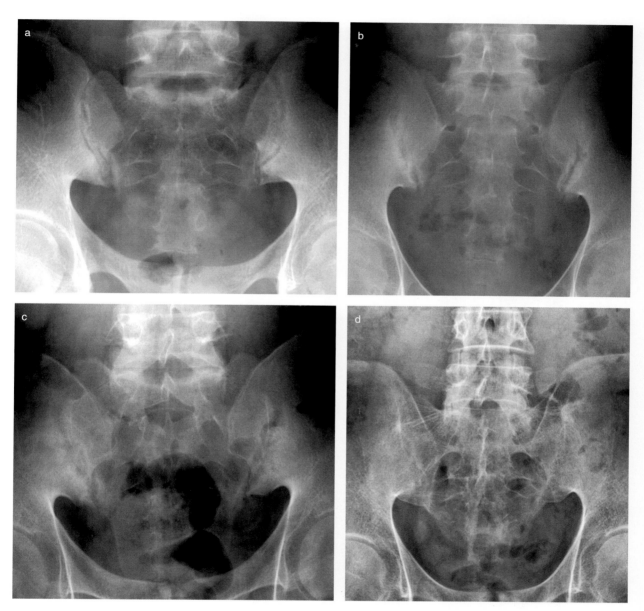

图 14.1　AS 患者根据修正纽约标准的骶髂关节炎分级。（a）1 级：可疑改变，关节边缘模糊。（b）2 级：轻微异常，软骨下骨侵蚀和硬化。（c）3 级：明显异常，关节间隙不规则增宽。（d）4 级：关节间隙消失，强直

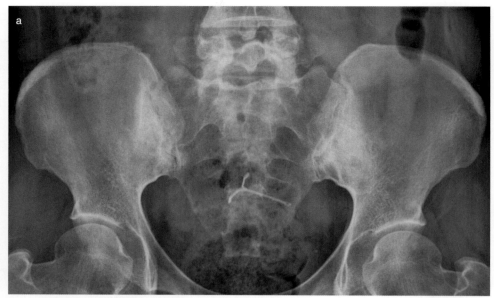

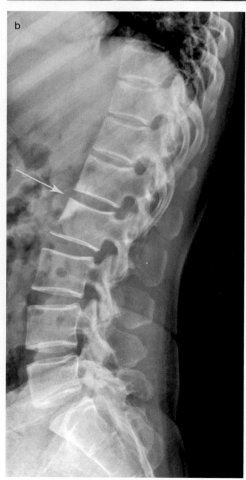

图 14.2 42 岁女性 AS 患者。骨盆前后位平片（a）显示双侧骶髂关节侵蚀性改变，软骨下骨硬化。同一患者，腰椎侧位片（b）显示椎体方形变及椎体前角（箭头）反应性骨皮质硬化（亮角征）

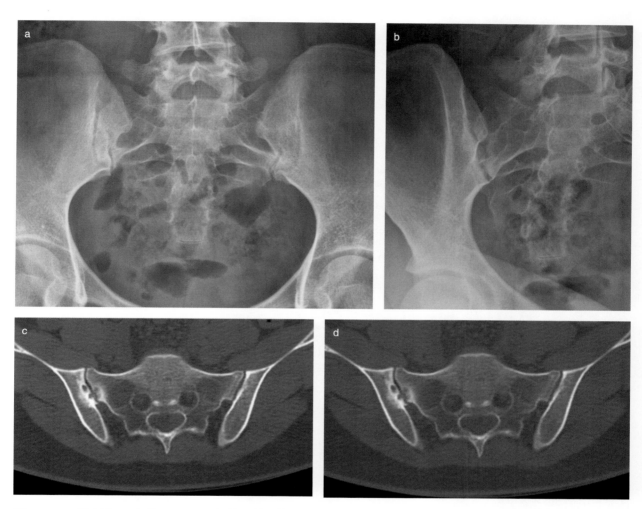

图 14.3 20 岁女性 AS 患者, HLA–B27 阳性。骨盆前后位平片（a）显示右侧骶髂关节可疑软骨下侵蚀伴软骨下硬化, 左侧骶髂关节模糊。（b）更好地显示了右侧骶髂关节软骨下骨侵蚀。骨扫描后面观（c）显示双侧骶髂关节同位素摄取增加, 右侧为著。CT 轴状面（d）显示右侧骶髂关节双面软骨下骨侵蚀伴邻近部位硬化

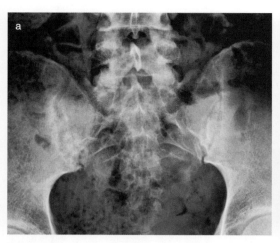
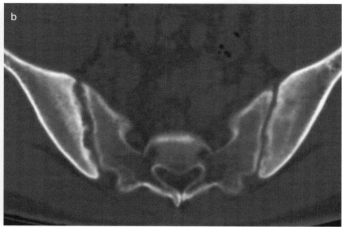

图 14.4 19 岁男性 AS 患者。骨盆前后位平片（a）显示双侧骶髂关节边缘模糊。注意右侧骶髂关节间隙增宽及反应性软骨下硬化。轴状位 CT（b）更好地显示了双侧骶髂关节多发性微小的软骨下侵蚀，右侧骶髂关节髂骨侧更显著

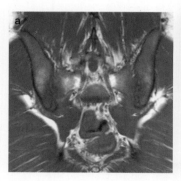
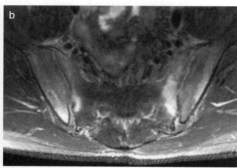
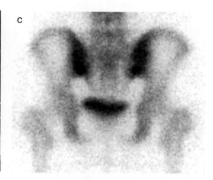

图 14.5 22 岁男性 AS 患者双侧骶髂关节炎。骶骨 T1 像冠状位（a）显示双侧骶髂关节双关节面的软骨下侵蚀，骨髓水肿。脂肪饱和轴状面 T2 像（b）更好地显示了软骨下骨髓水肿。骨扫描后面观（c）显示双侧骶髂关节同位素摄取增高

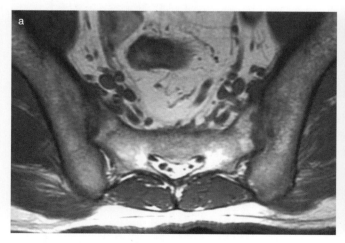
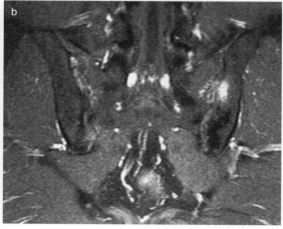

图 14.6 34 岁男性 AS 患者双侧骶髂关节炎。骶骨 T1 轴状面（a）显示双侧骶髂关节软骨下骨侵蚀伴邻近骨髓脂肪样变，以左侧为著。脂肪饱和对比冠状面 T1 像（b）显示左骶髂关节中部关节周围强化。左骶髂关节下部分侵蚀，邻近脂髓抑制

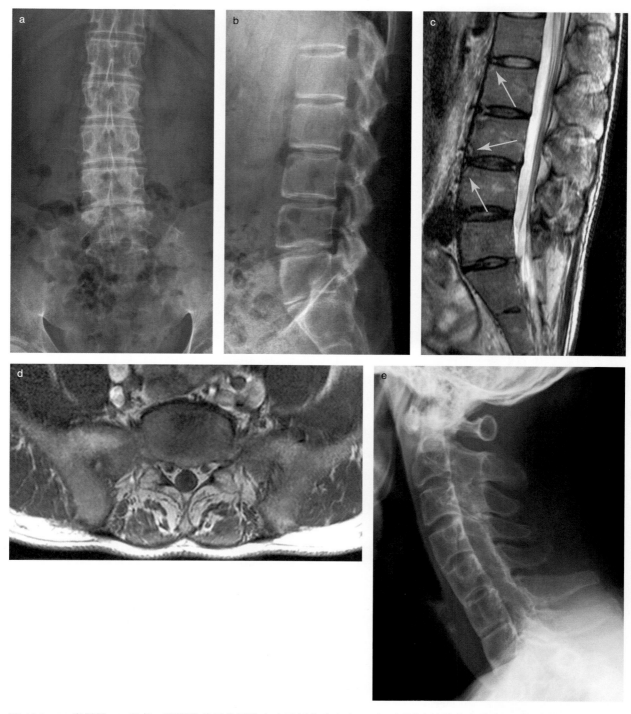

图 14.7　35 岁男性 AS 患者。腰骶椎前后位平片（a）及侧位片（b）显示双侧骶髂关节完全消失，椎体方形变，以及椎体前角骨皮质下硬化。腰椎 T2 像矢状面 MR（c）显示多发椎体前角高信号区域（箭头）（MR 亮角征）。S1 水平 T1 像轴状面 MR 显示（d）双侧骶髂关节滑膜部位完全消失。颈椎侧位（e）显示颈椎前方韧带骨化，小关节强直

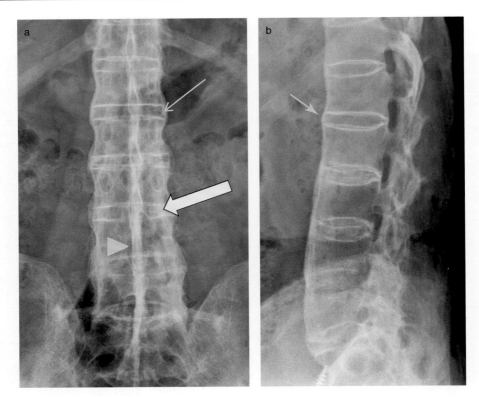

图 14.8 57 岁男性 AS 患者，弥漫性椎旁韧带钙化。腰椎前后位（a）及侧位（b）平片显示弥漫性薄的纵向韧带骨化（箭头）及波浪状椎体轮廓（竹节样变）。小关节强直（白色箭头）。后方棘间韧带和棘上韧带钙化（三角箭头），可见一条中央不透光 X 线的致密直线（匕首征）。

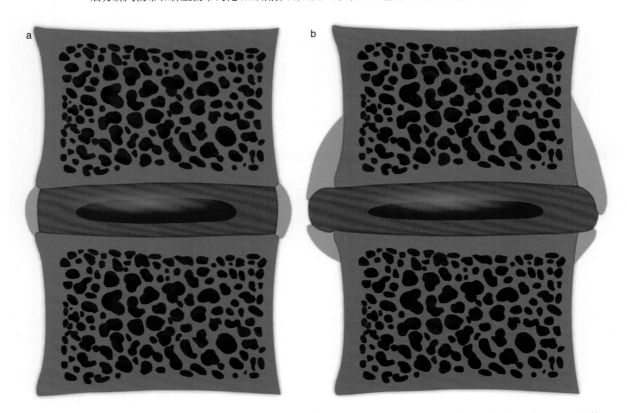

图 14.9 AS 与弥漫性特发性骨肥厚（DISH）。AS 中（a），韧带骨化较薄，纵向骨桥从一个椎体延伸至下一椎体。AS 的韧带骨化是纤维环外层的固化。相反的是，脊柱外生性的 DISH（b）是由于前纵韧带和结缔组织骨化导致的结果。外生骨化钙化广泛，形态不规则，呈前外侧分布

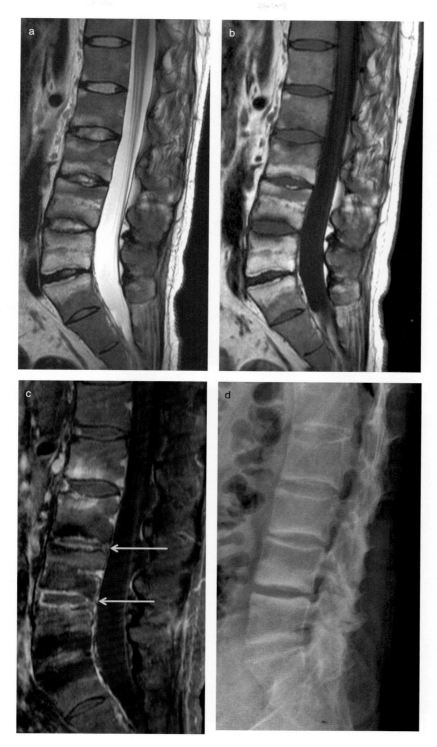

图 14.10 33 岁男性 AS 患者的 Andersson 病变和 Romanus 病变。矢状面 T2 像（a）、T1 像（b）和脂肪饱和增强像（c）显示 L3-4，L4-5，L5-S1 节段椎体软骨下骨髓脂肪样变，L2-3 节段水肿，信号增强。L3-4 及 L4-5 节段终板线性增强（A 型 Andersson 病变）。L2，L3 和 L4 椎体角落同样可见脂肪样变（Romanus 病变，MR 角落征）。腰椎侧位平片（d）显示多发节段椎体软骨下骨硬化，椎体方形变伴硬化改变

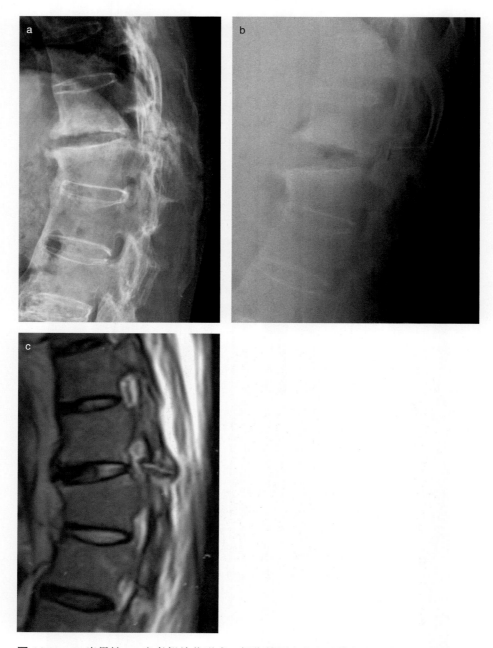

图 14.11   57 岁男性 AS 患者假关节形成。侧位前屈（a）和后伸（b）平片显示 T12–L1 节段前方韧带骨化不连续、相邻椎体软骨下硬化，以及后方结构射线可透间隙。椎间隙随前屈背伸变化，提示假关节形成（B 型 Andersson 病变）。T2 像矢状面（c）显示椎间交界前方骨赘及小关节增生

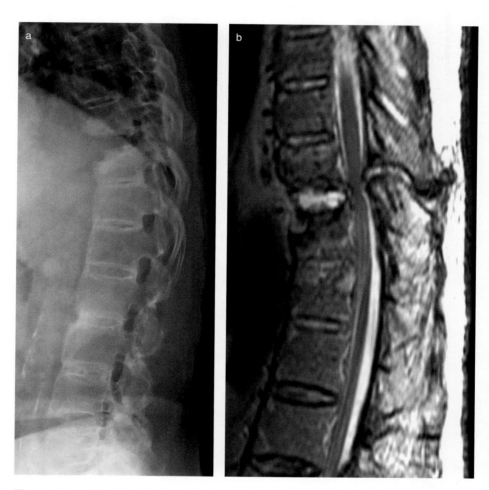

图 14.12　57 岁男性 AS 患者，慢性非感染性椎间盘炎症。胸腰椎侧位片（a）显示 T10–11 骨折，穿越韧带骨赘和后方韧带的假关节，其余部位也可见纵向韧带骨化。T2 像矢状面 MR（b）显示 T10–11 椎间隙增宽，邻近终板不规则改变。注意由肥大假关节导致的脊髓受压

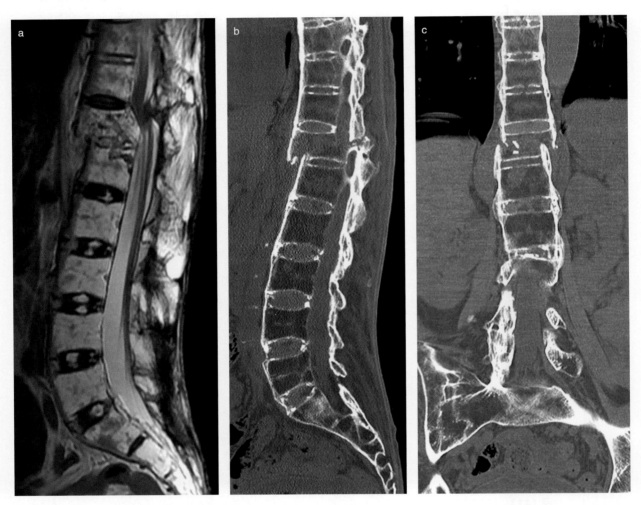

图 14.13 60 岁男性 AS 患者，T12 急性横断性骨折。T2 像矢状位 MR（a）显示 T12 横断性骨折及椎体上半部分向前移位。圆锥被后移的下半部分椎体，和椎板、黄韧带分别从前后两侧压迫。矢状面（b）和冠状面（c）CT 显示 T12 骨折脱位。骨折后方延伸至椎弓根及峡部。注意由韧带骨化导致的"竹节样改变"。该患者有严重的骨量丢失

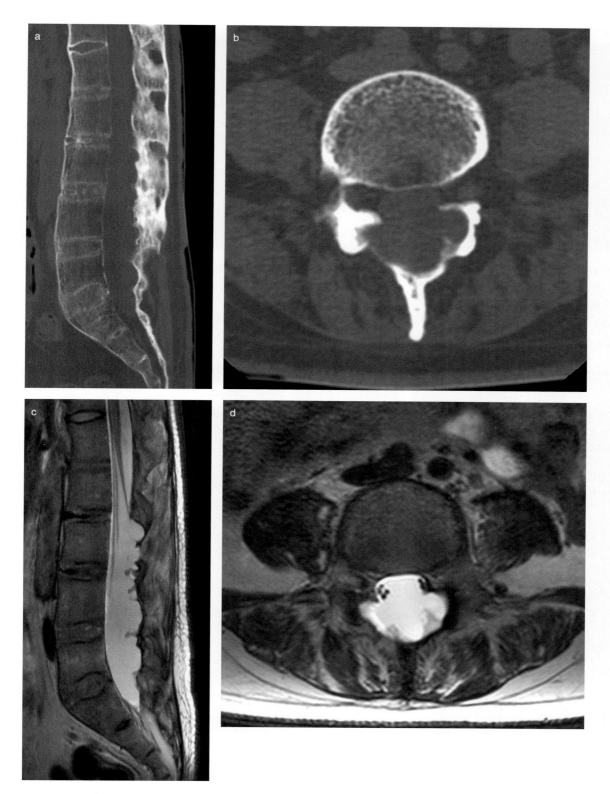

图 14.14　41 岁男性 AS 患者,硬脊膜膨胀。矢状面(a)及轴状面(b)腰椎 CT 显示椎体方形变,薄的前纵韧带骨化,并沿椎间盘前缘与韧带骨赘相连续,棘间韧带和棘上韧带骨化,以及弥漫性硬脊膜扩张。T2 像矢状面(c)和轴状面(d)显示多发性蛛网膜憩室侵蚀椎板。注意方形的椎体,前纵韧带骨化及椎间盘内信号强度不均一

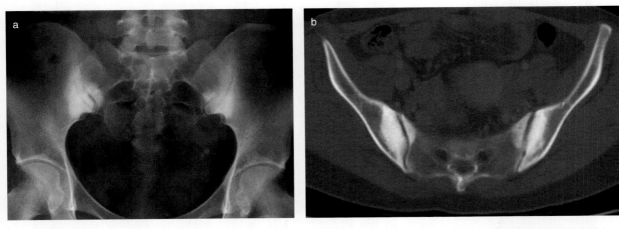

图 14.15 37 岁女性致密性髂骨炎。致密性髂骨炎应与 AS 鉴别。骨盆前后位平片（a）显示双侧骶髂关节髂骨面清楚的三角形硬化。关节间隙相对保留较好。轴状面 CT（b）显示清晰的双侧髂骨硬化。双侧骶髂关节骶骨面可见相对较小区域的硬化。关节面正常

14.4.2 银屑病关节炎

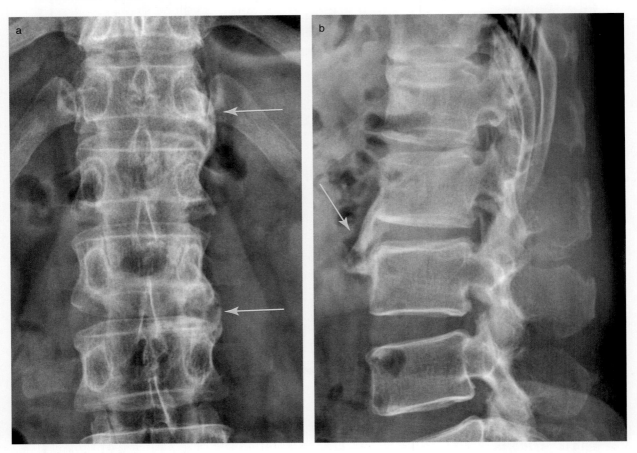

图 14.16 48 岁男性，银屑病关节炎。胸腰椎前后位（a）和侧位（b）片显示前外侧椎旁骨化（箭头）。颈椎侧位（c）显示 C2-3 和 C3-4 节段椎体前方外生性骨化。骨盆前后位片（d）显示双侧骶髂关节部分消失。注意右侧髋臼外侧部分骨化

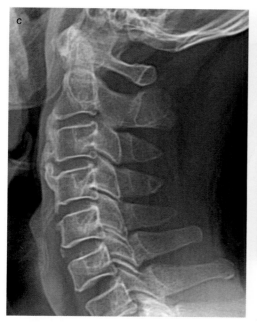
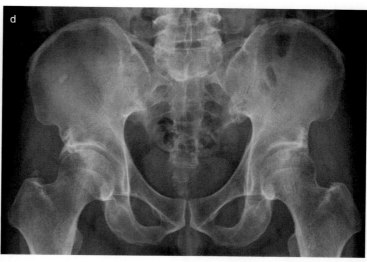

图 14.16 （续）

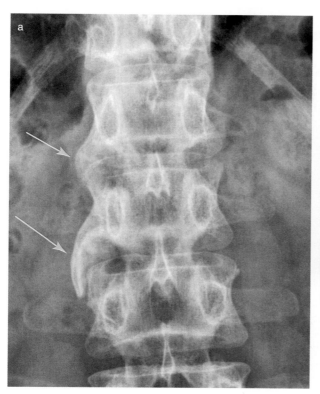
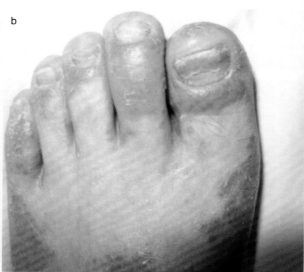

图 14.17 43 岁男性,银屑病关节炎。腰椎前后位片（a）显示 L1–2 及 L2–3 节段椎旁骨化。注意外生性骨赘的非对称性和侧方位置。同一患者的左足照片（b）显示红色鳞斑,提示银屑病

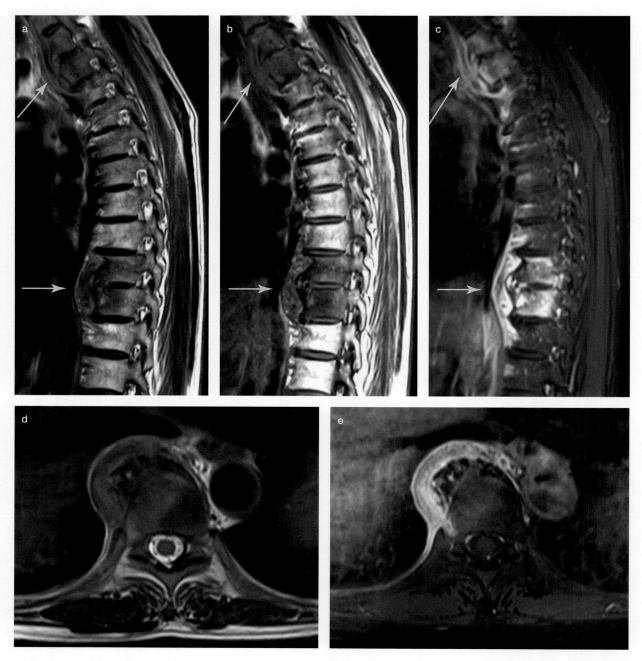

图 14.18　53 岁女性，银屑病关节炎炎症活动期。患者双足长期患有银屑病。最近患者主诉有背痛。胸椎矢状面 T2 像、T1 像以及抑脂增强像（a，b，c）显示 T1-2 和 T9-10 平面（箭头）椎体及椎旁组织活动期炎症改变。T2 像轴状面（d）和抑脂增强 T1 像（e）在 T10 平面显示前外侧隆起的骨赘。椎旁软组织改变表现为均匀增强及边缘清晰，这不常见于感染性脊柱炎。冠状面 CT 重建（f）和轴状面 CT（g）显示 T9-10 节段前外侧骨赘隆起以及软骨下硬化和椎旁软组织改变（虚线箭头）。患者服用 NSAIDs 药物后背痛症缓解。

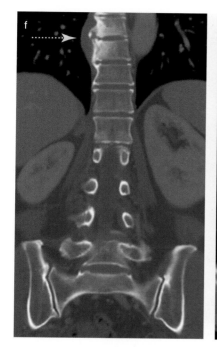
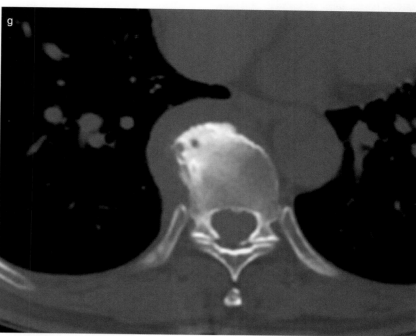

图 14.18 （续）

14.4.3 SAPHO 综合征

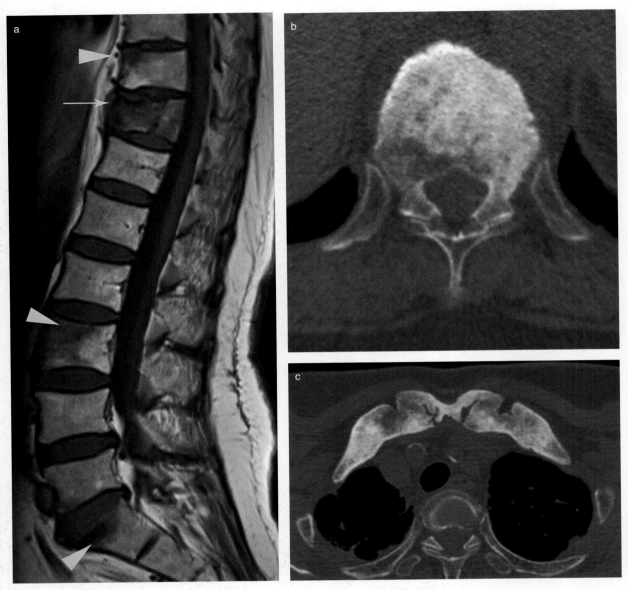

图 14.19 65 岁女性，SAPHO 综合征。胸腰段 T1 像矢状面 MR（a）显示 T11 椎体的终板和前方（箭头）骨皮质受侵蚀，伴椎体信号强度降低。T10，T13 及 S1 椎体前上角病变（三角箭头）。T11 水平轴状面 CT 扫描（b）显示椎体弥漫性硬化及前方皮质表面不规则。上胸段轴状面 CT（c）显示双侧胸锁关节弥漫性骨肥厚

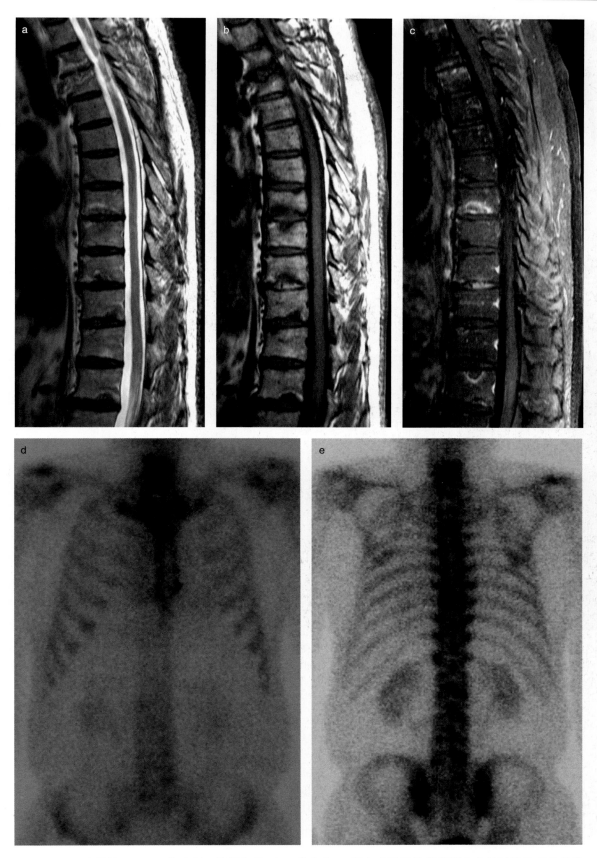

图 14.20 64 岁男性，SAPHO 综合征。胸椎矢状面 T2 像（a）、T1 像（b）以及抑脂增强（c）显示椎体多发的终板侵蚀及椎体前角受损。骨扫描前面图像（d）显示胸锁关节及胸骨柄摄取增强。骨扫描后面图像（e）显示肋椎关节、棘突以及双侧骶髂关节多发性局灶性摄取增高

14.4.4 类风湿性关节炎

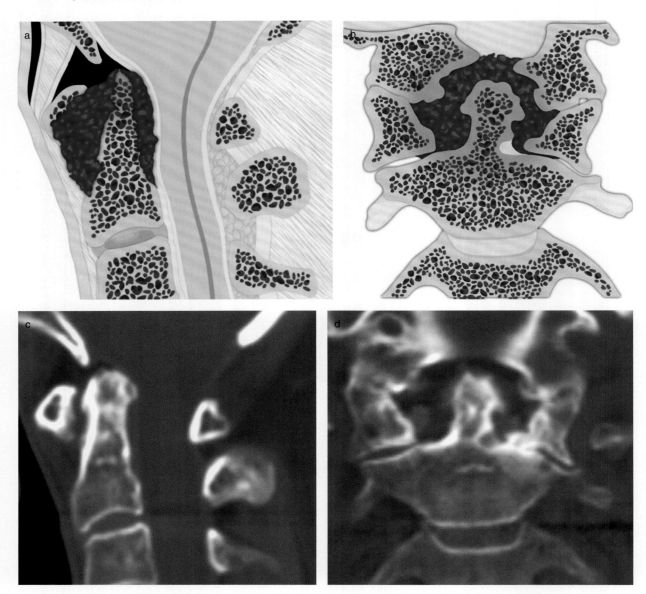

图 14.21 55 岁女性，类风湿性关节炎累及寰枢关节。上颈椎矢状面（a）、冠状面（b）示意图及矢状面 CT（c）及冠状面 CT（d）结果显示齿状突严重侵蚀，伴血管翳形成。双侧寰枕关节和左侧 C1–2 小关节可见关节炎性改变（关节间隙变窄，软骨下硬化及骨赘）

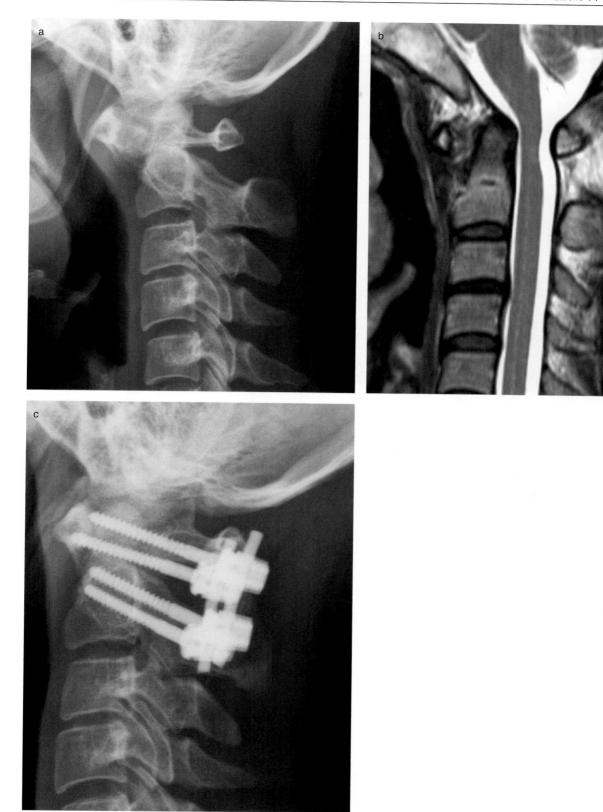

图 14.22 31 岁女性,寰枢关节半脱位,类风湿性关节炎。颈椎侧位片(a)显示 C1-2 半脱位伴寰齿间隙增宽。C1 平面椎管变窄,C1 和 C2 的棘突椎板线破坏。T2 像矢状面(b)显示寰枢关节半脱位,脊髓在 C1 水平变细。患者在 C1-2 节段行后路固定手术(c)

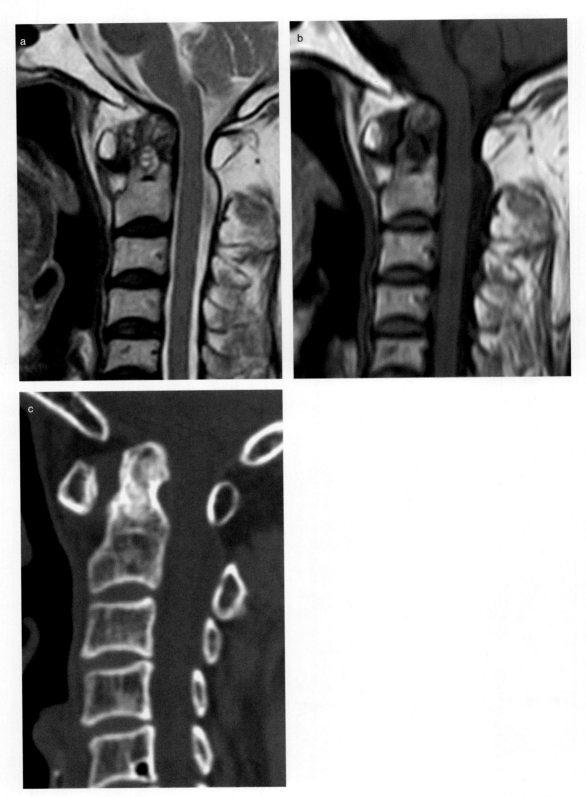

图 14.23 70 岁女性，寰枢关节半脱位，类风湿性关节炎。矢状面 T2 像（a）和 T1 像（b）显示寰齿间隙增宽，异质性强化的血管翳，齿状突受侵蚀以及延髓受压迫。矢状面 CT（c）显示背侧齿状突受侵蚀，内部硬化，伴寰枢关节半脱位

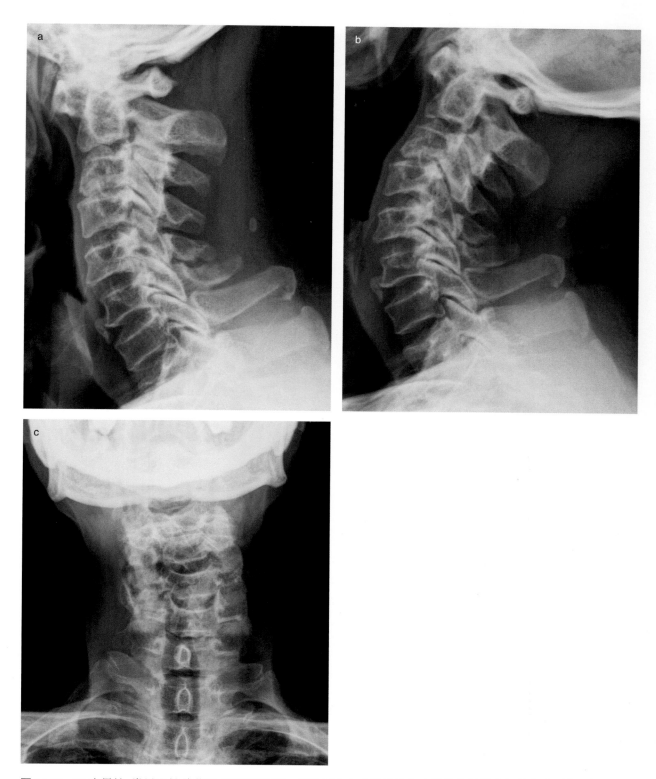

图 14.24　60 岁男性，类风湿性关节炎，下颈椎受累。颈椎屈曲（a）及后伸（b）侧位片显示寰枢关节半脱位（寰齿间隙增宽）以及椎间隙变窄，伴 C3–4 钩椎关节侵蚀。可见 C3–4 节段不稳。前后位（c）显示颈椎侧弯及小关节面病变

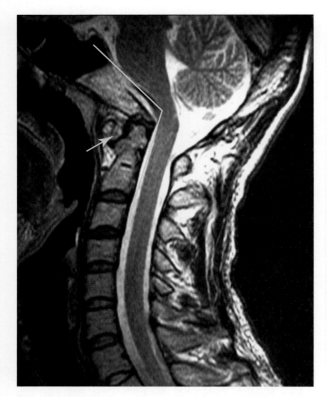

图 14.25　29 岁男性，类风湿性关节炎，齿状突上移。T2 像正中矢状位 MR 示齿状突明显的纵向半脱位。齿状突尖端撞击延髓，减少了颈髓角（正常角度：135°~175°）。注意前方寰齿间隙增宽（箭头）

参考文献

Bennett DL, Ohashi K, El-Khoury GY. Spondyloarthropathies: anky-losing spondylitis and psoriatic arthritis. Radiol Clin North Am. 2004;42(1):121–34. doi:10.1016/S0033-8389(03)00156-8.

Bundschuh C, Modic MT, Kearney F, Morris R, Deal C. Rheumatoid arthritis of the cervical spine: surface-coil MR imaging. AJR Am J Roentgenol. 1988;151(1):181–7. doi:10.2214/ajr.151.1.181.

Harvie JN, Lester RS, Little AH. Sacroiliitis in severe psoriasis. AJR Am J Roentgenol. 1976;127(4):579–84.

Jevtic V, Kos-Golja M, Rozman B, McCall I. Marginal erosive disco-vertebral "Romanus" lesions in ankylosing spondylitis demon-strated by contrast enhanced Gd-DTPA magnetic resonance imaging. Skeletal Radiol. 2000;29(1):27–33.

Levine DS, Forbat SM, Saifuddin A. MRI of the axial skeletal manifes-tations of ankylosing spondylitis. Clin Radiol. 2004;59(5):400–13. doi:10.1016/j.crad.2003.11.011.

van der Linden S, Valkenburg HA, Cats A. Evaluation of diagnostic criteria for ankylosing spondylitis. A proposal for modification of the New York criteria. Arthritis Rheum. 1984;27(4):361–8.

Wang YF, Teng MM, Chang CY, Wu HT, Wang ST. Imaging manifesta-tions of spinal fractures in ankylosing spondylitis. AJNR Am J Neuroradiol. 2005;26(8):2067–76.

Wasserman BR, Moskovich R, Razi AE. Rheumatoid arthritis of the cervical spine–clinical considerations. Bull NYU Hosp Jt Dis. 2011;69(2):136–48.

第 15 章　脊髓血管畸形

内　　容

15.1　血管解剖和影像学形态 ⋯⋯⋯⋯⋯⋯⋯⋯⋯⋯⋯⋯⋯⋯⋯⋯⋯⋯⋯⋯⋯⋯⋯⋯⋯⋯⋯⋯⋯⋯⋯⋯⋯⋯⋯	354
15.2　硬膜动静脉瘘 ⋯⋯⋯⋯⋯⋯⋯⋯⋯⋯⋯⋯⋯⋯⋯⋯⋯⋯⋯⋯⋯⋯⋯⋯⋯⋯⋯⋯⋯⋯⋯⋯⋯⋯⋯⋯⋯⋯⋯	355
15.3　脊髓动静脉畸形 ⋯⋯⋯⋯⋯⋯⋯⋯⋯⋯⋯⋯⋯⋯⋯⋯⋯⋯⋯⋯⋯⋯⋯⋯⋯⋯⋯⋯⋯⋯⋯⋯⋯⋯⋯⋯⋯	355
15.4　近髓（髓周）动静脉瘘 ⋯⋯⋯⋯⋯⋯⋯⋯⋯⋯⋯⋯⋯⋯⋯⋯⋯⋯⋯⋯⋯⋯⋯⋯⋯⋯⋯⋯⋯⋯⋯⋯⋯	355
15.5　髓内海绵状血管瘤 ⋯⋯⋯⋯⋯⋯⋯⋯⋯⋯⋯⋯⋯⋯⋯⋯⋯⋯⋯⋯⋯⋯⋯⋯⋯⋯⋯⋯⋯⋯⋯⋯⋯⋯⋯	356
15.6　影像精析：脊髓血管畸形 ⋯⋯⋯⋯⋯⋯⋯⋯⋯⋯⋯⋯⋯⋯⋯⋯⋯⋯⋯⋯⋯⋯⋯⋯⋯⋯⋯⋯⋯⋯⋯⋯	357
15.6.1　正常的血管解剖和示意图 ⋯⋯⋯⋯⋯⋯⋯⋯⋯⋯⋯⋯⋯⋯⋯⋯⋯⋯⋯⋯⋯⋯⋯⋯⋯⋯⋯	357
15.6.2　硬膜动静脉瘘 ⋯⋯⋯⋯⋯⋯⋯⋯⋯⋯⋯⋯⋯⋯⋯⋯⋯⋯⋯⋯⋯⋯⋯⋯⋯⋯⋯⋯⋯⋯⋯⋯⋯	359
15.6.3　脊髓动静脉畸形 ⋯⋯⋯⋯⋯⋯⋯⋯⋯⋯⋯⋯⋯⋯⋯⋯⋯⋯⋯⋯⋯⋯⋯⋯⋯⋯⋯⋯⋯⋯⋯	362
15.6.4　髓周动静脉瘘 ⋯⋯⋯⋯⋯⋯⋯⋯⋯⋯⋯⋯⋯⋯⋯⋯⋯⋯⋯⋯⋯⋯⋯⋯⋯⋯⋯⋯⋯⋯⋯⋯	364
15.6.5　脊髓海绵状血管瘤 ⋯⋯⋯⋯⋯⋯⋯⋯⋯⋯⋯⋯⋯⋯⋯⋯⋯⋯⋯⋯⋯⋯⋯⋯⋯⋯⋯⋯⋯	365
参考文献 ⋯⋯⋯	366

脊髓血管畸形包括硬膜动静脉瘘、脊髓动静脉畸形和近髓（髓周）动静脉瘘。髓内海绵状血管瘤也是一种先天性的脊髓血管畸形。脊髓血管畸形可以分为先天性和获得性病变，硬膜动静脉瘘是获得性病变，而动静脉畸形和海绵状血管瘤属于脊髓血管的先天性病变。

15.1 血管解剖和影像学形态

脊髓的血供来自于前方一条和后方两条脊髓动脉。在下颈髓和上胸髓，脊髓前动脉由来自于颈升动脉、颈深动脉、椎动脉和肋间上动脉的 2~4 条前方根动脉供应。根动脉在中胸髓不显著。胸腰段由 Adamkiewicz 动脉供应（Krings 等 2007）。前脊髓动脉通过深部穿动脉供应约 70% 的脊髓血供。脊髓内没有血管吻合支，穿动脉是终末动脉。脊髓后部血供（约 30%）由两条后脊髓动脉提供，构成动脉丛和不同的动脉网。

脊髓血管畸形包括硬膜动静脉瘘、脊髓动静脉畸形和近髓（髓周）动静脉瘘（表 15.1）。髓内海绵状血管瘤也是一种先天性的脊髓血管畸形。根据不同血管畸形类别，急性髓内或蛛网膜

下腔出血和导致进行性脊髓病变的亚急性静脉阻塞的首发症状可能不同。血管畸形的盗血现象和空间占位效应是可能的病理机制。脊髓血管畸形的急性期症状可以在病程早期诊断，而亚急性静脉阻塞因非特异性的神经症状而导致诊断的延误。

当怀疑脊髓血管畸形时，MRI 是首选的诊断方法。MRI 可以发现髓内病变如水肿或静脉阻塞、髓内出血，髓外硬膜内病变如蛛网膜下腔出血或血管扩张，以及脊髓血管畸形可能的硬膜外表现。MRI 可以确认动静脉畸形相对于脊髓和硬膜的位置，但是无法区分动静脉畸形的类型。脊髓 MRI 可能存在伪影，如搏动伪影（不能误认为扩张的硬膜外血管）、截断伪影（不能误认为脊髓空洞积水症）、化学位移伪影。尽管常规的脊髓造影仍然是诊断手段，但 MRA 是发现诊断的有益方法。

常规的血管造影对于明确血管畸形的准确类型和规划合适的治疗方案是必需的。完整的血管造影包含了所有可能供应脊髓的血管，如肋间血管、腰椎节段血管，颈部的血供包括双侧椎动脉，甲状颈干和肋颈干，颈升动脉和髂腰动脉。

表 15.1 脊髓血管畸形不同分类

类型	硬膜 AVF	脊髓 AVM	髓周 AVF	海绵状血管瘤
病因	获得性	先天性	/	先天性
滋养血管	脑膜根动脉	髓根（脊髓前）或软膜根（脊髓后）动脉		不可适用
引流血管	根静脉，髓周静脉（逆行）	髓内或脊髓浅表静脉，硬膜外静脉丛（顺行）		不可适用
病理生理	慢性静脉淤血	髓内或蛛网膜下腔出血，慢性静脉淤血，占位效应		出血和进行性脊髓病
发病年龄（岁）	40~60	<20	20~40	20~60
定位	硬膜，胸腰椎节段	髓内	脊髓表面	髓内
影像学表现	髓周血管扩张，脊髓水肿，脊髓强化	髓内血管畸形团，脊髓内边界清晰、蜿蜒屈曲的流空影	没有血管团，脊髓表面血管扩张，静脉淤血，出血，占位效应	髓内散在占位，含铁血黄素沉积
治疗	手术或胶水栓塞	颗粒或胶水栓塞	I 型：手术。II 型及 III 型：弹簧圈栓塞	手术

15.2 硬膜动静脉瘘

硬膜动静脉瘘（dural arteriovenous fistula，DAVF）是脑膜动脉（根动脉的硬膜支）和脑膜静脉或硬膜静脉窦之间的非正常的直接连通（瘘）。脊髓硬膜动静脉瘘（SDAVFs）是最常见的脊髓血管畸形，可以导致进行性的脊髓病变。老年人通常有症状，典型的病变位于下胸腰段水平。SDAVFs 被认为是获得性病变，但其确切病因不明。脑膜根动脉和根静脉之间的动静脉瘘位于靠近脊神经根的硬脊膜内。髓周静脉丛内的压力增加使动静脉瘘的压力梯度减小，导致静脉淤塞、脊髓水肿、伴有临床症状的慢性缺氧和进行性的脊髓病变（Krings 等 2005）。静脉充血的症状是非特异性的，包括感觉障碍、轻瘫、下腰痛、勃起功能障碍和括约肌功能障碍。这些神经症状通常会随着时间进展而加重，可发展为大小便失禁和尿潴留。由于病程进展缓慢和非特异性症状，诊断性的影像学特征出现较迟。

MR 图像中髓周血管扩张、脊髓水肿和脊髓信号强化是 SDAVFs 的重要的诊断性影像学特征（Koenig 等 1989）。髓周扩张和卷曲的血管可见于 T2 加权成像，呈现流空现象，背侧较腹侧明显。脊髓水肿在 T2 加权成像表现为多节段边缘不清的中央高信号区域，常伴有周围低信号圈，最有可能代表充血性水肿周围扩张毛线血管内的去氧血（Hurst 和 Grossman 2000）。脊髓在远期病程中会发生萎缩（Krings 和 Geibprasert 2009）。水肿的脊髓在 T1 加权成像可表现为偏低信号和扩张。增强 T1 像可以显示脊髓内弥散性信号强化，是血脊髓屏障破坏后慢性静脉充血和脊髓坏死变性的征象（De Marco 等 1990）。

脊髓血管成像对于明确动静脉瘘的确切节段以及确认滋养动脉和引流静脉是必需的。在造影剂进入滋养动静脉瘘的节段动脉后，可以见到早期的静脉充盈和逆行的根髓静脉显影。通常可以见到扩张髓周静脉的广泛血管网，其可以从邻近脑膜根动脉上行或下行的硬膜动脉获得血供。

15.3 脊髓动静脉畸形

脊髓动静脉畸形（arteriovenous malformation，AVM）（球形、丛状或巢状 AVM）是最常见的脊髓 AVM（全部脊髓血管分流的 20%~30%），巢状 AVM 形态接近脑部的 AVM（Rosenblum 等 1987）。脊髓 AVM 的通常位于髓内，但也可能延伸到背侧的软膜下及表面。由于脊柱前后动脉滋养系统存在大量的吻合支，AVM 由来自前后滋养系统的多根动脉所供血，并引流进入扩张的脊髓血管。常可以见到滋养动脉伴随的动脉瘤。脊髓圆锥 AVM 是一种特殊类型的动静脉畸形，其位于脊髓圆锥或马尾，常常可以沿终丝延伸。

典型脊髓 AVM 发现于儿童和青少年，表现为由于静脉充血（高血压）和出血所引起的突发症状。占位效应和动脉盗血现象也对发病有一定作用（Krings 等 2005）。患者可以表现为弥散性背痛、轻瘫、无力、大小便失禁等进行性脊髓病变（Kataoka 等 2001）。

典型的脊髓动脉畸形外观为脊髓周围或髓内扩张血管形成的血管畸形团，T2 加权像上表现为血管流空影，在 T1 加权像则表现为高低信号混杂的管状结构。脊髓肿胀并不明显。静脉充血性水肿可以表现为髓内 T2 高信号并伴有脊髓水肿。急性出血在 T2 像表现为低信号，蛛网膜下腔出血亦可能有此表现。

经过选择性脊髓血管造影仔细评估后，可使用圈、胶或颗粒进行血管内栓塞来治疗脊髓 AVM（Biondi 等 1990）。球状的 AVM 可以选用胶水或颗粒来填塞血管畸形团，即使进行部分栓塞也可以提高患者的预后（Krings 等 2005）。

15.4 近髓（髓周）动静脉瘘

近髓动静脉瘘（动静脉瘘畸形或髓周动静脉瘘）是相对少见的动静脉畸形，是根髓动脉和硬膜内静脉的直接动静脉分流。通常位于脊髓表面并通过脊髓静脉流出。滋养血管可能是脊髓前动脉或者后外侧动脉，而流出静脉是髓周浅静脉。过度高灌注的滋养动脉可引起脊髓压迫，导致髓内损伤。有无血管畸形团是其与真正脊髓 AVM 的鉴别点。根据动脉是否滋养脊髓以及硬膜内动静脉分流的位置可以区分近髓动静脉瘘和硬膜动静脉瘘。根据血管扩张程度和引流情况可以将髓周 AVF 分为 3 类（Mourier 等 1993）。Ⅰ型动静脉瘘是小的 AVM，滋养动脉和引流静脉都无扩张，分流量小。由于Ⅰ型动静脉瘘分流量小，增强后仅能见到扩张的微静脉（Krings 等 2005）。Ⅱ型动静脉瘘是由 1~2 根扩张的滋养动脉形成的中等大小的 AVM。Ⅲ型动静脉瘘，也叫巨大髓周 AVF，拥有多根扩张的高流量动脉滋养，分流量巨大。

髓周 AVF 的神经症状由静脉充血、出血、占位效应和盗血现象引起。该病可影响脊髓、神经根和终丝，通常表现为进行性或急性神经功能障碍、硬膜下血肿和神经根性症状。

Ⅰ型 AVF 由于滋养动脉口径太小，难以通过导管进入动静脉瘘，因此倾向于手术治疗。Ⅱ型和Ⅲ型近髓 AVF 的扩张的滋养动脉能够通过高选择性导管并置管封闭（通常使用弹簧圈）（Mourier 等 1993）。

15.5　髓内海绵状血管瘤

海绵状血管瘤（也叫海绵状畸形或海绵状瘤）占全部脊髓血管畸形的 5%，女性多发，男女比例 1∶2（Zentner 等 1989）。髓内海绵状血管瘤的临床特征是感觉运动障碍，通常在疼痛发作数小时后发生。临床特点多样，可表现为渐进性逐渐发展，也可表现为急性的四肢瘫痪。急性临床症状可能由血管瘤内或周围的新发出血灶引起。反复发作的小出血灶或损伤本身引起的毛细血管增生和血管扩张对周围脊髓的局部压力可能是慢性渐进症状的原因。一旦出现临床症状，进行性的脊髓病变是最常见的病程（Anson 和 Spetzler 1993）。在出血引起急性快速进展的神经症状之前，海绵状血管瘤可以长期无临床症状。大量研究发现，海绵状血管瘤可以很好地控制及切除。手术切除时，海绵状血管瘤可表现为散在的分叶状、红紫色的桑葚样损伤，被增生的胶质和含铁血黄素包裹及染色。显微镜下可见海绵状血管瘤由扩张的薄壁毛细血管组成，仅有一层内皮细胞和多种纤维外膜，和毛细血管扩张症极难鉴别（Rigamonti 等 1991）。髓内海绵状血管瘤很小，不扩张脊髓，但由于 MRI 图像特征性表现而易于辨认。其与脑内海绵状血管瘤类似，表现为边界清晰、大小不同、信号混杂的散在损伤，通常在 T2 像表现为中心高信号、边缘环形低信号。边缘低信号环是由于含铁血黄素沉积造成的磁敏感伪影导致，在 T2 和 T2 梯度回波像可清楚分辨（Weinzierl 等 2004）。MR 图像中血液的表现取决于血凝块的产生时间。MRI 增强影像的表现多种多样。海绵状血管瘤无法在造影中显像。但是，对于海绵状血管瘤急性出血，应进行传统的血管造影检查以排除小的球状动静脉畸形，因为脊髓 MRI 难以在急性期发现小的球状动静脉畸形出血。

> **要点**
> - MRI 可发现硬膜动静脉瘘髓周扩张的血管、脊髓水肿和脊髓强化。
> - 脊髓动静脉畸形的髓内血管畸形团由多根动脉滋养，并沿扩张的静脉引流。
> - 近髓动静脉瘘是根髓动脉和硬膜内静脉之间直接的动静脉分流，曲张的过度高流量动静脉瘘可直接压迫脊髓，引起髓内损伤。
> - 髓内海绵状血管瘤表现为边界清晰、大小不同、信号混杂的散在损伤，通常在 T2 像表现为中心高信号、边缘环形低信号。

15.6 影像精析：脊髓血管畸形

15.6.1 正常的血管解剖和示意图

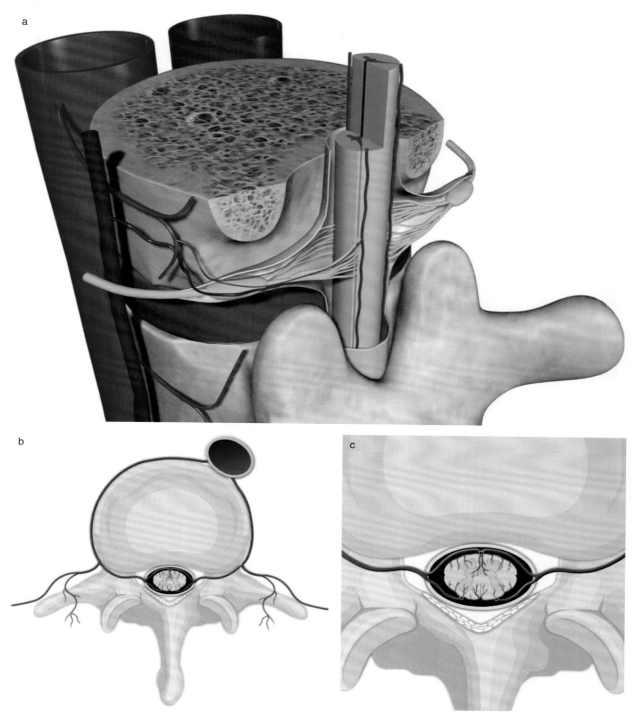

图 15.1 脊髓血管解剖。斜冠状面示意图（a）显示节段动脉从主动脉发出，滋养脊支，分出前后根髓动脉。脊髓表面有一根脊髓前动脉和两根脊髓后动脉。脊髓动脉结构轴状面示意图（b，c）显示根髓前动脉供应脊髓前动脉，根髓后动脉供应两根脊髓后动脉。脊髓静脉结构轴状面示意图（d，e）显示硬膜前静脉丛、硬膜后静脉丛、椎静脉和前外侧静脉丛，引流入下腔静脉（IVC）。管状静脉丛见于脊髓表面，并引流入根髓静脉

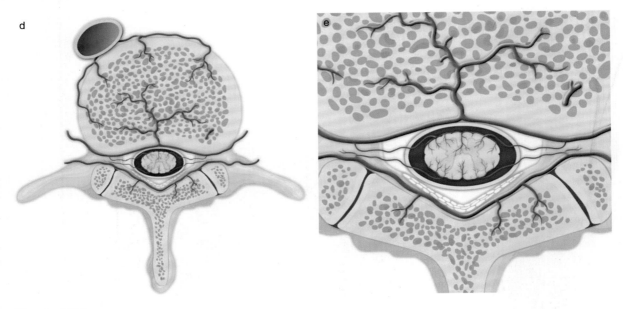

图 15.1 （续）

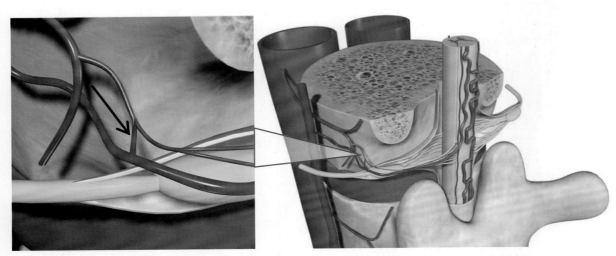

图 15.2 硬膜动静脉瘘（DAVF）。斜冠状面示意图显示硬膜根部的动静脉瘘（箭头），伴有脊髓表面继发性硬膜内静脉丛扩张

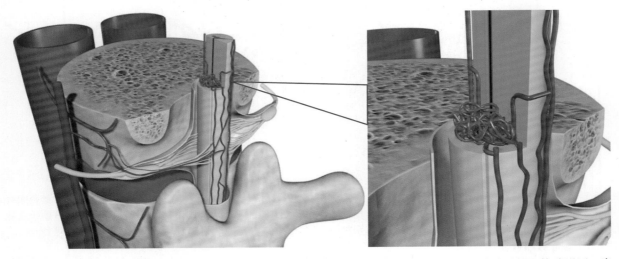

图 15.3 动静脉血管畸形团（AVM）。胸椎脊髓斜冠状位示意图显示局部致密的髓内动静脉畸形的血管畸形团。脊髓表面的引流静脉明显充血

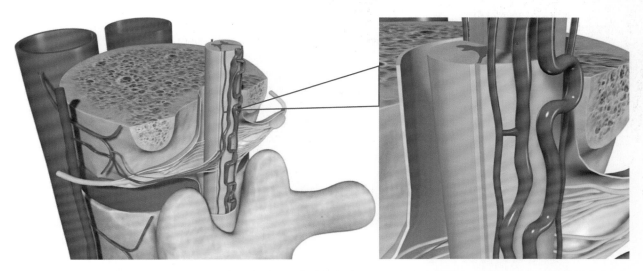

图 15.4　髓周动静脉瘘（AVF）。斜冠状位示意图可见脊髓背侧表面的硬膜内动静脉瘘，并伴有弥漫性静脉扩张充血。来自脊髓前动脉或脊髓后动脉的滋养动脉与脊髓静脉直接相连

15.6.2　硬膜动静脉瘘

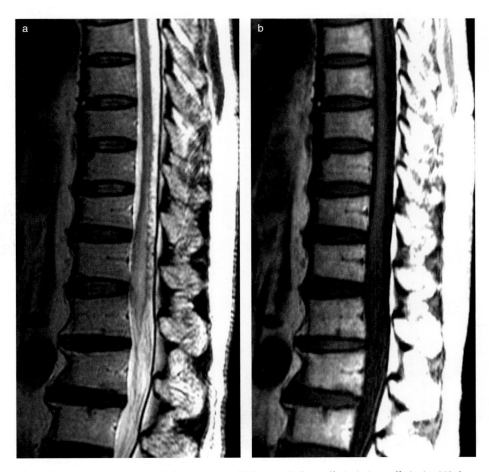

图 15.5　58 岁男性，硬膜动静脉瘘，表现为截瘫。矢状位 T2 像（a）和 T1 像（b）可见由于静脉扩张胸椎远端背侧表面多发流空影。脊髓圆锥内大量 T2 高信号提示静脉充血水肿。血管病理性扩张和脊髓水肿相结合可确诊硬膜动静脉瘘

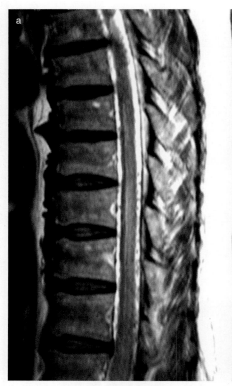
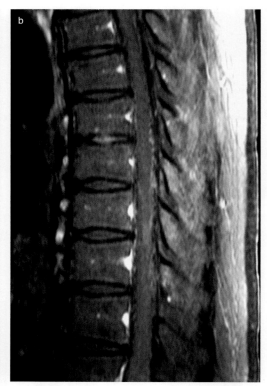
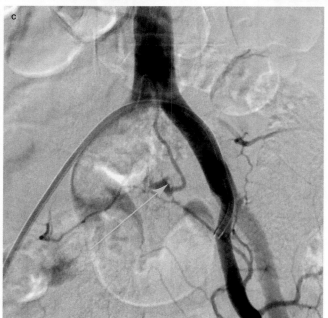

图 15.6 60 岁女性，硬膜动静脉瘘。矢状面 T2 像（a）显示胸髓中央灰质区弥漫性高信号，伴脊髓背侧表面多发流空影。脂肪饱和 T1 像增强（b）显示胸髓背侧表面多根血管由于引流静脉膨大而增强。左髂内动脉前后位血管造影（c）显示动静脉瘘外周（箭头）由骶血管分支向中心引流入扩张的髓周静脉。通过血管造影可排除髓周动静脉瘘，并定位血管瘘的高度

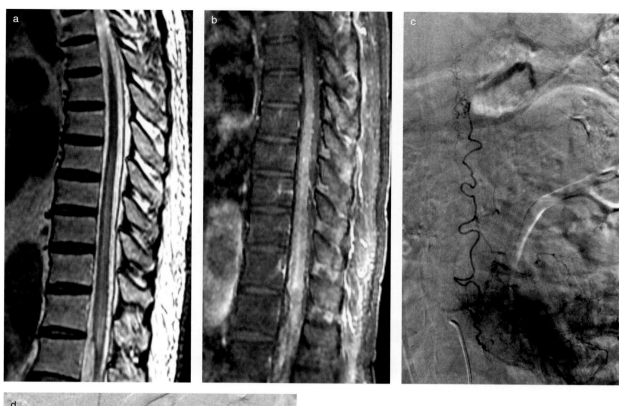

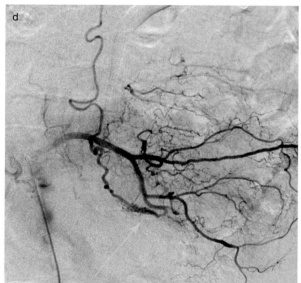

图 15.7 73 岁男性, 硬膜动静脉瘘。矢状面 T2 像 (a) 显示累及下胸髓长节段的异常高信号, 伴脊髓背侧表面多发小区域内中等信号, 但硬膜囊没有明显的流空影。矢状面的脂肪饱和增强像 (b) 显示圆锥区域不规则强化, 伴脊髓背侧表面多发小结节及线性强化。左侧 L4 椎动脉前后位血管造影 (c) 可见脊髓周围扩张的静脉丛。左前斜位放大 (d) 可见动静脉病理性分流 (箭头)。注意静脉动脉化, 向上蜿蜒屈曲

15.6.3　脊髓动静脉畸形

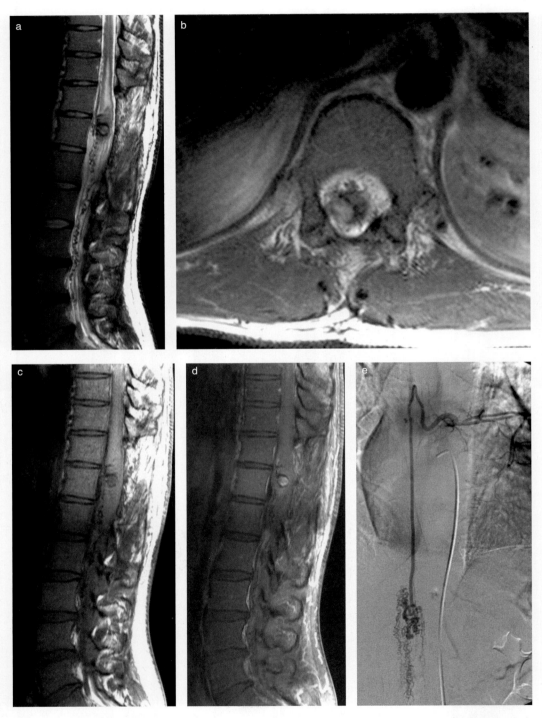

图 15.8　20 岁男性，脊髓动静脉畸形。矢状面（a）和轴状面（b）T2 像显示脊髓圆锥沿软脑膜的多发信号流空影。可见髓内血管畸形团及含铁血黄素沉积带，延伸至背侧软膜下表面。矢状面 T1 像（c）显示低信号的畸形血管团和沿软脑膜的信号流空影。脂肪饱和增强像（d）显示畸形血管团局部强化。前后位血管造影（e）可见脊髓内血管畸形及扩大的引流静脉。滋养畸形血管的脊髓前动脉明显膨大

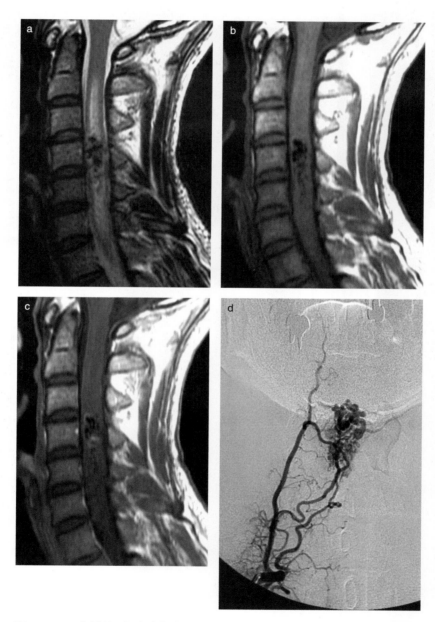

图 15.9　36 岁男性,脊髓动静脉畸形。矢状面 T2 像(a)显示颈髓聚集的畸形血管伴周围水肿。增强前(b)和增强后(c)矢状面 T1 像可见多发血管流空影和脊髓内强化的血管。前后位血管造影(d)可见畸形血管团和多根扩大的滋养血管

15.6.4　髓周动静脉瘘

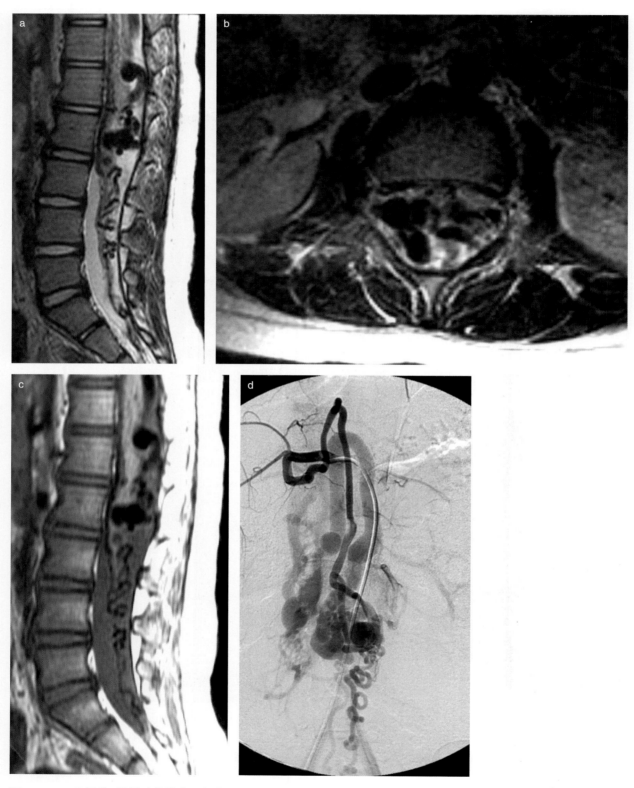

图15.10　6岁男孩,髓周动静脉瘘。矢状面(a)和轴状面(b)T2像和矢状面T1像(c)可见明显充血的髓周血管压迫硬膜内的脊髓圆锥。右侧L1动脉前后位血管造影(d)可见扩大的脊髓前动脉与多根扩张的髓周静脉直接相连

15.6.5　脊髓海绵状血管瘤

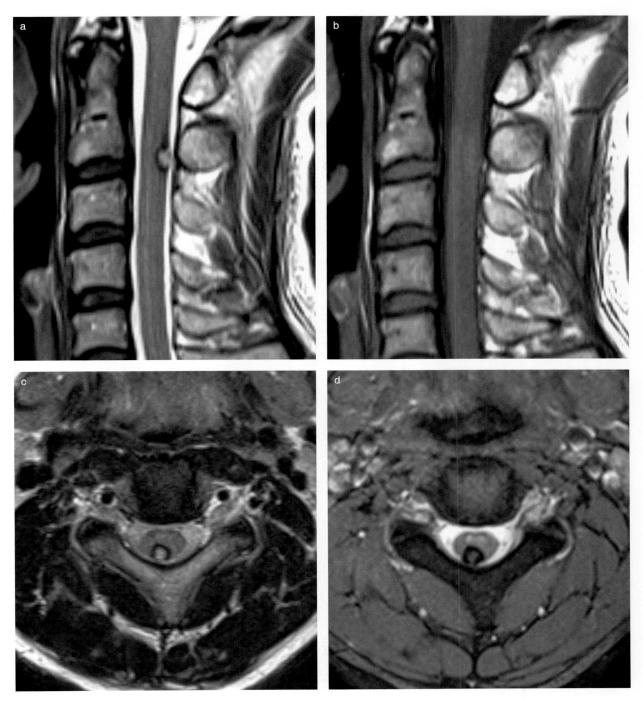

图 15.11　35 岁男性,脊髓海绵状血管瘤。矢状面 T2 像(a)可见沿颈髓背侧表面局部高信号伴外周低信号的含铁血黄素沉积。矢状面 T1 像(b)可见与 T2 像对应区域内的高信号伴中度水肿。轴状位 T2 像(c)可见脊髓后侧局部中央高信号伴周围含铁血黄素的低信号环。在轴状面梯度回波像(d)上由于含铁血黄素的顺磁易感性伪影,可见比 T2 像更明显的低信号区域

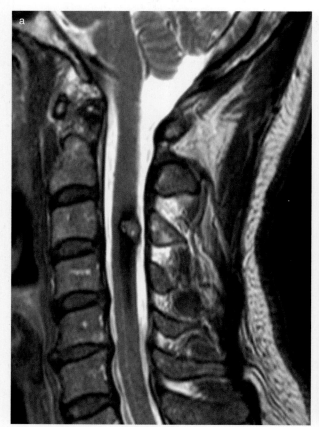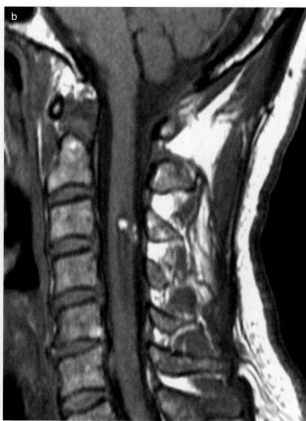

图 15.12　56 岁女性，海绵状血管瘤。矢状面 T2 像（a）可见颈髓背侧外生型的局部高信号表现。注意邻近局部高信号周围的 T2 含铁血黄素低信号区域。矢状面 T1 像（b）可见多处局部出血灶伴混杂低信号

参考文献

Anson JA, Spetzler RF. Surgical resection of intramedullary spinal cord cavernous malformations. J Neurosurg. 1993;78(3):446–51. doi:10.3171/jns.1993.78.3.0446.

Biondi A, Merland JJ, Reizine D, Aymard A, Hodes JE, Lecoz P, et al. Embolization with particles in thoracic intramedullary arteriovenous malformations: long-term angiographic and clinical results. Radiology. 1990;177(3):651–8.

De Marco JK, Dillon WP, Halback VV, Tsuruda JS. Dural arteriovenous fistulas: evaluation with MR imaging. Radiology. 1990;175(1):193–9.

Hurst RW, Grossman RI. Peripheral spinal cord hypointensity on T2-weighted MR images: a reliable imaging sign of venous hypertensive myelopathy. AJNR Am J Neuroradiol. 2000;21(4):781–6.

Kataoka H, Miyamoto S, Nagata I, Ueba T, Hashimoto N. Venous congestion is a major cause of neurological deterioration in spinal arteriovenous malformations. Neurosurgery. 2001;48(6):1224–9; discussion 9–30.

Koenig E, Thron A, Schrader V, Dichgans J. Spinal arteriovenous malformations and fistulae: clinical, neuroradiological and neurophysiological findings. J Neurol. 1989;236(5):260–6.

Krings T, Geibprasert S. Spinal dural arteriovenous fistulas. AJNR Am J Neuroradiol. 2009;30(4):639–48. doi:10.3174/ajnr.A1485.

Krings T, Lasjaunias PL, Hans FJ, Mull M, Nijenhuis RJ, Alvarez H, et al. Imaging in spinal vascular disease. Neuroimaging Clin N Am. 2007;17(1):57–72. doi:10.1016/j.nic.2007.01.001.

Krings T, Mull M, Gilsbach JM, Thron A. Spinal vascular malformations. Eur Radiol. 2005;15(2):267–78. doi:10.1007/s00330-004-2510-2.

Mourier KL, Gobin YP, George B, Lot G, Merland JJ. Intradural perimedullary arteriovenous fistulae: results of surgical and endovascular treatment in a series of 35 cases. Neurosurgery. 1993;32(6):885–91; discussion 91.

Rigamonti D, Johnson PC, Spetzler RF, Hadley MN, Drayer BP. Cavernous malformations and capillary telangiectasia: a spectrum within a single pathological entity. Neurosurgery. 1991;28(1):60–4.

Rosenblum B, Oldfield EH, Doppman JL, Di Chiro G. Spinal arteriovenous malformations: a comparison of dural arteriovenous fistulas and intradural AVM's in 81 patients. J Neurosurg. 1987;67(6):795–802. doi:10.3171/jns.1987.67.6.0795.

Weinzierl MR, Krings T, Korinth MC, Reinges MH, Gilsbach JM. MRI and intraoperative findings in cavernous haemangiomas of the spinal cord. Neuroradiology. 2004;46(1):65–71. doi:10.1007/s00234-003-1072-3.

Zentner J, Hassler W, Gawehn J, Schroth G. Intramedullary cavernous angiomas. Surg Neurol. 1989;31(1):64–8.

第三篇

高阶：少见但典型的脊柱疾病

第 16 章　少见但典型的脊柱疾病：肌肉骨骼疾病

内　　容

16.1　神经源性脊柱关节病 ·· 369

16.2　腹主动脉瘤导致椎体破坏 ··· 369

16.3　良性脊索细胞瘤 ·· 369

16.4　游离齿凸 / 终末小骨 ·· 369

16.5　第三枕髁 ··· 369

16.6　Paget 病 ·· 370

16.7　背部肌肉横纹肌溶解 ·· 370

16.8　颈长肌钙化性肌腱炎 ·· 370

16.9　影像精析：少见但典型的脊柱疾病：肌肉骨骼 ·· 371

　　16.9.1　神经源性脊柱关节病 ·· 371

　　16.9.2　腹主动脉瘤导致椎体破坏 ··· 372

　　16.9.3　良性脊索细胞瘤 ··· 373

　　16.9.4　游离齿凸 / 终末小骨 ·· 374

　　16.9.5　第三枕髁 ··· 376

　　16.9.6　Paget 病 ·· 378

　　16.9.7　背部肌肉横纹肌溶解症 ··· 381

　　16.9.8　颈长肌钙化性肌腱炎 ·· 382

参考文献 ·· 385

本章将讨论少见但影像学表现典型的主要累及骨骼肌肉的脊柱疾病。包括神经源性脊柱疾病、腹主动脉瘤导致椎体破坏、良性脊索细胞瘤、游离齿凸/终末小骨、第三枕髁、Paget 病、背部肌肉横纹肌溶解症以及颈长肌钙化性肌腱炎。

16.1　神经源性脊柱关节病

神经源性脊柱关节病是由于反复创伤导致感觉减退的破坏性过程。其原因包括：糖尿病，脊髓空洞症，梅毒，先天性痛觉过敏，Charcot-Marie-Tooth 病，以及其他神经源性疾病。脊柱方面，神经源性关节病主要累及胸腰交界及腰椎。脊柱神经源性疾病主要破坏椎体，导致骨折，骨性硬化，大量骨赘及椎间隙丢失，椎旁组织增生以及假关节形成等。神经源性脊柱疾病外表可类似于感染性脊柱炎，但是其影像学表现如椎间盘空洞症，碎屑，组织破坏，以及间盘外周增强等表现在神经源性脊柱疾病中更为突出（Wagner 等 2000；Hong 等 2009）。

16.2　腹主动脉瘤导致椎体破坏

背痛极少由腹主动脉瘤引起。巨大腹主动脉瘤可以侵犯椎体前缘引起背痛。基于其临床表现，患者起初可能被认为是脊柱疾病，因此要仔细检查脊柱周围结构以免漏诊腹主动脉瘤等病变。MRI 上，矢状面上小叶状肿物伴间断血流信号（T2 像高或低信号）提示可能为腹主动脉瘤。轴状面上，腹主动脉瘤可以通过追踪其路线及其余主动脉的连续性进行判断。CT 血管造影可以用于确诊。

16.3　良性脊索细胞瘤

良性脊索细胞瘤目前被认为是脊索细胞来源的骨内良性病变。良性脊索细胞瘤与经典的脊索瘤分布类似（骶尾部＞颅底＞颈椎及腰椎）。CT 显示脊索细胞瘤椎体硬化，T1 加权像低信号，T2 加权像高信号，增强后无强化（Nishiguchi 等 2011）。良性脊索细胞瘤与脊索瘤的鉴别在于是否有骨外成分，有无对比增强以及有无骨质破坏伴局部硬化。良性脊索细胞瘤区别于良性血管瘤在于其 T1 像低信号不伴强化，CT 斑片状硬化。血管瘤常在 T1 像及 T2 像显示高信号。侵袭性血管瘤 T1 像可由于其血管成分而显示低信号，但这类血管瘤常显著增强，斑片状硬化并不常见。

16.4　游离齿凸／终末小骨

游离齿凸是指齿凸小骨和 C2 椎体之间间隙增宽。由于脊柱神经弓中心软骨联合，这一间隙常见于小于 5 岁的孩子。游离齿凸的病因仍颇具争议，但目前大部分学者认为相比于先天性因素，其更可能为外伤所致（Arvin 等 2010）。早期齿凸遭受创伤可导致游离齿凸。

游离齿凸的特征可与 2 型齿凸骨折类似。提示游离齿凸的表现有：①间隙增宽；②C2 椎体上缘和齿凸小骨光滑；③C2 上缘和齿凸小骨骨皮质厚度正常；④寰椎前弓肥大。游离齿凸的齿凸小骨与寰椎前弓固定在一起，运动方向一致。游离齿凸／寰椎复合体和 C2 椎体的不稳可导致慢性脊髓压迫和脊髓病。

表 16.1　游离齿凸 vs 齿凸骨折

游离齿凸	2 型齿凸骨折
间隙增宽	间隙窄
边缘光滑，骨皮质厚度一致	边缘不规则，去皮质化
寰椎前弓肥大：圆环形	寰椎前弓正常：半月形

终末小骨也可能被误认为是齿状突骨折。从 5 个初级骨化中心开始轴向骨化（2 个为齿状突体，1 个为椎体，2 个为神经弓）和一个次级骨化中心（齿状突头）。齿状突顶端由独立的骨化中心（由最尾部的枕骨硬体演化的终末小骨）发育而成。齿状突顶端通常在 3 岁左右出现，持续增大并与齿状突体逐渐融合，直至 12 岁左右融合。超过 12 岁后仍未融合的小骨被称为终末小骨（Viswanathan 等 2009）。终末小骨内多发骨化中心易被发现，形似创伤后骨碎片（Karwacki and Schneider 2012）。提示终末小骨而不是齿状突骨折的表现为：齿状突顶端钻石样骨化，齿状突皮质边缘完好以及周围光滑的软骨包绕。

16.5　第三枕髁

骨化可延伸至枕骨斜坡远端，称为"第三枕髁"。尽管大多为单发，也会偶有多发出现。第三枕髁可与齿状突或寰椎前弓形成假关节（Smoker 1994）。

冠状面和矢状面 CT 可显示第三枕髁从枕骨斜坡中线下端的投射，与齿状突形成假关节。如果第三枕髁肥大以及 / 或者由于第三枕髁和齿状突形成假关节的慢性不稳所致软组织增厚，可形成脊髓压迫，导致脊髓病。

16.6 Paget 病

Paget 病是一种慢性进展性代谢性疾病，常见于 40 岁以上中老年人，其骨代谢及骨重塑过程异常。骨重塑过程依赖增厚的骨小梁内骨吸收及骨形成相互协调（Theodorou 等 2011）。轴向骨骼，包括颅骨、骨盆和脊柱通常会受影响。脊柱最常累及的部位为腰椎。诊断 Paget 病的典型特征为：椎体肥大伴垂直方向肥厚、粗糙骨小梁形成及骨皮质增厚。椎体原本薄层骨皮质由肥厚的、粗糙的小梁骨所替代，称为椎体相框。椎体相框是指小梁周围粗糙硬化的部分以及中央骨量减少（Smith 等 2002）。

椎体的关节面肥大向四周延伸，累及后方神经弓，导致椎管狭窄。椎管狭窄为同心性和非对称性。骨髓包含的脂肪分布不均。CT 扫描能更好地显示硬化的骨皮质和杂乱的骨小梁。MRI 对评估神经症状更有效。MRI 的 T1 像显示低信号的骨皮质及肥厚的骨小梁。骨扫描可显示 Paget 病的严重程度，评估疾病活动，监测疗效，其结果显示椎体内增强的弥漫性摄取。然而，在疾病的非活跃区，尽管这时影像学异常仍然存在，但骨扫描的结果可为阴性。

鉴别诊断包括成骨性转移瘤和椎体血管瘤。但是成骨性转移瘤通常显示硬膜或椎旁软组织肿物形成，不伴骨皮质增厚。椎体血管瘤在 T1 像和 T2 像显示高信号，且没有椎体增大。肉瘤样转化是一种极少的并发症（<1% 的病例）。

16.7 背部肌肉横纹肌溶解

横纹肌溶解是在创伤、物理或化学损伤后释放大量肌酸磷酸激酶导致的骨骼肌肉组织迅速分解，这类物质积累可导致肾衰竭。极少有术后腰部肌肉溶解的病例被报道。

在 MRI 的轴状面 T2 像上，背部肌肉可见散在单侧或双侧多处信号斑片状增强的区域。打入造影剂后，可见背部肌肉多病灶斑片区域信号强化。鉴别横纹肌溶解和感染性肌炎十分重要：背部肌肉双侧多病灶斑片状高 T2 信号改变和斑片状强化提示横纹肌溶解而不是感染。血清肌酸激酶水平显著升高可用来诊断横纹肌溶解。

16.8 颈长肌钙化性肌腱炎

颈长肌钙化性肌腱炎是咽后的炎症性疾病。颈长肌由寰椎前结节水平由上纵隔延伸至 T3 椎体水平。它由上（上斜），中（垂直）和下（下斜）纤维三部分组成。上纤维越过寰椎前结节到达 C3–5 横突前结节水平。下纤维连接 T1–3 椎体至 C5–6 横突前结节。中纤维连接 C2–4 椎体至剩余颈椎和上三个胸椎。

急性颈长肌钙化性肌腱炎可由影像学诊断，伴有椎旁和颈长肌周围炎性改变和钙化，通常仅在 C1 前弓下方中线旁区域（Mihmanli 等 2001；Offiah and Hall 2009）。CT 可以显示颈长肌内钙化。通常钙化区域位于颈长肌腱上纤维（C1–2 水平），常伴不规则钙化。但其钙化的程度差异巨大。平片也可显示椎旁软组织水肿和钙化。在随访的侧位片上其软组织水肿和钙化可显著降低。MRI 显示上颈椎椎旁间隙弥漫性炎性改变，伴局部低信号，这是由于 C1 前弓附近钙化伴炎性改变导致的。

由于椎旁软组织水肿导致的急性临床表现及严重的颈痛，再加上 MRI 显示椎旁软组织水肿和液体信号，急性颈长肌钙化性肌腱炎容易被误诊为急性咽后感染（Zibis 等 2013）。因此，鉴别 C1 前弓下钙化对正确诊断此病具有重要意义。

要点

- 椎间隙空洞症、碎屑、组织破坏、累及关节、脊椎滑脱及椎间盘外周对比增强等表现提示神经源性脊柱关节病，而不是感染性脊柱炎。
- 良性脊索细胞瘤的影像学表现为 CT 椎体硬化，T1 像低信号，T2 像中至高信号，不伴强化。
- 游离齿凸和终末小骨表现可类似于齿状突骨折。
- 椎前炎性改变和寰椎前弓附近钙化强烈提示颈长肌钙化性肌腱炎。
- 椎体肥大导致椎管狭窄，粗糙骨小梁和骨皮质肥厚是典型的 Paget 病表现。

16.9　影像精析：少见但典型的脊柱疾病：肌肉骨骼

16.9.1　神经源性脊柱关节病

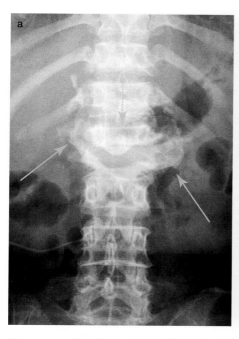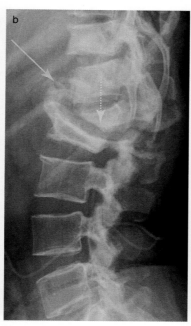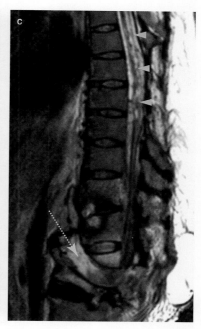

图 16.1　45 岁女性，由于潜在脊髓软化所致的神经源性脊柱关节病的正侧位平片（a，b）和 MRI T2 像矢状面影像（c）。可见组织破坏伴严重的椎体破坏改变，椎旁由于骨折愈合产生巨大肿物（箭头），L1-2 水平巨大间隙伴假关节形成（虚线箭头），符合神经源性脊柱关节病的表现。脊髓萎缩伴空洞形成，与脊髓软化表现相一致

16.9.2 腹主动脉瘤导致椎体破坏

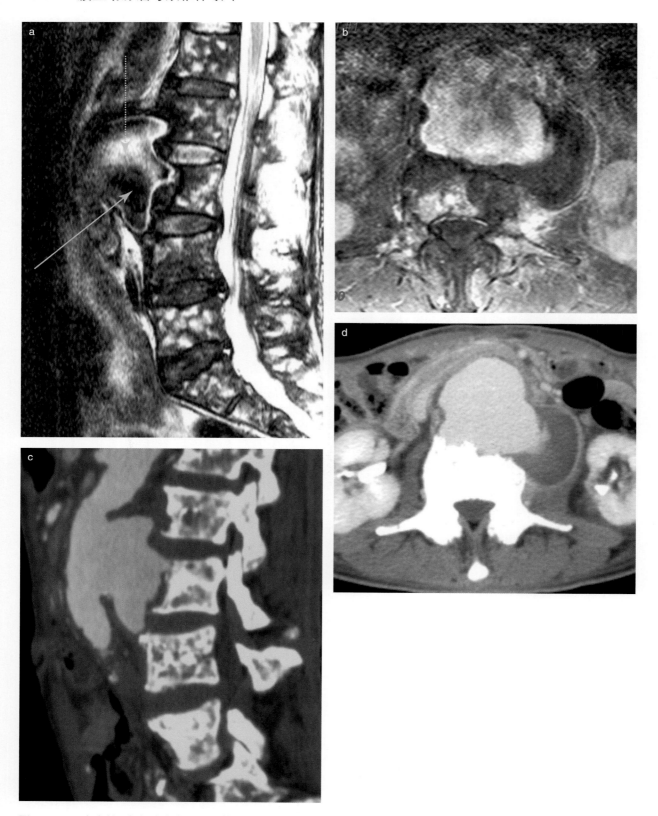

图 16.2 63 岁女性，腹主动脉瘤导致椎体破坏。T2 像矢状面（a）显示可见 L2 和 L3 椎体前小叶状肿物（虚线箭头），和类似内流体液的低信号（箭头）。轴状面（b）可见肿物由主动脉连续而来，明确为主动脉瘤。CT 血管造影（c，d）可确诊

16.9.3　良性脊索细胞瘤

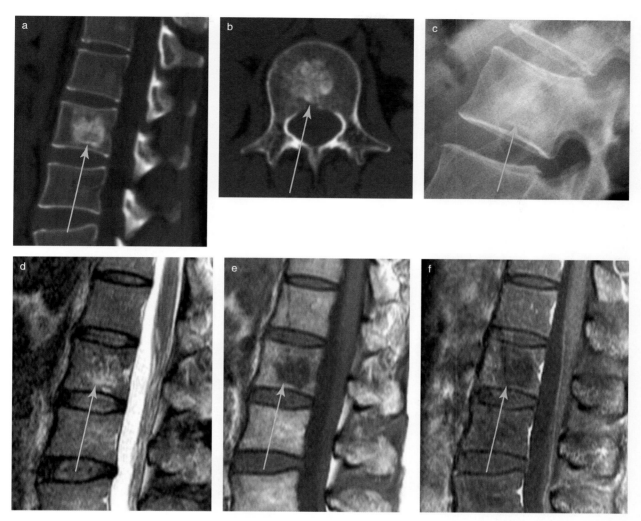

图 16.3　52 岁女性，良性脊索细胞瘤。L1 椎体内有一肿物（箭头）。CT（a，b）和平片（c）显示肿物表现为硬化性改变。该肿物（箭头）在 T2 像（d）显示高信号，在 T1 像（e）显示低信号，无增强（f）。该患者采用全椎体切除术，病理报告显示良性脊索细胞瘤

16.9.4　游离齿凸 / 终末小骨

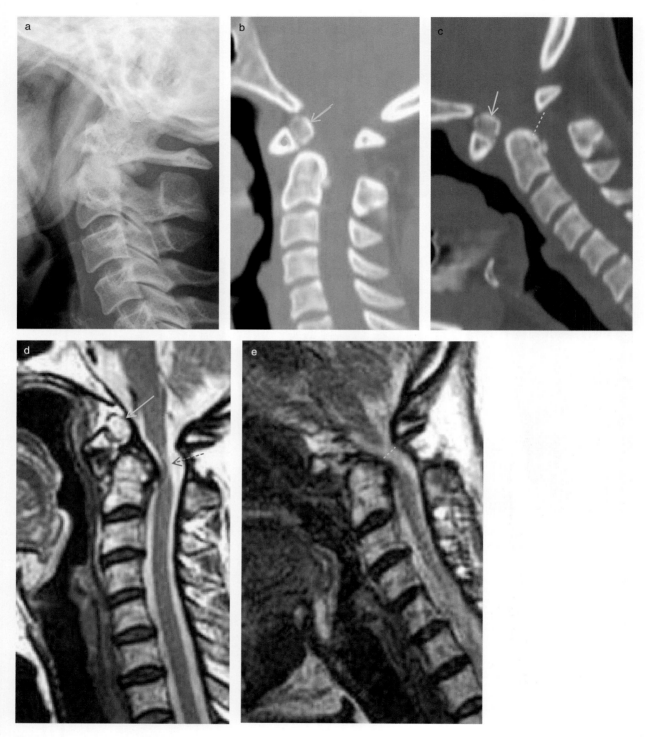

图 16.4　51 岁女性，游离齿凸的平片侧位（a）、CT（b，c）和 MRI T2 像矢状面（d，e）。可见一小骨（箭头）从 C2 椎体脱离（游离齿凸）。游离齿凸和 C2 椎体之间存在一间隙。其他表现同样可提示游离齿凸：C2 上椎体和齿凸小骨边缘光滑，C2 上椎体和齿凸骨皮质厚度正常，以及寰椎前弓肥大（点）。屈曲位（c，e）中，齿状突小骨固定于寰椎前弓，与其一同移动。C2 上椎体后方和 C1 后弓之间椎管狭窄（虚线 c，e）。T2 像矢状面（d）中，可见 C2 水平脊髓萎缩（虚线箭头），可能是由于慢性压迫导致。屈曲位 T2 像矢状面（e）可见脊髓受 C2 椎体上后方和 C1 后弓压迫（虚线）

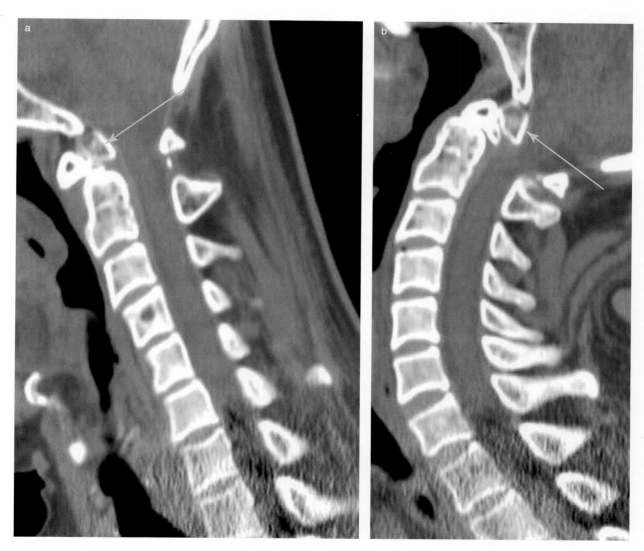

图 16.5　49 岁男性，屈曲位（a）和过伸位（b）CT 显示游离齿凸。齿凸小骨（箭头）固定于寰椎前弓，与其一同移动。过伸位（b）显示游离齿凸 / 寰椎一同向后移动。因此游离齿凸 / 寰椎复合体与 C2 椎体之间不稳，导致慢性脊髓压迫形成脊髓病

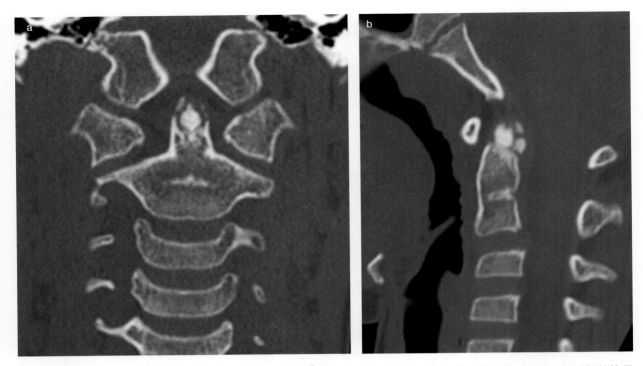

图 16.6　7 岁男孩，CT 冠状面（a）和矢状面（b）重建显示终末小骨。齿状突顶端由独立的骨化中心（由最尾部的枕骨硬体演化的终末小骨）发育而成。它通常在 3 岁出现，持续增大并在 12 岁时与齿状突体融合。终末小骨内多个钙化中心通常可见，可类似于创伤后骨碎片。提示终末小骨而不是齿状突骨折的特征为：齿状突顶端钻石样钙化，齿状突骨皮质边缘完好以及软骨膜光滑

16.9.5　第三枕髁

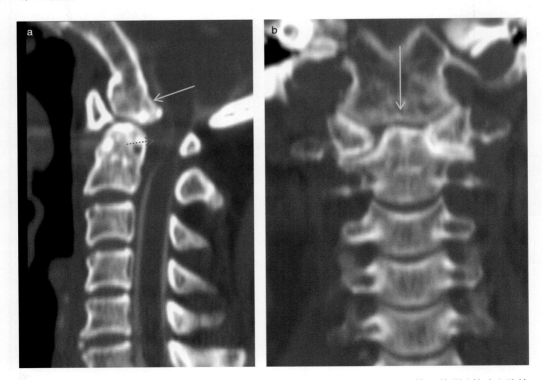

图 16.7　71 岁女性，第三枕髁。CT 脊髓造影（a，b）和 T2 像矢状面（c）可见第三枕髁（箭头）从枕骨斜坡中线下端的投射，与齿状突形成假关节。CT 脊髓造影（a）和 T2 像矢状面（c）可见由于慢性不稳导致的第三枕髁肥大和软组织增厚（虚线箭头），导致脊髓压迫

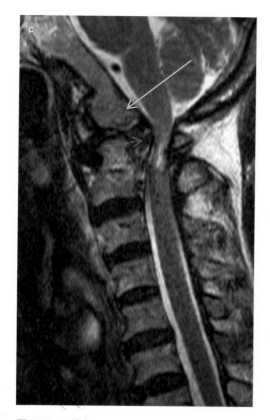

图 16.7　(续)

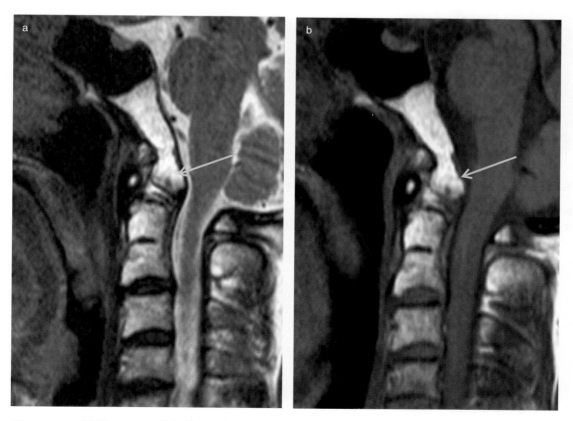

图 16.8　42 岁男性,MRI T2 像矢状面(a)和 T1 像矢状面(b)提示第三枕髁。第三枕髁(箭头)从枕骨斜坡中线下端的投射,与齿状突形成假关节

16.9.6　Paget 病

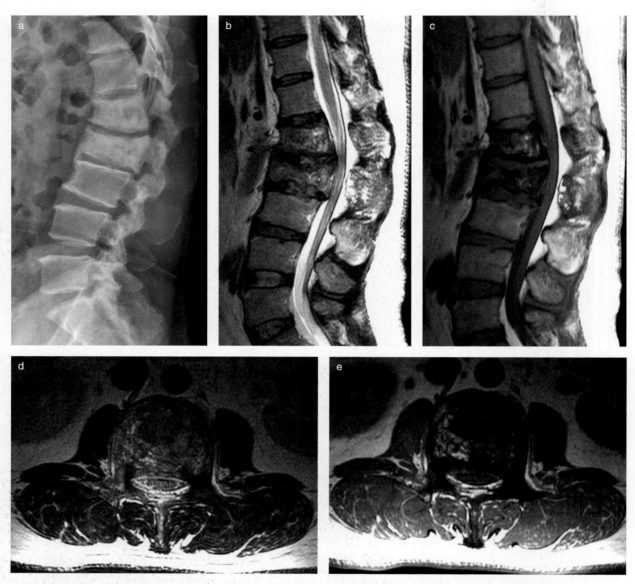

图 16.9　48 岁男性，Paget 病累及 L1 和 L2 椎体。腰椎侧位（a）显示 L1 和 L2 椎体密度增强，椎体坍塌伴后凸。T2 像（b）和 T1 像（c）矢状面显示椎体内增厚、低信号的骨皮质和粗糙的骨小梁。T2 像（d）和 T1 像（e）轴状面显示粗糙不规则的骨小梁和椎体膨大导致椎管狭窄。矢状面（f）和轴状面（g）重建 CT 更好地显示粗糙增厚的骨小梁，椎体膨大伴部分坍陷，以及累及后弓。前面骨扫描（h）显示肥大椎体弥散性摄取增高

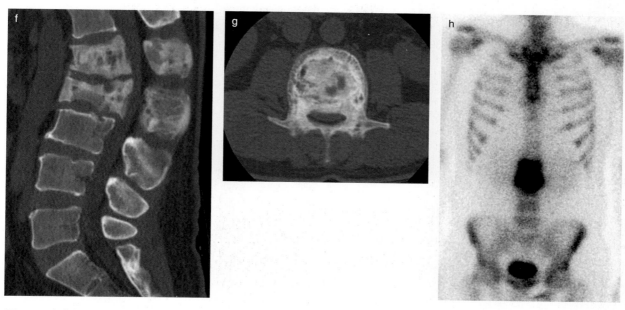

图 16.9　（续）

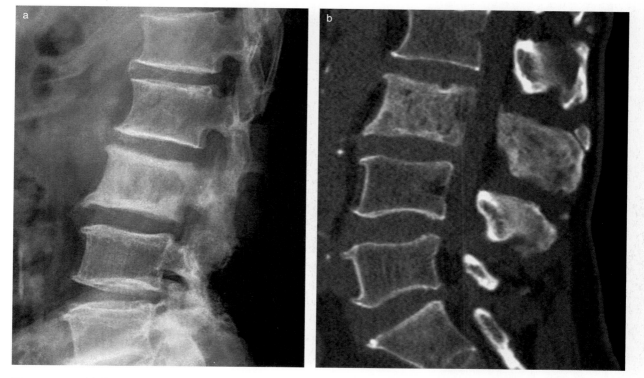

图 16.10　71 岁男性，Paget 病累及 L3 椎体。腰椎侧位（a）显示 L3 椎体密度增高，骨皮质增厚。CT 矢状面（b）显示椎体内粗糙增厚的骨小梁和棘突。T2 像（c）和 T1 像（d）矢状面显示椎体信号强度不均一和一些黄骨髓。轴状面 CT（e）、T2 像（f）和 T1 像（g）轴状面显示粗糙骨小梁和椎体轻度膨大。已累及后弓（箭头）

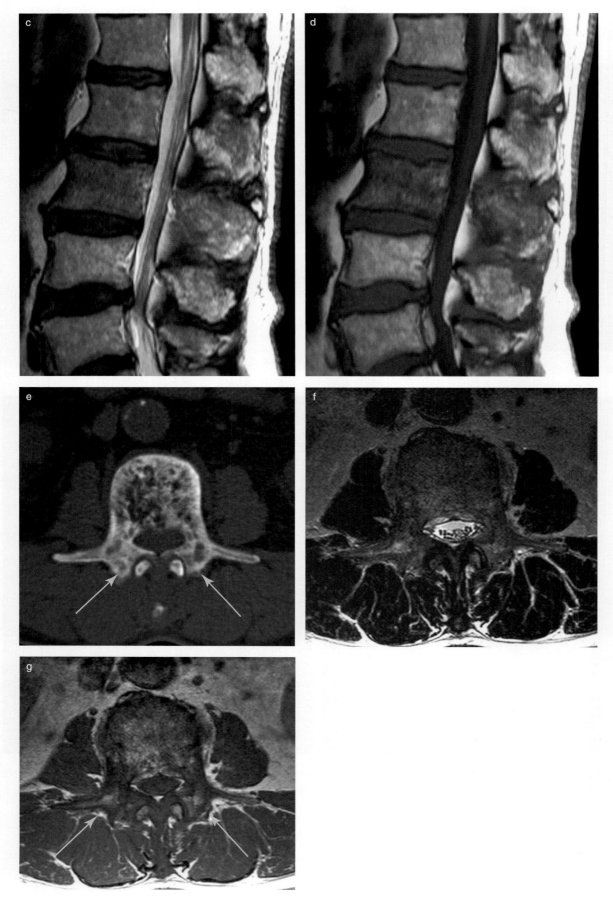

图 16.10 （续）：

16.9.7　背部肌肉横纹肌溶解症

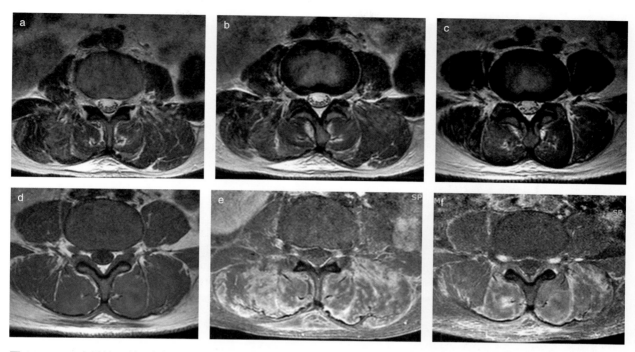

图 16.11　55 岁男性，延长手术时间后出现背部肌肉横纹肌溶解症。MRI T2 像轴状面（a–c）显示背部肌肉双侧散在多发斑片状高信号区域。T1 像轴状面（d）同样可见背部肌肉斑片状高信号改变。对比增强（e，f）显示背部肌肉明显出现多发斑片状增强区域。与感染性肌炎相鉴别十分重要。这一病例中，多灶双侧 T2 像高信号病变区域和背部肌肉增强更倾向于提示横纹肌溶解症，而不是感染

16.9.8　颈长肌钙化性肌腱炎

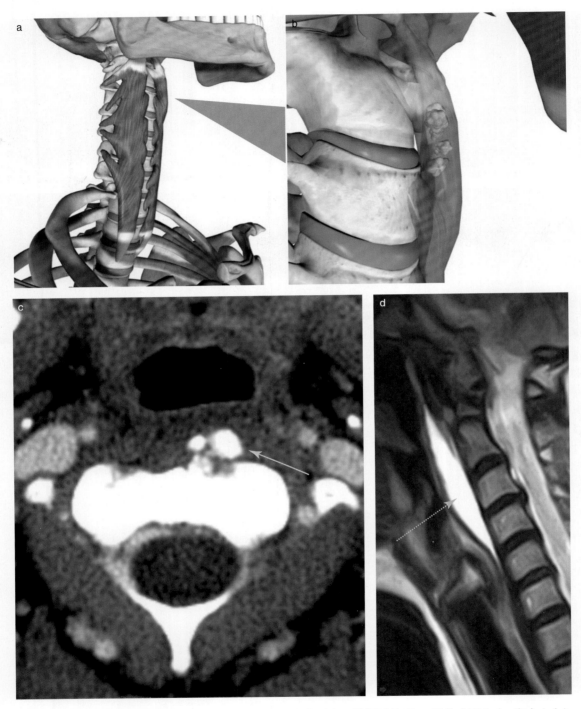

图 16.12　颈长肌钙化性肌腱炎。颈长肌由寰椎前结节水平由上纵隔延伸至 T3 椎体水平（a）。它由上（上斜），中（垂直）和下（下斜）纤维三部分组成。上纤维越过寰椎前结节到达 C3-5 横突前结节水平。下纤维连接 T1-3 椎体至 C5-6 横突前结节。中纤维连接 C2-4 椎体至剩余颈椎和上三个胸椎。颈长肌钙化性肌腱炎通常累及寰椎附着点附近的上纤维（b），钙化位于 C1 前弓下方（b，c）。CT（c）可见钙化在 C2 水平（C1前弓下）的椎旁正中旁间隙内。T2 像矢状面（d）可见大量液体信号（虚线箭头）位于 C1-4 之间的椎旁区域

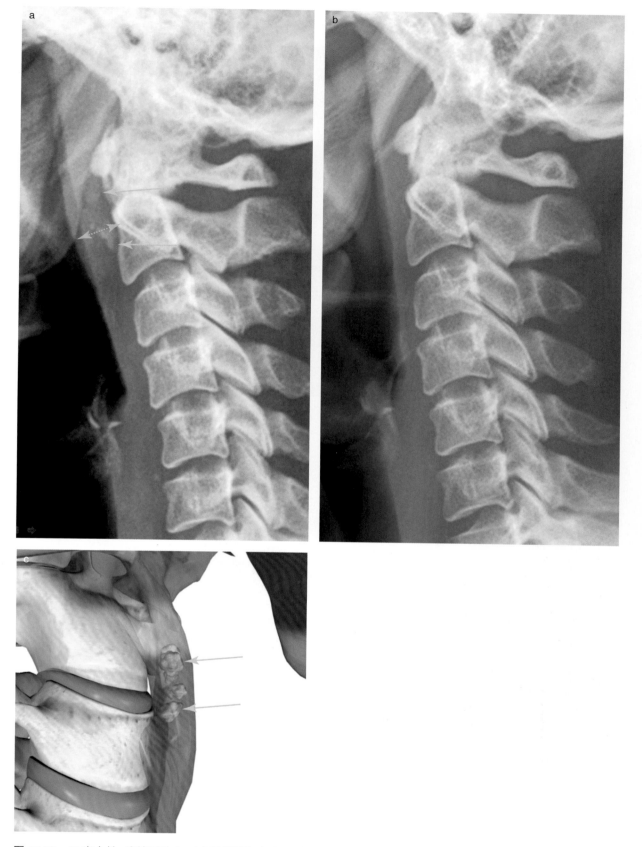

图 16.13　47 岁女性,连续平片（a,b）及其图解（c）显示颈长肌钙化性肌腱炎。侧位明显可见 C1-2 水平椎旁软组织增宽（虚线）（a）。C2 椎体前及 C1 前弓下可见多发不规则的钙化。随访的平片中（b）可见间隔的椎旁组织增厚和钙化。椎前软组织水肿钙化能在颈长肌钙化性肌腱炎患者的随访侧位片中明显下降

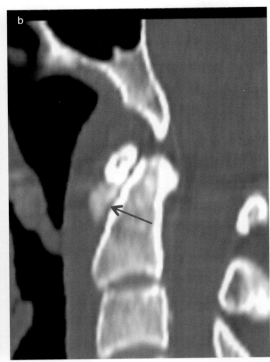

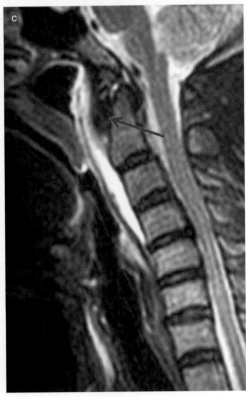

图 16.14 42 岁女性,侧位平片(a)、CT(b)和 T2 像矢状面(c)显示颈长肌钙化性肌腱炎。可见椎前软组织增厚(a)及 T2 像高信号(c),这些可能提示咽后感染。但是,C1 前弓下可见一不规则钙化,强烈提示颈长肌钙化性肌腱炎

参考文献

Arvin B, Fournier-Gosselin MP, Fehlings MG. Os odontoideum: etiology and surgical management. Neurosurgery. 2010;66(3 Suppl):22–31. doi:10.1227/01.NEU.0000366113.15248.07. 00006123-201003001-00005 [pii].

Hong SH, Choi JY, Lee JW, Kim NR, Choi JA, Kang HS. MR imaging assessment of the spine: infection or an imitation? Radiographics. 2009;29(2):599–612. doi:10.1148/rg.292085137. 29/2/599 [pii].

Karwacki GM, Schneider JF. Normal ossification patterns of atlas and axis: a CT study. AJNR Am J Neuroradiol. 2012;33(10):1882–7. doi:10.3174/ajnr.A3105. ajnr.A3105 [pii].

Mihmanli I, Karaarslan E, Kanberoglu K. Inflammation of vertebral bone associated with acute calcific tendinitis of the longus colli muscle. Neuroradiology. 2001;43(12):1098–101.

Nishiguchi T, Mochizuki K, Ohsawa M, Inoue T, Kageyama K, Suzuki A, et al. Differentiating benign notochordal cell tumors from chordomas: radiographic features on MRI, CT, and tomography. AJR Am J Roentgenol. 2011;196(3):644–50. doi:10.2214/AJR.10.4460. 196/3/644 [pii].

Offiah CE, Hall E. Acute calcific tendinitis of the longus colli muscle: spectrum of CT appearances and anatomical correlation. Br J Radiol. 2009;82(978):e117–21. doi:10.1259/bjr/19797697. 82/978/e117 [pii].

Smith SE, Murphey MD, Motamedi K, Mulligan ME, Resnik CS, Gannon FH. From the archives of the AFIP. Radiologic spectrum of Paget disease of bone and its complications with pathologic correlation. Radiographics. 2002;22(5):1191–216.

Smoker WR. Craniovertebral junction: normal anatomy, craniometry, and congenital anomalies. Radiographics. 1994;14(2):255–77.

Theodorou DJ, Theodorou SJ, Kakitsubata Y. Imaging of Paget disease of bone and its musculoskeletal complications: review. AJR Am J Roentgenol. 2011;196(6 Suppl):S64–75. doi:10.2214/AJR.10.7222.

Viswanathan A, Whitehead WE, Luerssen TG, Illner A, Jea A. "Orthotopic" ossiculum terminale persistens and atlantoaxial instability in a child less than 12 years of age: a case report and review of the literature. Cases J. 2009;2:8530. doi:10.4076/1757-1626-2-8530.

Wagner SC, Schweitzer ME, Morrison WB, Przybylski GJ, Parker L. Can imaging findings help differentiate spinal neuropathic arthropathy from disk space infection? Initial experience. Radiology. 2000;214(3):693–9.

Zibis AH, Giannis D, Malizos KN, Kitsioulis P, Arvanitis DL. Acute calcific tendinitis of the longus colli muscle: case report and review of the literature. Eur Spine J. 2013;22 Suppl 3:S434–8. doi:10.1007/s00586-012-2584-5.

第 17 章　少见但典型的脊柱疾病：神经元病变

内　　容

17.1　特发性脊髓疝 ……………………………………………………………………………………… 387

17.2　平山病 ……………………………………………………………………………………………… 387

17.3　亚急性联合变性 ……………………………………………………………………………………… 387

17.4　放射性脊髓炎 ………………………………………………………………………………………… 388

17.5　脊髓内脏犬弓蛔虫幼虫移行症 ……………………………………………………………………… 388

17.6　联合神经根 …………………………………………………………………………………………… 388

17.7　吉兰 – 巴雷综合征 …………………………………………………………………………………… 388

17.8　遗传性运动和感觉神经病变 ………………………………………………………………………… 388

17.9　影像精析：罕见特征性的脊柱病变：神经元病 …………………………………………………… 390

　　17.9.1　特发性脊髓疝 ………………………………………………………………………………… 390

　　17.9.2　平山病 ………………………………………………………………………………………… 393

　　17.9.3　亚急性联合变性 ……………………………………………………………………………… 394

　　17.9.4　放射性脊髓炎 ………………………………………………………………………………… 397

　　17.9.5　脊髓内脏犬弓蛔虫幼虫移行症 ……………………………………………………………… 399

　　17.9.6　联合神经根 …………………………………………………………………………………… 401

　　17.9.7　吉兰巴雷综合征 ……………………………………………………………………………… 404

　　17.9.8　遗传性运动和感觉神经病变 ………………………………………………………………… 407

参考文献 ………………………………………………………………………………………………… 409

本章将讨论罕见的具有特征性影像学表现的脊髓和神经根疾病,包括特发性脊髓突出、Hirayama 病(平山病)、脊髓亚急性联合变性、放射性脊髓炎、犬弓蛔虫脊髓内脏幼虫移行症、联合神经根、吉兰 - 巴雷综合征、遗传性运动和感觉神经病。

17.1　特发性脊髓疝

特发性脊髓疝是指上胸椎或中胸椎水平脊髓通过硬膜前方的缺陷向外突出(Parmar 等 2008)。特发性脊髓疝是临床上导致进行性脊髓损害的不常见疾病。矢状位 MR 上可见向前蜷曲的胸髓伴背侧蛛网膜下隙的局部膨大,最常见于 T4-7 椎体水平之间。轴状位可以见到部分脊髓位于硬膜前部,在突出节段脊髓延长和旋转。脑脊液有时可渗漏至前方硬膜外隙,表现为前方硬膜外隙明亮的薄的条状液性信号。病程长的脊髓突出可以导致椎体后方的骨性侵蚀。在 CT 脊髓成像中,相似的表现(矢状位上脊髓向前蜷曲,轴状位上脊髓向前突出)也同样明显。常见的鉴别诊断包括硬膜内蛛网膜囊肿、脊髓黏连和蛛网膜网带合并脊髓畸形。诊断脊髓突出的关键点是在轴状位核磁上发现硬膜外向前突出的脊髓。

17.2　平山病

平山病(青少年上肢远端肌肉萎缩症)是一种主要发生于 20~30 岁早期男性的罕见颈脊髓病。其临床特点主要是手掌和前臂的肌肉无力和肌肉萎缩,有趣的是肱桡肌并不受累,因此前臂的病变是指一种斜性肌肉萎缩。平山病以上肢远端进行性肌肉无力和肌肉萎缩为特征,并在接下来数年呈自限性。颈椎屈曲时后方硬膜向前移位产生的脊髓动态压迫是平山病的特征性发现。脊柱和硬膜长度的不匹配而可能导致的高张力硬膜是该病的可能病因。正常的颈脊髓硬膜较为松弛,在颈椎后伸时存在横行的褶皱,而颈椎屈曲时颈椎管的长度则增加,正常人群中硬膜的松弛可以代偿屈曲时颈椎管长度的增加。平山病患者脊柱和硬膜生长失衡导致硬膜腔相对较短而代偿能力不足,因此颈椎屈曲时硬膜腔紧张,硬膜后壁向前移位而导致脊髓压迫。颈

脊髓病变的病理机制可能就是由于颈椎反复屈曲产生的缺血改变或慢性损伤导致的。慢性压迫引起的脊髓前角的微循环障碍导致前角细胞坏死。C6 节段的病变最严重,主要累及前角细胞,病程后期脊髓发生萎缩。屈曲 MR 矢状位上可见后方硬膜向前移位。颈椎屈曲时后方硬膜外间隙增大,并由于后方椎静脉丛的淤塞在 T1 和 T2 像上表现为高信号的新月形。在增强像中可以见到硬膜外隙的均匀强化,并伴有流空现象。轴状位可见到后方硬膜前移导致的脊髓非对称性扁平化。有一篇文献曾经描述过在中立位 MRI 见到下颈椎硬膜囊与相邻椎板超过 2/3 的分离可以作为诊断平山病的征像(Chen 等 2004)。

17.3　亚急性联合变性

维生素 B_{12} 缺乏导致的临床表现包括血液学异常如巨细胞性贫血,而神经性异常是维生素 B_{12} 缺乏引起大脑、周围神经、视神经和脊髓后侧及外侧束病变所致,这些疾病合称为亚急性联合变性(SCD)。尽管维生素 B_{12} 缺乏本身不是常见的脊髓病变原因,但维生素 B_{12} 缺乏最常见的临床表现却是脊髓的 SCD(Ravina 等 2000)。SCD 的临床表现为隐性亚急性无力发作、感觉异常、震动觉缺失和感觉性共济失调。未经治疗的患者症状通常由远端向近端进展并可能逐步发展为截瘫。及时诊断和规范治疗对预防不可逆性的神经损伤至关重要。动物性和植物性食物中维生素 B_{12} 分子结构非常复杂。进食后维生素 B_{12} 与壁细胞分泌的内因子结合,然后被回肠末端的黏膜吸收。这一过程中的任何异常都可能导致维生素 B_{12} 缺乏。然而由于体内存在 2~5mg 的维生素 B_{12} 储备量,因此维生素 B_{12} 缺乏可能在几年内表现不明显。其病因包括各类维生素 B_{12} 吸收不良性疾病如恶性贫血、区域性肠炎、热带口炎型腹泻、腹腔疾病等;相关手术包括胃切除术、回肠切除术; B_{12} 摄入不足如严格的素食主义者。

维生素 B_{12} 相关性神经疾病是由破坏髓鞘的 TNF-α 增加和神经营养因子降低造成的。维生素 B_{12} 的缺乏导致 TNF-α 的过度增加和内皮生长因子、白介素 6 两种神经营养因子下调(Scalabrino 等 2004)。维生素 B_{12} 相关脊髓病变的组织学特

征是多发脱髓鞘、空泡化、典型的脊髓背侧束和侧束变性、较少可见腹侧束变性（Timms 等 1993）。MR 的典型表现是脊髓后束的反 V 字形的 T2 线性高信号影（Timms 等 1993）。一些病人则表现为两侧对称的 T2 高信号结节哑铃状或双眼状区域。

17.4 放射性脊髓炎

射线是可以导致脊髓病变的原因之一（Calabro and Jinkins 2000）。MR 图像中放射性脊髓炎显示出与其他非肿瘤性脊髓病变相同的特征，例如急性横贯性脊髓炎或多发性硬化。这些特征包括脊髓 T2 像的片状高信号和脊髓内片状强化。作为放射性脊髓炎诊断病因的线索是先前受累节段的放射性治疗史，在相关区域的椎体内可见黄骨髓信号改变。放射性脊髓炎的急性期可见脊髓增大，表现为 T1 像低信号和 T2 像高信号。增强像多变，呈片状或环状。慢性期相关受累节段可出现脊髓萎缩。

17.5 脊髓内脏犬弓蛔虫幼虫移行症

摄入未煮熟的感染犬弓蛔虫牛肉或内脏可导致犬弓蛔虫幼虫移行症。脊髓内脏犬弓蛔虫幼虫移行症是非肿瘤性脊髓病变的少见病因。内脏幼虫移行症患者的脊髓病变继发于弓蛔虫幼虫对脊髓的血源性侵袭。脊髓犬弓蛔虫幼虫移行症的典型 MR 表现为单发性病变、短节段受累呈 T2 像高信号，伴有轻度的脊髓肿胀，钆摄取后后柱或后外侧柱的局部结节状强化。弓蛔虫病的诊断依赖于弓蛔虫抗体的高滴度、血液或脑脊液中嗜酸粒细胞增多、检测到鞘内弓蛔虫抗体的合成等手段。驱虫治疗后临床与影像学上的改善、脑脊液参数的正常化可以支持该疾病的诊断（Xinou 等 2003）。

17.6 联合神经根

联合神经根是指两条相邻神经根从硬膜囊发出后在走行的某个点上共享同一硬膜。腰骶椎神经根异常的发生率变化很大。对主诉下肢疼痛和怀疑椎间盘突出的患者行脊髓造影术发现可疑神经根异常的发生率为 4%（Kadish 和 Simmons

1984），而解剖学研究则证实了更高的发生率。（Kikuchi 等 1984）。

联合神经根通常发现于 L5–S1 和 S1–2（Song 等 2008），可分为不同的类型。临床最常见的类型是出硬膜囊后分叉为横行的上位神经根占据椎间孔的下部，而分出的下位神经根则在硬膜外隙上位神经根后以更垂直的方向走行。由此，横行的上位神经根很容易因为轻度的椎间盘膨出或小关节病变而受到压迫。而垂直走行的下位神经根同样易受关节突关节压迫。如果术前未发现联合神经根，在牵拉硬膜囊时可能会使神经根受损，或被误认为突出的椎间盘而切除。我们建议在椎间盘水平通过 3 种 MR 轴位片以术前诊断联合神经根：①角征，非对称的硬膜囊前外侧角的形状；②脂肪新月征，介于非对称硬膜囊和联合神经根之间的硬膜外脂肪组织；③平行征，观察到整个神经根在椎间盘水平平行走行（Song 等 2008）。

17.7 吉兰 – 巴雷综合征

吉兰 – 巴雷是较为常见的急性、快速进展性炎性脱髓鞘病多发神经病变。增强 MR 像中，在马尾和脊髓圆锥水平可见增粗的神经根明显的信号强化，强化的范围可能只涉及前根或者前后根都有（Byun 等 1998；Berciano 1999；Georgy 等 1994；Iwata 和 Utsumi 1997）。硬脊膜内脊髓和神经根因为血 – 神经和血 – 脑屏障的存在而不强化。其他硬膜内神经根增强的疾病有软脑膜转移瘤、淋巴瘤、慢性炎性脱髓鞘多神经元病变（CIDP）、肉状瘤病、艾滋病相关的巨细胞病毒多发性神经根病、莱姆病和术后蛛网膜炎。硬膜内神经根弥漫性增强，并伴有急性进展性上行的对称性下肢瘫痪的病史，强烈提示吉兰巴雷综合征的诊断。

17.8 遗传性运动和感觉神经病变

遗传性运动和感觉神经病变（hereditary motor and sensory neuropathies, HMSN）是一组不同的遗传性周围神经病变，特征性表现是对称性并以远端运动和感觉障碍为主，病程进展缓慢。

HMSN 可以分为三型，HMSN 1 型（CMT1 型）、HMSN 2 型（CMT2 型） 和 HMSN 3 型（（Dejerine-

Sottas 病，DSD)），CMT1 型和 DSD 以周围神经显著增粗为特征(肥大型神经病)。

CMT(Charcot-Marie-Tooth)病是最常见的遗传性神经肌肉疾病，根据神经电生理和病理学特征可以进一步分为两类，CMT1 型是脱髓鞘病变，以正中神经慢速传导速度为特征。CMT 2 型是轴索型，神经传导速度正常或轻微减慢(Gaeta 等 2012)。

脊柱的 MR 影像中硬膜内神经根或硬膜外脊神经的弥漫性增厚是提示 HMSN 的典型表现。增强后影像 HMSN 的硬膜内神经根可被强化(Cellerini 等 2000)。马尾神经和脊神经的弥漫性肥大也可见于慢性炎性脱髓鞘多神经元病变(CIDP)(Vallat 等 2010)。单纯根据 MRI 难以鉴别 HMSN 和 CIDP。

要点

● 胸髓向前蜷曲的可能原因包括脊髓突出、硬膜内蛛网膜囊肿、脊髓粘连、蛛网膜网带。

● 平山病的典型特征是在颈椎屈曲时硬膜向前移位造成的脊髓的动态压迫。

● 亚急性联合变性的典型特征是 T2 像脊髓后柱的反 V 字形的线性高信号影。

● 脊柱内脏犬弓蛔虫幼虫移行症的 MR 表现是脊髓短节段受累呈 T2 像高信号，伴有轻度的脊髓肿胀，钆摄取后后柱或后外侧柱的局部结节状强化。

● 硬膜内神经根弥漫性增强，并伴有急性进展性上行和对称性下肢瘫痪的病史，强烈提示吉兰巴雷综合征的诊断。

17.9 影像精析：罕见特征性的脊柱病变：神经元病

17.9.1 特发性脊髓疝

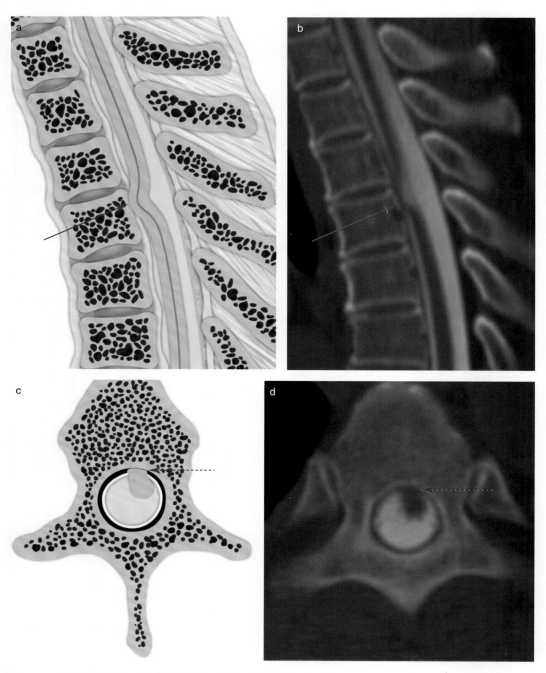

图 17.1 特发性脊髓疝。特发性脊髓疝是指上胸椎或中胸椎水平脊髓通过硬膜前方的缺陷向外突出，是一种罕见的引起进行性脊髓病变的疾病。矢状位示意图（a）和 CT 脊髓造影（b）显示胸脊髓前部蜷曲（箭头）伴有背侧蛛网膜下隙膨大，常发生于 T4 和 T7 水平。在轴位片（c，d）可见部分脊髓位于硬膜前部，在突出节段脊髓延长并旋转。脑脊液有时可渗漏至前方硬膜外隙，表现为前方硬膜外隙明亮的薄的条状液性信号。病程长的脊髓突出可以导致椎体后方的骨性侵蚀。常见的鉴别诊断包括硬膜内蛛网膜囊肿、脊髓黏连和蛛网膜网带合并脊髓畸形。诊断脊髓突出的关键点是在轴状位核磁上发现硬膜外向前突出的脊髓

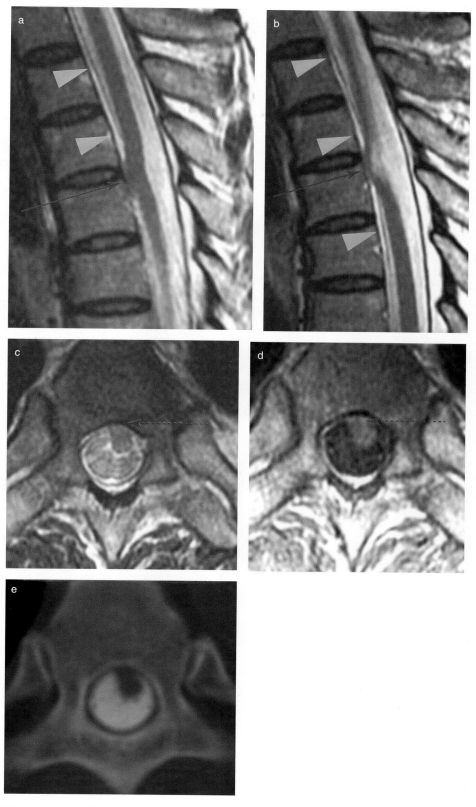

图 17.2　68 岁男性脊髓疝。MRI 矢状位 T2 像（a，b）显示胸脊髓向前方蜷曲并伴有背侧蛛网膜下腔膨大，最常发生于 T4 和 T7 水平。轴位 T2 像（c）和 T1 像（d）可见到部分脊髓位于硬膜前方（虚线箭头），在突出节段的脊髓延长且发生旋转。脑脊液有时可渗漏至前方硬膜外隙，如虚线箭头所示。CT 脊髓造影（e）显示脊髓旋转延长伴有前部扭曲，但没有硬膜内异常缺损

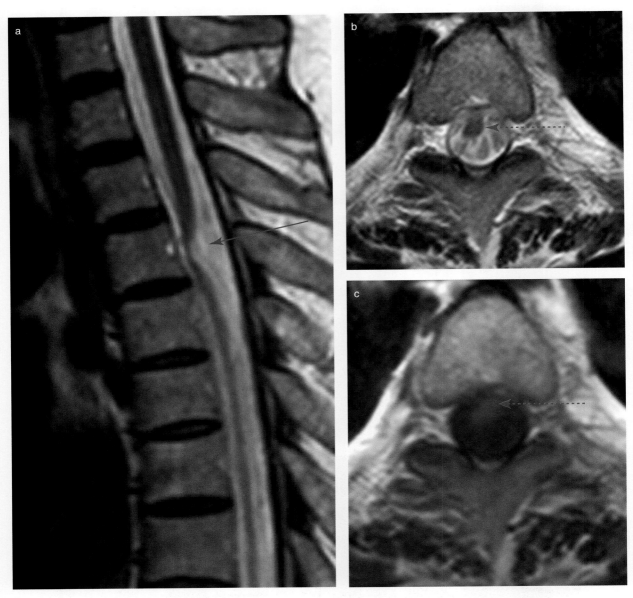

图 17.3　59 岁女性，特发性脊髓疝。矢状位 MR 图像（a）显示胸脊髓前部扭曲，伴有背侧蛛网膜下腔膨大（箭头）。轴状位 T2 像（b）和 T1 像（c）可见到部分脊髓位于硬膜前方，在突出节段硬膜延长且发生旋转（虚线箭头）

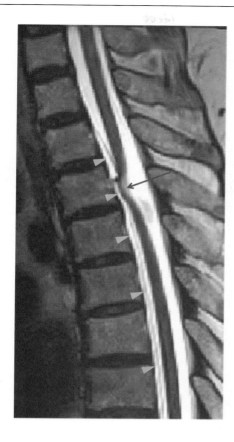

图 17.4　61 岁男性特发性脊髓突出伴有脑脊液渗漏至硬膜外隙前部。矢状位 T2 像明显可见脊髓前部明显扭曲（箭头），伴有背侧蛛网膜下腔膨大。脑脊液渗漏至硬膜外隙前方，可见相应位置液性信号（短箭头）

17.9.2　平山病

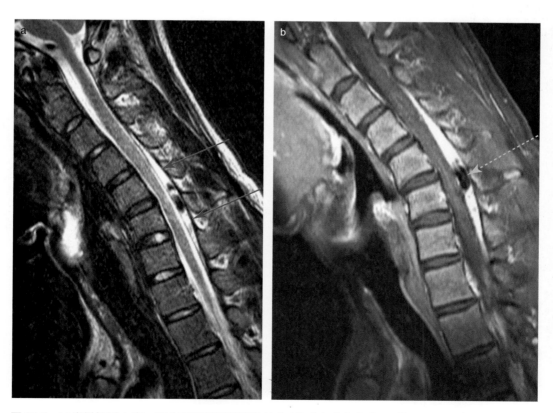

图 17.5　16 岁男性平山病。屈曲时后部硬膜外隙扩大（箭头），在矢状位 T2 像（a）可见到新月状高信号影，由后部椎静脉丛的淤塞所致。增强后影像（b）显示硬膜外隙均匀增强并伴有流空现象（虚线箭头）

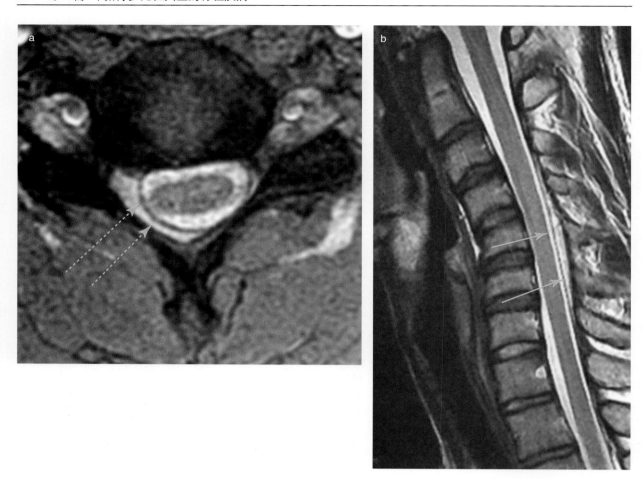

图 17.6 16 岁男性平山病。在梯度回波像（a）发现下颈椎后侧硬膜与相邻椎板分离（虚线箭头）是提示平山病的有力证据。在屈曲位 T2 像（b）颈椎后方硬膜向前移位（箭头）并出现后方硬膜外隙膨大

17.9.3 亚急性联合变性

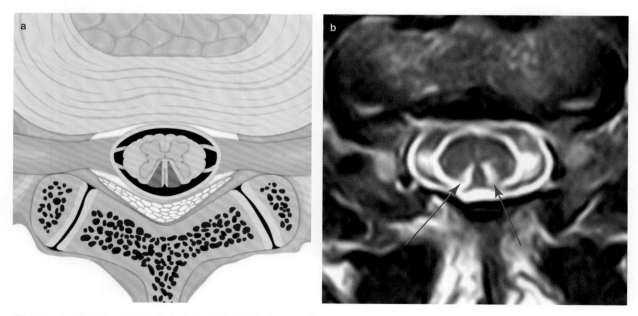

图 17.7 41 岁男性，亚急性联合变性的示意图（a）和 T2 像（b），脊髓后柱可见倒 V 字形的线性 T2 像高信号影（箭头）提示亚急性联合变性

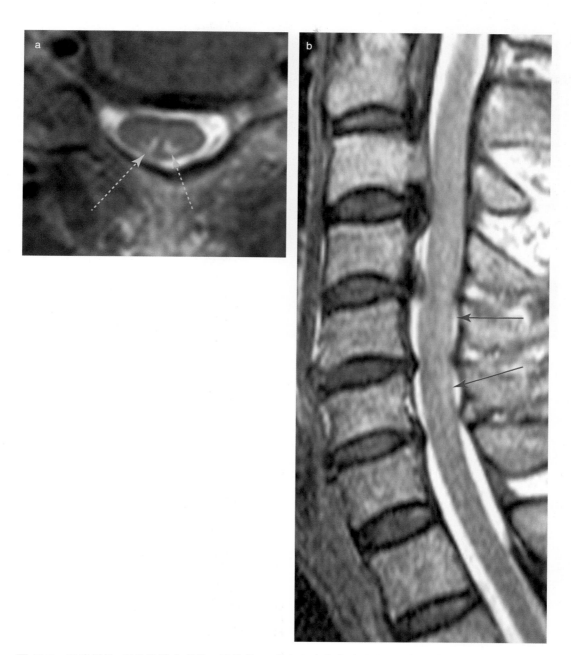

图 17.8　64 岁男性，亚急性联合变性。轴状位 T2 像（a）中在脊髓后柱可见倒 V 字形的线性 T2 像高信号影（箭头）提示亚急性联合变性。矢状位 T2 像（b）显示 C4~6 脊髓后部线性条带状高信号影（箭头）

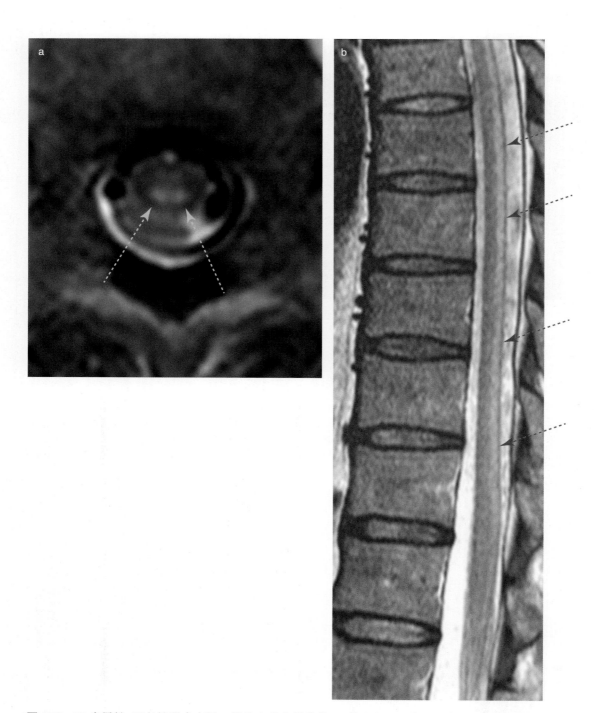

图 17.9 71 岁男性，亚急性联合变性。部分患者在轴状位 T2 像（a）可见脊髓后束双侧对称性结节状 T2 像高信号影，呈哑铃状或双结节状（虚线箭头）。矢状位 T2 像（b），在脊髓后方可见线性条带状高信号影（箭头）

17.9.4　放射性脊髓炎

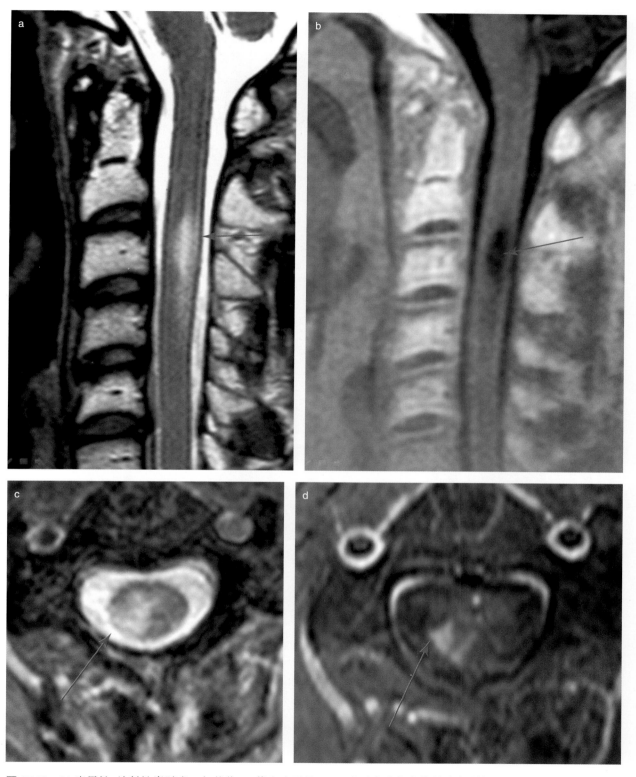

图 17.10　28 岁男性，放射性脊髓炎。矢状位 T2 像（a）可见 C2–4 脊髓中片状高信号改变（箭头）。在 T1 反转恢复序列的矢状位图像（b）中损伤部分显示为低信号（箭头）。轴状位显示右侧脊髓后方片状高信号影（c 图箭头）并且可被强化（d 图箭头所示）。这些特征与诸如急性横贯性脊髓炎、多发性硬化等非肿瘤性脊髓病变类似。放射性脊髓炎的诊断线索为放射暴露史以及在相关区域的椎体内可见黄骨髓信号改变

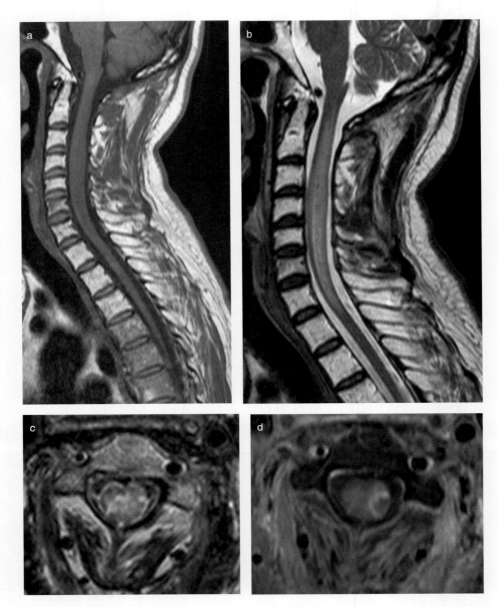

图 17.11   55 岁男性，放射性脊髓炎。患者在鼻咽癌颈部放疗 3 年后逐渐出现隐匿性的躯干麻痹和左下肢无力。颈胸椎 T1 像（a）显示整个颈椎和上胸椎弥漫性信号增加，伴有放疗区域明显的尾端界限和脊髓非特异性增大。矢状位 T2 像（b）显示颈脊髓长节段非正常高信号。轴状位 T2 像（c）显示颈脊髓边界不清的信号增强。同一层面的轴状位增强 T1 像（d）显示颈脊髓左侧边缘强化的坏死中心。放射性脊髓炎急性期可见脊髓增大，表现为 T1 像低信号和 T2 像高信号。增强像多变，呈片状或环状。慢性期相关受累节段可出现脊髓萎缩

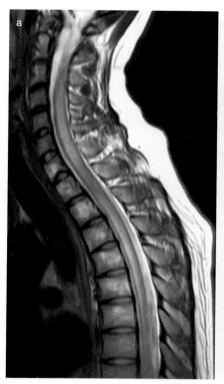
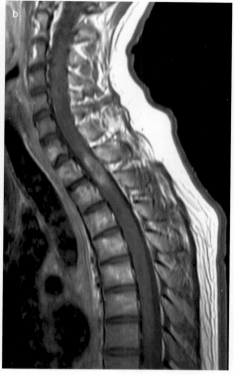

图 17.12　19 岁男性，放射性脊髓炎，纵隔淋巴瘤放疗后 23 个月，表现为双上肢无力。矢状位 T2 像（a）显示颈胸段脊髓内长节段的高信号，在 T2 高信号区域中心是边缘不清的低信号区域。强化后影像（b）显示在上胸髓纺锤样强化伴有中央非强化的坏死灶。应行开放活检排除淋巴瘤复发可能性，并提示放射性改变

17.9.5　脊髓内脏犬弓蛔虫幼虫移行症

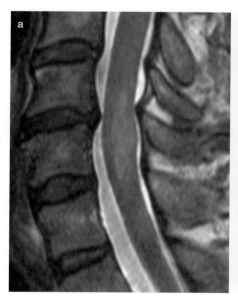
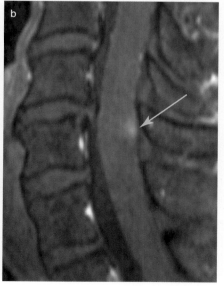

图 17.13　41 岁男性，脊髓内脏犬弓蛔虫幼虫移行症。患者有频繁生牛肉或内脏饮食史。矢状位 T2 像（a）显示片状高信号和 C5–C6 颈脊髓肿胀，脊髓内没有边界清晰的肿块样损伤或局限低信号灶，提示非肿瘤性脊髓病变。压脂增强 T1 像（b）可见 C6 脊髓背侧局限的结节状增强（箭头）。脊髓后侧或后外侧节段单个、局部结节状增强灶、相对短节段的 T2 像高信号以及病灶游走是该病的特点

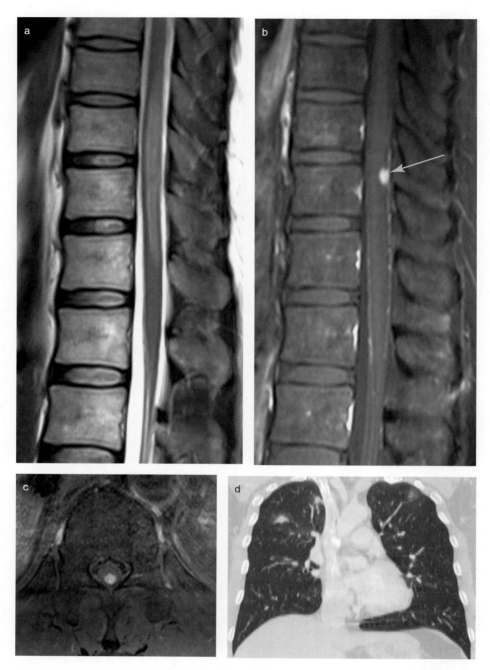

图 17.14　44 岁男性，脊髓内脏犬弓蛔虫幼虫移行症，患者有进食生牛肝脏史。胸椎矢状位 T2 像（a）可见 T9–12 节段性的髓内均质高信号影。压脂增强 T1 矢状位像（b）和轴状位像（c）可见 T11 层面脊髓局限性结节状增强（箭头）。同一患者的冠状位胸部 CT（d）显示双肺多发周围伴有环状、磨玻璃样不透明病灶，表明双肺嗜酸性渗出物，患者患有肺部和脊柱的内脏犬弓蛔虫幼虫移行症

17.9.6　联合神经根

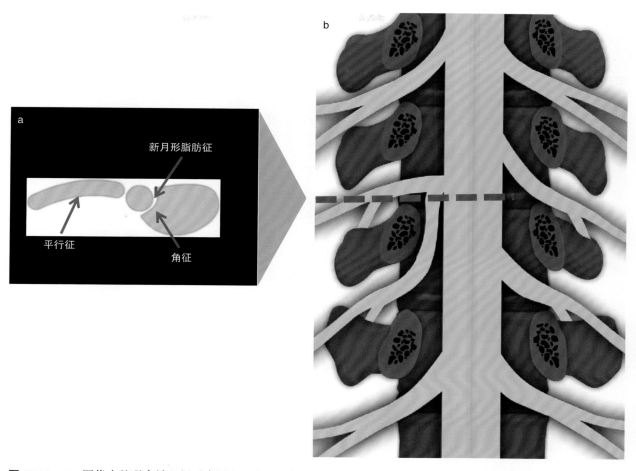

图 17.15　MR 图像中的联合神经根示意图（a, b）。示意图显示了硬膜囊角的改变（硬膜囊前外侧角的非对称性形态改变，角征）、介于非对称硬膜囊角和联合神经根之间的硬膜外脂肪（新月形脂肪征）、椎间盘水平可见平行走行的整条神经根（平行征）

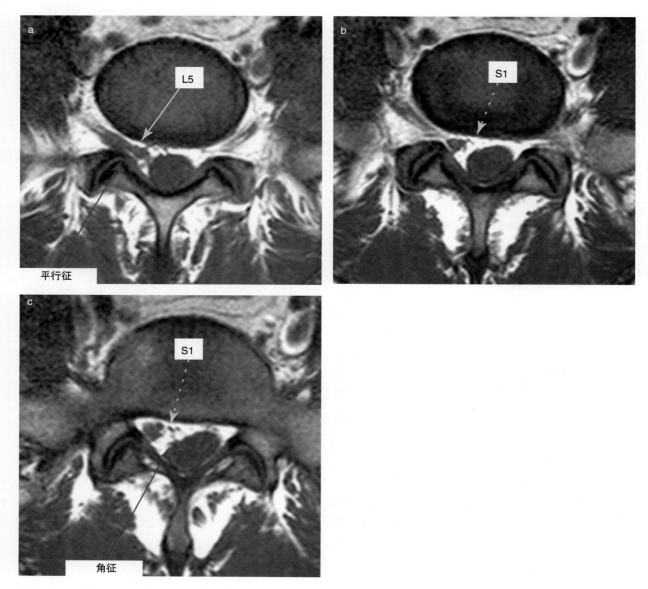

图 17.16　37 岁女性，右侧 L5 和 S1 的联合神经根。T1 像可见从硬膜囊分出的水平走行的右侧 L5 神经根（箭头）和垂直走行的右侧 S1 神经根（虚线箭头）。硬膜囊右角显示出非对称性形态（角征），颈椎盘水平轴位片可以见到整条 L5 神经根（平行征），上位神经根由于平行走行易受到轻度椎间盘膨出和小关节增生的压迫，而下位神经根也易受到沿垂直走行方向关节突关节的压迫。如果术前没有发现连结神经根，在术中牵拉硬膜囊时可能损伤到神经根，甚至可能会被误认为突出椎间盘被切除

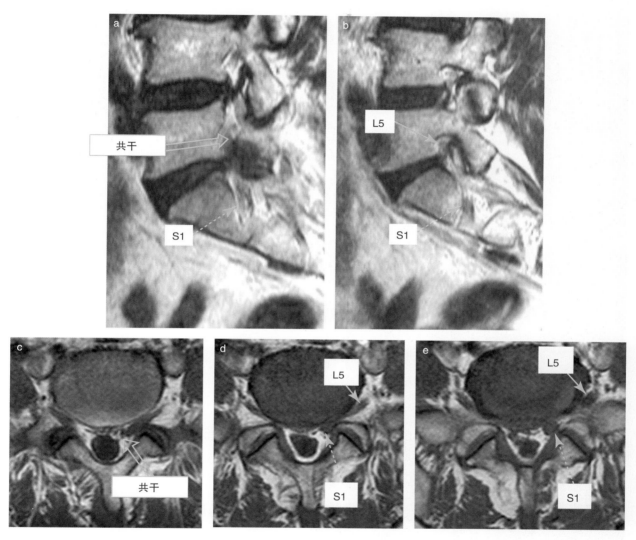

图 17.17　52 岁女性左侧 L5 和 S1 神经根连结。矢状位 T2 像（a，b）和轴状位 T1 像（c，d，e）显示水平走行地从硬膜外隙共干（空箭头）分出的左侧 L5 神经根（箭头所示）和垂直走行的左侧 S1 神经根（虚线箭头）

17.9.7 吉兰巴雷综合征

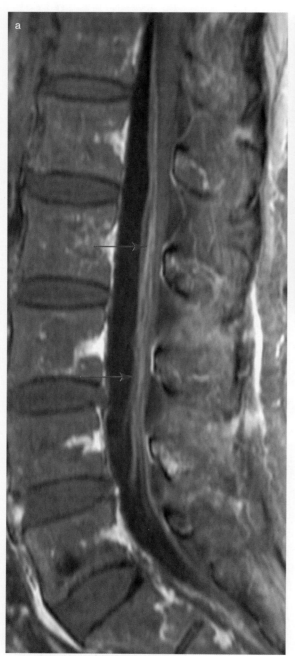

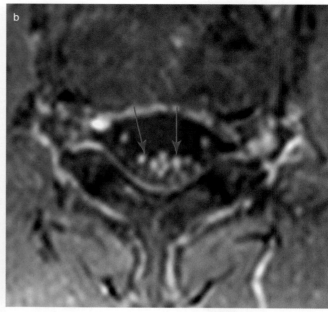

图 17.18 56 岁女性，吉兰巴雷综合征，增强矢状位图像（a）和轴状位图像（b）。其特征性表现为硬膜囊内的前根强化（箭头），强化范围可能只涉及前根或者前后根都有

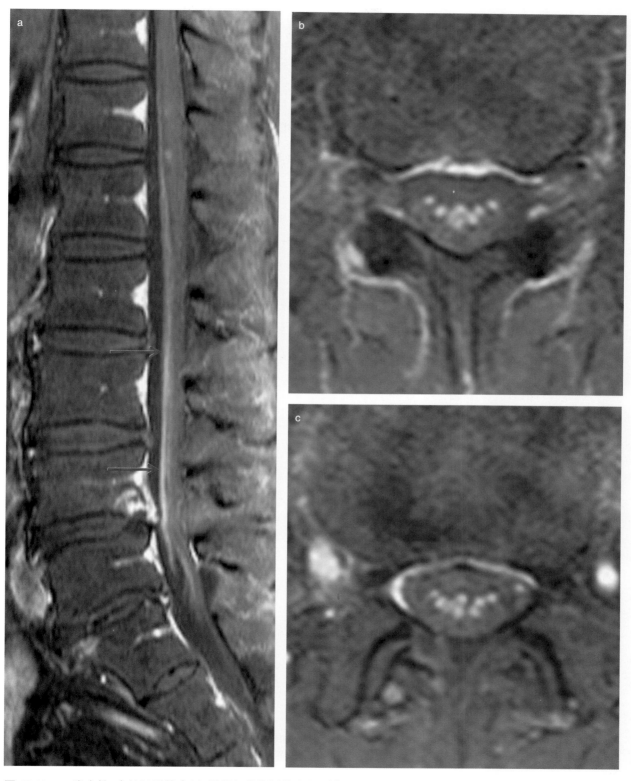

图 17.19　55 岁女性,吉兰巴雷综合征,增强矢状位图像（a）和轴状位图像（b,c）。其特征性表现为硬膜囊内的前根强化（箭头）

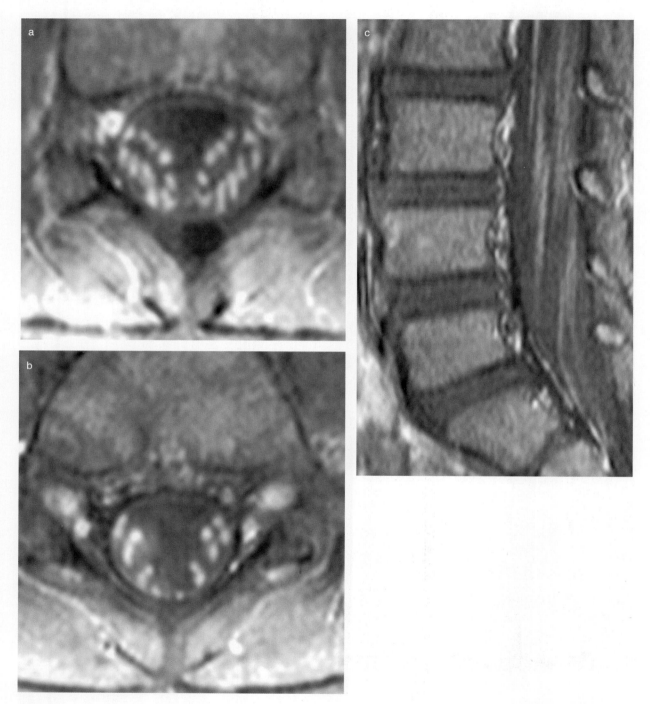

图 17.20　4 岁男孩,吉兰巴雷综合征,增强矢状位图像（a,b）和轴状位图像（c）。可见到马尾神经弥漫性强化。硬膜内神经根通常不被强化其特征性表现为硬膜囊内的前根强化（箭头）,强化范围可能只涉及前根或者前后根都有

17.9.8　遗传性运动和感觉神经病变

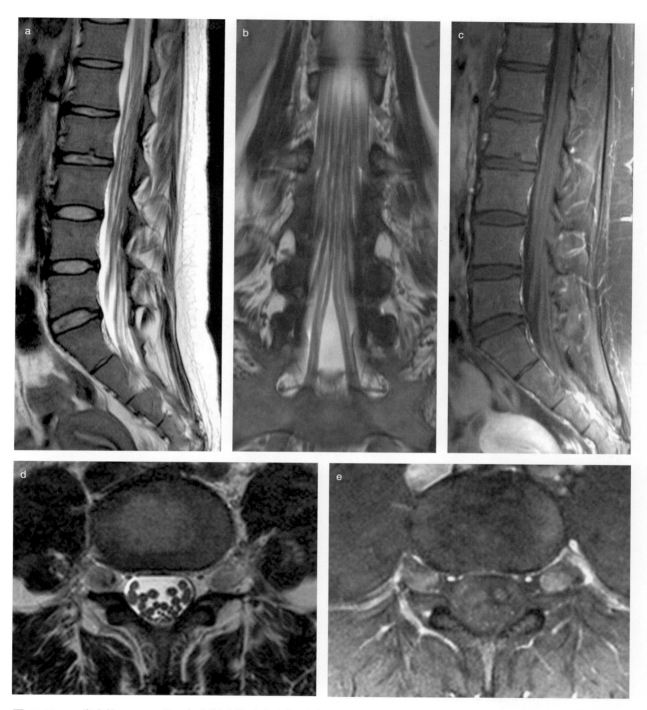

图 17.21　22 岁女性，CMT1 型，2 年来渐进性下肢无力，步态异常，电生理特征与周围多神经元病变相似（不均匀性脱髓鞘）。CMT1 型可通过发现 CPMP22 基因复制确诊。腰椎硬膜内神经根弥漫性增厚（a~e）。颈椎和臂丛的神经根同样增厚（f）。CMT 是最常见的遗传性神经肌肉疾病。遗传性运动和感觉神经病变（HMSN）是一组不同的遗传性周围神经病变，特征性表现是对称性并以远端运动和感觉障碍为主，病程进展缓慢。其可分为 3 型，HMSN1 型（CMT1 型）、HMSN2 型（CMT2 型）、HMSN3 型（DSD）。CMT1 型和 DSD 以周围神经显著增粗为特征（肥大型神经病）。脊柱的 MR 影像中硬膜内神经根或硬膜外脊神经的弥漫性增厚是提示 HMSN 的典型表现

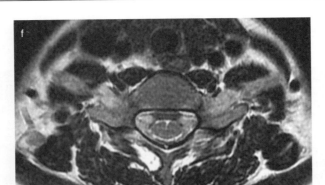

图 17.21 （续）

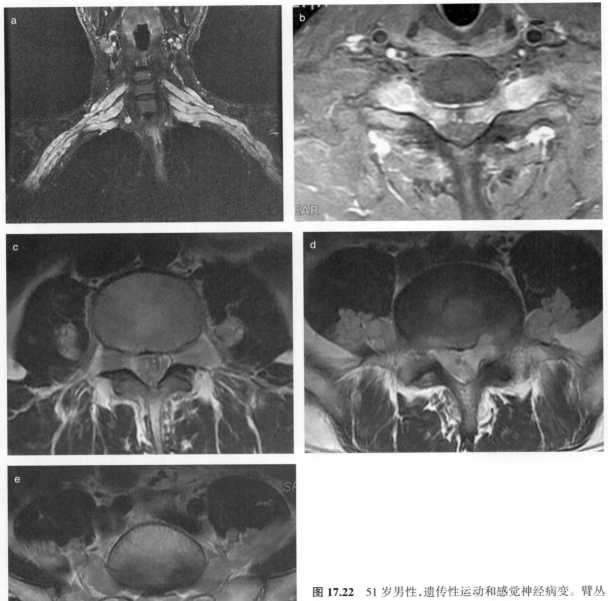

图 17.22　51 岁男性，遗传性运动和感觉神经病变。臂丛弥漫性增生（a），硬膜内和硬膜外神经根弥漫性增生和强化（b）。腰骶丛和马尾神经的硬膜内神经根也有弥漫性增生（c–e）。HMSN 患者的硬膜内神经和周围神经均弥漫性肥大（"肥大型神经病"）

参考文献

Berciano J. MR imaging in Guillain-Barre syndrome. Radiology. 1999;211(1):290–1.

Byun WM, Park WK, Park BH, Ahn SH, Hwang MS, Chang JC. Guillain-Barre syndrome: MR imaging findings of the spine in eight patients. Radiology. 1998;208(1):137–41.

Calabro F, Jinkins JR. MRI of radiation myelitis: a report of a case treated with hyperbaric oxygen. Eur Radiol. 2000;10(7):1079–84.

Cellerini M, Salti S, Desideri V, Marconi G. MR imaging of the cauda equina in hereditary motor sensory neuropathies: correlations with sural nerve biopsy. AJNR Am J Neuroradiol. 2000;21(10):1793–8.

Chen CJ, Hsu HL, Tseng YC, Lyu RK, Chen CM, Huang YC, et al. Hirayama flexion myelopathy: neutral-position MR imaging findings–importance of loss of attachment. Radiology. 2004;231(1):39–44. doi:10.1148/radiol.2311030004. 231/1/39 [pii].

Gaeta M, Mileto A, Mazzeo A, Minutoli F, Di Leo R, Settineri N, et al. MRI findings, patterns of disease distribution, and muscle fat fraction calculation in five patients with Charcot-Marie-Tooth type 2 F disease. Skeletal Radiol. 2012;41(5):515–24. doi:10.1007/s00256-011-1199-y.

Georgy BA, Chong B, Chamberlain M, Hesselink JR, Cheung G. MR of the spine in Guillain-Barre syndrome. AJNR Am J Neuroradiol. 1994;15(2):300–1.

Iwata F, Utsumi Y. MR imaging in Guillain-Barre syndrome. Pediatr Radiol. 1997;27(1):36–8.

Kadish LJ, Simmons EH. Anomalies of the lumbosacral nerve roots. An anatomical investigation and myelographic study. J Bone Joint Surg Br. 1984;66(3):411–6.

Kikuchi S, Hasue M, Nishiyama K, Ito T. Anatomic and clinical studies of radicular symptoms. Spine (Phila Pa 1976). 1984;9(1):23–30.

Lee IH, Kim ST, Oh DK, Kim HJ, Kim KH, Jeon P, et al. MRI findings of spinal visceral larva migrans of Toxocara canis. Eur J Radiol. 2010;75(2):236–40. doi:10.1016/j.ejrad.2009.04.024.

Parmar H, Park P, Brahma B, Gandhi D. Imaging of idiopathic spinal cord herniation. Radiographics. 2008;28(2):511–8. doi:10.1148/rg.282075030. 28/2/511 [pii].

Ravina B, Loevner LA, Bank W. MR findings in subacute combined degeneration of the spinal cord: a case of reversible cervical myelopathy. AJR Am J Roentgenol. 2000;174(3):863–5. doi:10.2214/ajr.174.3.1740863.

Scalabrino G, Carpo M, Bamonti F, Pizzinelli S, D'Avino C, Bresolin N, et al. High tumor necrosis factor-alpha [corrected] levels in cerebrospinal fluid of cobalamin-deficient patients. Ann Neurol. 2004;56(6):886–90. doi:10.1002/ana.20325.

Song SJ, Lee JW, Choi JY, Hong SH, Kim NR, Kim KJ, et al. Imaging features suggestive of a conjoined nerve root on routine axial MRI. Skeletal Radiol. 2008;37(2):133–8. doi:10.1007/s00256-007-0403-6.

Timms SR, Cure JK, Kurent JE. Subacute combined degeneration of the spinal cord: MR findings. AJNR Am J Neuroradiol. 1993;14(5):1224–7.

Vallat JM, Sommer C, Magy L. Chronic inflammatory demyelinating polyradiculoneuropathy: diagnostic and therapeutic challenges for a treatable condition. Lancet Neurol. 2010;9(4):402–12. doi:10.1016/S1474-4422(10)70041-7. S1474-4422(10)70041-7 [pii].

Xinou E, Lefkopoulos A, Gelagoti M, Drevelegas A, Diakou A, Milonas I, et al. CT and MR imaging findings in cerebral toxocaral disease. AJNR Am J Neuroradiol. 2003;24(4):714–8.

第 18 章　少见但典型的脊柱疾病：其他

内　　容

18.1 多发性神经纤维瘤 …………………………………………………………………………………… 411

18.2 马方综合征 …………………………………………………………………………………………… 411

18.3 特发性肥厚性硬脑膜炎 ……………………………………………………………………………… 411

18.4 自发性低颅压症 ……………………………………………………………………………………… 411

18.5 脊柱肿瘤导致的硬膜表面含铁血黄素沉积症 ……………………………………………………… 411

18.6 脊髓蛛网膜囊肿 ……………………………………………………………………………………… 412

18.7 肾性骨营养不良 ……………………………………………………………………………………… 412

18.8 髓外造血 ……………………………………………………………………………………………… 412

18.9 影像精析：少见但典型的脊柱疾病：其他 ………………………………………………………… 413

    18.9.1　多发性神经纤维瘤 …………………………………………………………………………… 413

    18.9.2　马方综合征 …………………………………………………………………………………… 419

    18.9.3　特发性肥厚性硬脑膜炎 ……………………………………………………………………… 419

    18.9.4　自发性低颅压症 ……………………………………………………………………………… 422

    18.9.5　脊柱肿瘤导致的硬膜表面含铁血黄素沉积症 ……………………………………………… 424

    18.9.6　脊髓蛛网膜囊肿 ……………………………………………………………………………… 425

    18.9.7　肾性骨营养不良 ……………………………………………………………………………… 430

    18.9.8　髓外造血 ……………………………………………………………………………………… 432

参考文献 …… 433

本章将讨论有典型影像学表现的其他脊柱疾病,包括神经纤维瘤、马方综合征、特发性肥厚性硬脑膜炎、自发性低颅压症、脊柱肿瘤导致的浅表铁锈症、脊髓蛛网膜囊肿、肾性骨营养不良以及髓外造血。

18.1 多发性神经纤维瘤

1 型多发性神经纤维瘤的脊柱临床表现为骨骼异常,如严重侧凸、多发硬膜内和硬膜外神经纤维瘤、硬脊膜扩张伴脑脊膜侧方膨出（多为胸椎）、脊髓内神经胶质增生或极少数出现星型细胞瘤（T2 加权像高信号）以及多发性皮下神经纤维瘤（Khong 等 2003；Egelhoff 等 1992）。

2 型多发性神经纤维瘤的脊柱临床表现为多发性脊柱肿瘤,如硬膜外神经鞘瘤、硬膜内髓外脑膜瘤或神经鞘瘤,以及髓内的室管膜瘤。2 型多发性神经纤维瘤少有骨骼异常及硬膜扩张（Egelhoff 等 1992）。

表 18.1 多发性神经纤维瘤脊柱症状

	1 型	2 型
硬膜外肿瘤	神经纤维瘤	神经鞘瘤
硬膜内髓外肿瘤	神经纤维瘤	脑膜瘤 神经鞘瘤
髓内损伤	神经胶质过多,极少出现星型胶质瘤	室管膜瘤
其他	侧弯 硬膜扩张 脑脊膜侧突	

18.2 马方综合征

马方综合征是一种累及结缔组织的常染色体显性遗传疾病,影响眼、骨及心血管系统。马方综合征患者半数患有脊柱侧凸。硬膜扩张,膨胀或硬膜囊增宽发生于三分之二的患者,伴单个或多个椎体后方结构扇形排列,腰椎尤其常见（Habermann 等 2005）。MRI 和 CT 可精确诊断硬膜囊扩张。硬膜囊扩张也可见于其他疾病如 1 型神经纤维瘤,Ehlers–Danlos 综合征和强直性脊柱炎。寰枢关节半脱位是极少见但十分严重的并发症。

18.3 特发性肥厚性硬脑膜炎

特发性肥厚性硬脑膜炎是一种慢性进展性炎性疾病,硬脑膜局部或弥漫性增厚,导致脊髓压迫（Ranasinghe 等 2011）。这一少见疾病常发生于颅内,极少发生于脊髓。特发性肥厚性硬脊髓膜炎是一项排他性诊断。多种疾病均可导致弥漫性硬膜增厚,如脑膜炎、转移瘤以及硬膜下血肿,因此应排除。特发性肥厚性硬脊髓膜炎可表现神经根症状、脊髓症状或两者皆有,继发于神经根和脊髓压迫。通常累及颈椎和胸椎硬膜。背侧硬膜常厚于腹侧硬膜,增厚 5–15mm 不等。糖皮质激素被认为是主要的保守治疗方法；但是常会出现复发。伴硬膜线性增强的患者相比于点状增强的患者对糖皮质激素治疗的效果更好。手术减压可减轻症状和神经后遗症。目前主流治疗方案为对产生症状的压迫损伤节段进行手术减压,联合激素疗法消炎（Pai 等 2007）。

MRI 中,特发性肥厚性硬脑膜炎可表现为以硬膜为基底的延伸多个节段伴明显强化的 T2 像低信号肿物。脊髓弥漫性萎缩伴长期脊髓压迫。诊断该疾病需要病理确诊。除了硬膜增厚和纤维化,组织学还显示存在炎细胞浸润,包括淋巴细胞、浆细胞和少量异物巨细胞。

18.4 自发性低颅压症

自发性低颅压症（spontaneous intracranial hypotension, SIH）大部分由于脑脊液漏导致。引起脑脊液漏的原因包括：腰椎针灸、手术、创伤和结缔组织病（如马方综合征）等。靶向硬膜囊修补可以有效治疗 SIH,因此提前定位脑脊液漏的位置十分重要。CT 脊髓造影对检测脑脊液漏非常有效。造影剂漏向硬膜外强度减弱,其余仍在蛛网膜下腔内,形成"灰环征"。造影剂漏也可显示为神经根周围憩室或溢出至椎旁间隙。MRI 脊髓造影 T2 像也可以检测脑脊液漏,且不需要将造影剂注射入蛛网膜下腔。

18.5 脊柱肿瘤导致的硬膜表面含铁血黄素沉积症

中枢神经系统表面铁沉积症是由于蛛网膜下腔或大脑表面慢性出血导致的大脑、脊髓、脑神经铁盐沉积所致。小脑是受表面铁沉积影响最大的器官。患者出现逐渐加重的共济失调和感觉神经听力损害。患者常无蛛网膜下腔出血病史。MRI 评估血铁黄素沉积是基于小脑表面、脊髓、大脑、脑神经和囊内脊髓神经根的血铁黄素对磁的敏感性。磁敏感性可见在T2像上信号强度丢失，在梯度回波序列中这一信号丢失更为明显。表面铁沉积最常见的潜在原因为蛛网膜下腔慢性出血。慢性出血可有多种来源，如动静脉畸形、海绵状血管瘤、脊柱肿瘤、慢性硬膜下血肿、脑部手术史以及中枢神经系统外伤等。由脊柱肿瘤慢性出血导致的表面铁沉积包括室管膜瘤（最常见）、脑膜黑色素细胞瘤、副神经节瘤以及纤维性星型细胞瘤（Salem 等 2002；Spengos 等 2007；Matsumoto 等 1998；Sharma 等 1998；Bostantjopoulou 等 2000）。因此，表面铁沉积的患者在没有明确颅内诱因的前提下，需要全脊柱影像寻找慢性出血点。

18.6 脊髓蛛网膜囊肿

脊髓蛛网膜囊肿可出现于硬膜内和硬膜外。硬膜内蛛网膜囊肿通常较小，少于 1~2 个脊柱节段，大部分患者位于胸椎中段背侧。因为硬膜内蛛网膜囊肿的壁非常薄，目前的影像学无法描绘大部分的囊肿壁。因此，支持硬膜内蛛网膜囊肿的影像学特征包括蛛网膜下腔背侧囊内脑脊液流动伪影缺失，伴脊髓压迫。CT 脊髓造影可显示蛛网膜囊肿充盈缺损。部分蛛网膜囊肿与蛛网膜下腔相同，这部分患者诊断十分困难。蛛网膜囊肿的鉴别诊断有脊髓疝、蛛网膜下网和硬膜内粘连。提示硬膜内蛛网膜囊肿最重要的影像学表现是硬膜内圆形区域脑脊液流动伪影缺失伴脊髓压迫。

硬膜外蛛网膜囊肿是由蛛网膜疝通过硬膜缺损引起。硬膜外蛛网膜囊肿通常位于胸腰椎交界处。由于脑脊液搏动，硬膜外囊肿可不断增大伴邻近骨侵蚀。硬膜外囊肿可通过神经孔延伸至椎旁区域。CT 脊髓造影可确诊硬膜外囊肿，造影剂可见于硬膜外囊肿。

表 18.2 硬膜内和硬膜外蛛网膜囊肿

硬膜内蛛网膜囊肿	硬膜外蛛网膜囊肿
胸椎中段	胸腰段
背侧蛛网膜下腔	硬膜表面及椎旁
小	大
脊髓压迫	骨质侵蚀、椎间孔增宽
MRI 上脑脊液流动伪影缺失	CT 脊髓造影囊内增强

18.7 肾性骨营养不良

肾性骨营养不良是一类由慢性肾衰引起的钙

磷代谢紊乱导致的继发性骨骼肌肉异常。肾性骨营养不良的骨质异常包括继发性甲状旁腺功能亢进，佝偻病和软骨病，骨硬化病，骨质疏松，骨折以及软组织钙化（Jevtic 2003）。继发性甲状旁腺功能亢进影像学可表现为骨质硬化，骨量减少和软骨下骨侵蚀。骶髂关节软骨下骨吸收导致关节间隙增宽。软骨病是指由于骨样组织不足或矿化延迟导致骨质变软，从而表现为骨量和骨密度减少，骨小梁排列粗糙紊乱。由于肾性骨营养不良引起的骨硬化病常发生于中轴骨，最常见于骨盆、肋骨和脊柱。肾性骨营养不良引起的骨硬化病的生理学变化十分复杂。成骨细胞增加了类骨质含量，引起骨量丢失。射线无法穿透这些多余的类骨质，因此呈现出夹心锥表现（沿椎体上下方的带状浊斑）。夹心锥是慢性肾衰引起继发性甲状旁腺功能亢进相关骨硬化病的典型表现（Wittenberg 2004）。

18.8 髓外造血

髓外造血是指在骨髓外形成血细胞。生理性髓外造血发生于胎儿发育时期的脾脏和肝脏。在胎儿出生前造血功能转移到了骨髓。血液或骨髓异常伴血细胞生成减少会使黄骨髓转为红骨髓。如果转为红骨髓还不足以提供足够血细胞，将会进行髓外造血，大部分位于肝脏，脾脏和肾脏（Ginzel 等 2012）。部分髓外造血也可发生于椎旁和硬膜外间隙。MRI 可检测来自椎体的髓质骨外延伸。硬膜外造血可对脊髓造成肿物效应。在T1像和T2像肿物表现为中等信号强度，类似于骨髓造血。慢性贫血可导致 T1 和 T2 像椎体信号强度弥漫性减弱。注入造影剂后，仅有少量或无信号增强，可用于鉴别髓外造血和其他椎旁病变如转移瘤和脓肿等。处于静止期的病灶由于脂肪浸润可在 T1 和 T2 像呈现高信号，或由于铁质沉积在 T1 和 T2 像呈现低信号（Haidar 等 2010）。髓外造血通常无骨质破坏和病理性骨折。

> **要点**
> - 1 型多发性神经纤维瘤的脊柱临床表现为脊柱侧凸、神经纤维瘤、硬脊膜扩张伴脑脊膜侧凸、神经胶质过多，或少部分星型胶质瘤。
> - 2 型多发性神经纤维瘤的脊柱临床表现为神经鞘瘤、脑膜瘤和室管膜瘤。
> - 马方综合征的脊柱表现为脊柱侧凸和硬膜扩张。

- 特发性肥厚性硬脑膜炎表现为硬脑膜局部或弥漫性增厚，导致脊髓压迫。
- 中枢神经系统表面含铁血黄素沉积症可由血管丰富的脊柱肿瘤引起，如室管膜瘤。

- 夹心椎继发于骨硬化症，与慢性肾衰竭引起甲状旁腺功能亢进有关。
- 椎旁和硬膜外髓外造血 MRI 表现类似骨髓造血，注入钆剂后仅有少量或无强化。

18.9　影像精析：少见但典型的脊柱疾病：其他

18.9.1　多发性神经纤维瘤

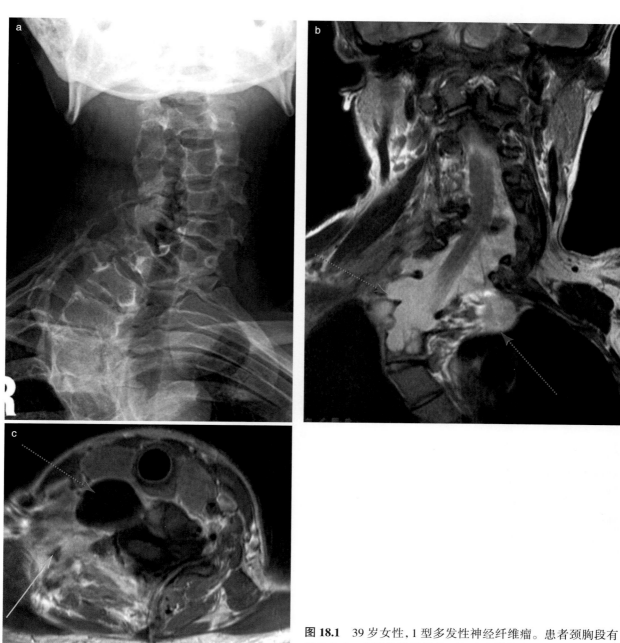

图 18.1　39 岁女性，1 型多发性神经纤维瘤。患者颈胸段有侧凸（a）。在颈胸段的冠状面（b）和轴状面增强（c）T2 像中可见硬膜扩张和脑脊膜侧突（箭头）。轴状面增强（c）可见多发椎旁和皮下神经纤维瘤

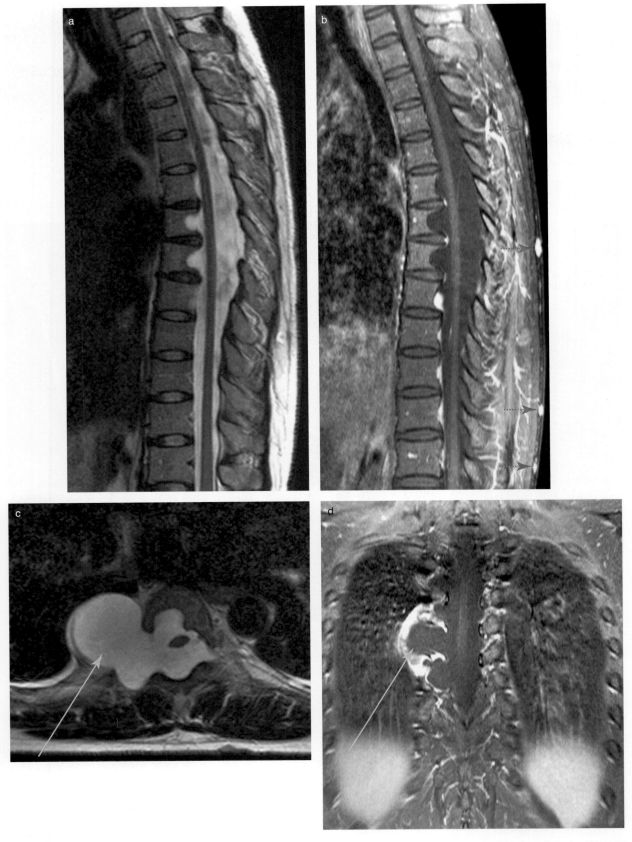

图 18.2　24 岁女性，1 型多发性神经纤维瘤。T2 像矢状面（a）和矢状面增强（b）可见胸段硬膜扩张和多发皮下神经纤维瘤（b，箭头）。T2 像轴状面（c）和冠状面增强（d）可见脑脊膜侧突（箭头）。

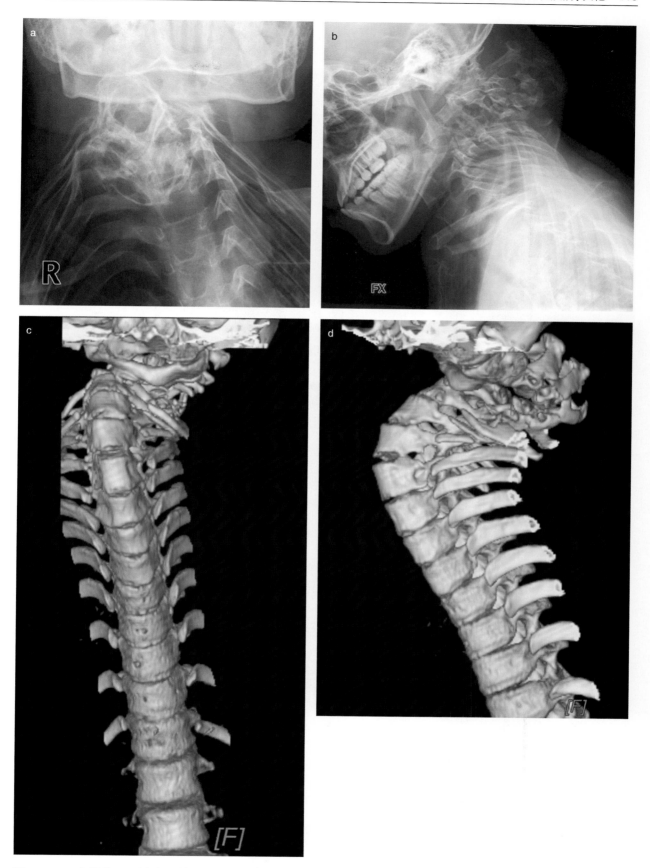

图 18.3　10 岁男孩，1 型多发性神经纤维瘤，平片（a，b）和 CT 影像（c，d）。其颈椎可见严重后凸畸形。1 型神经纤维瘤患者有时可进展为非常严重的侧凸畸形

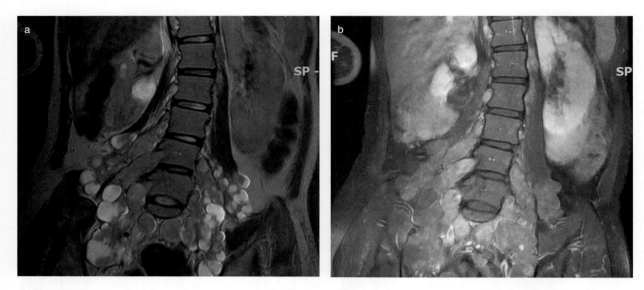

图 18.4　29 岁女性，1 型神经纤维瘤患者冠状面 T2 像（a）和增强像（b）。沿其腰骶丛可见大量串珠状神经纤维瘤

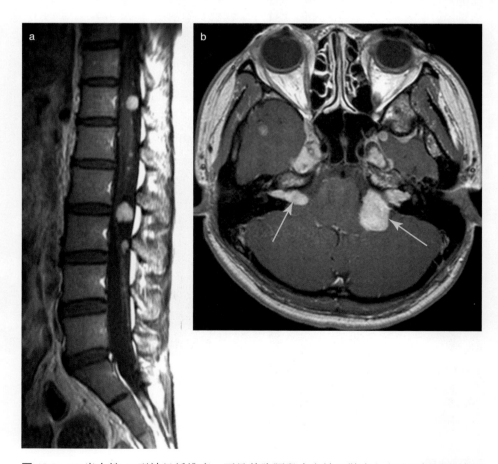

图 18.5　29 岁女性，2 型神经纤维瘤。可见其胸腰段多发神经鞘瘤（a）及双侧听觉神经鞘瘤（b，箭头）

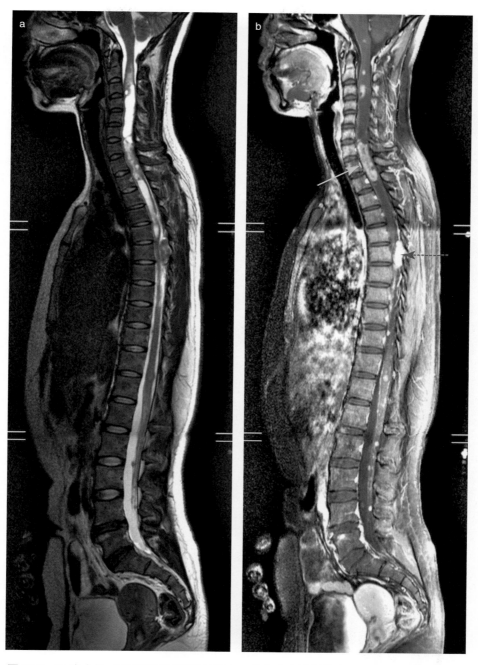

图 18.6 31 岁女性，2 型神经纤维瘤矢状面 T2 像（a）和增强像（b）。髓内可见多发增强
肿瘤信号。其中，C6–T2 节段可见巨大髓内肿瘤（箭头），术后诊断为室管膜瘤。T6 节段
在硬膜外间隙有一叶状肿物，术后诊断为神经鞘瘤。此外，在马尾处可见多发小肿瘤，可
能为神经鞘瘤

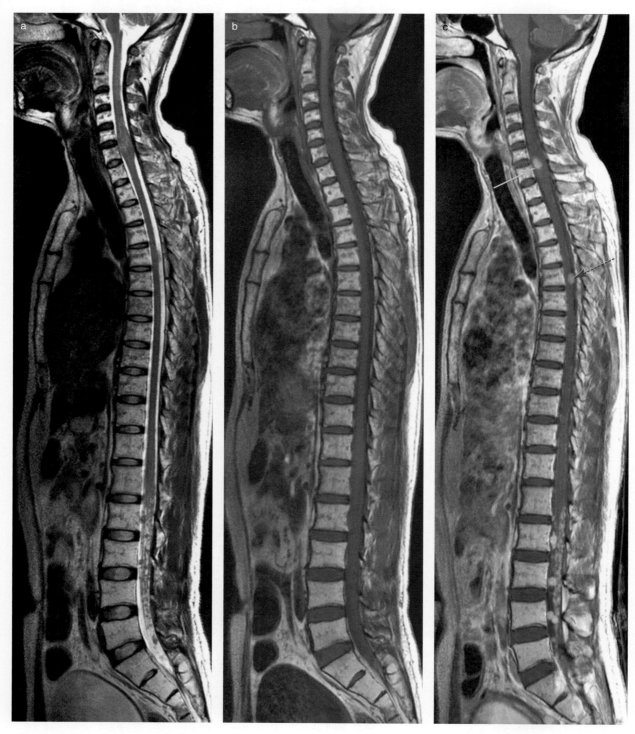

图 18.7　30 岁男性，2 型神经纤维瘤矢状面 T2 像（a）、T1 像（b）和增强像（c）。在 C5-6 节段可见髓内肿瘤，可能为室管膜瘤。在 T4 节段可见一髓内肿瘤，术后确诊为脑膜瘤。在马尾处可见大量肿物，可能为神经鞘瘤

18.9.2　马方综合征

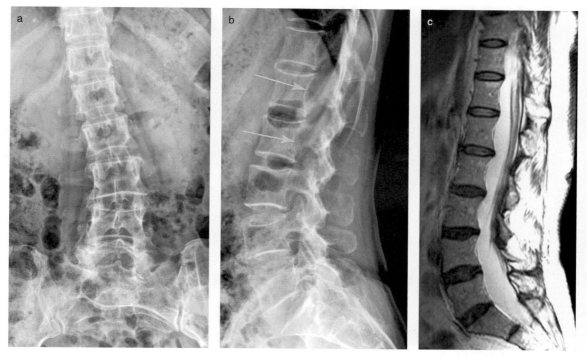

图 18.8　48 岁女性，马方综合征平片（a，b）和矢状面 T2 像（c）可见腰椎侧凸和硬膜扩张。正位平片（a）示腰椎侧凸。侧位平片（b）和矢状面 T2 像示硬膜扩张和腰椎椎体后方扇形化（箭头）

18.9.3　特发性肥厚性硬脑膜炎

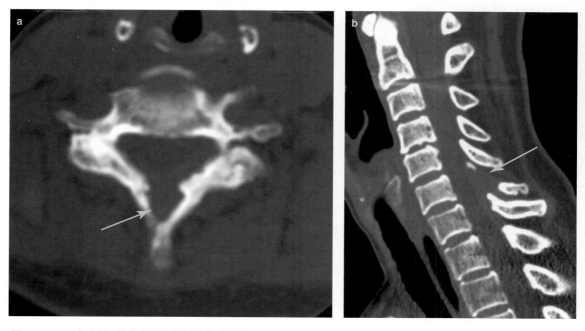

图 18.9　59 岁女性，特发性肥厚性硬脑膜炎位于 C6 节段背侧。轴状面 CT（a）和矢状面重建 CT（b）显示 C6 椎板和棘突局部骨质溶解（箭头）伴周围轻度反应性硬化。矢状面 T2 像（c）、T1 像（d）和增强像（e）显示局部硬膜增厚伴低信号，无增强。脊髓在 C6 节段被增厚的硬膜所压迫，可见局部高信号。T2 轴状面（f）显示硬膜后肿物低信号以及脊髓受压（双侧髓内高信号蛇眼征）

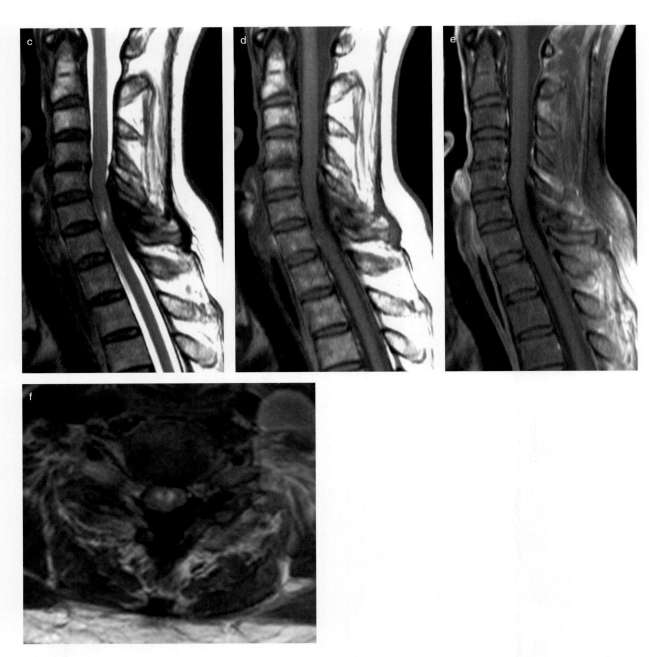

图 18.9 （续）

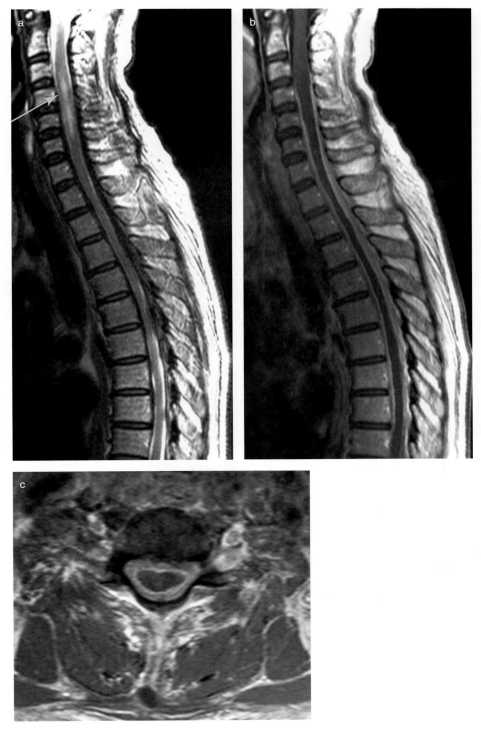

图 18.10　61 岁女性，颈胸段特发性肥厚性硬脑膜炎。颈胸段 T2 像矢状面（a）可见 C4-T8 长节段低信号改变，提示硬膜增厚。颈脊髓可见髓内高信号（箭头），提示脊髓压迫。矢状面增强（b）可见增厚的硬膜弥漫性显著增强。轴状面增强（c）可见硬膜环形增厚及增强

18.9.4 自发性低颅压症

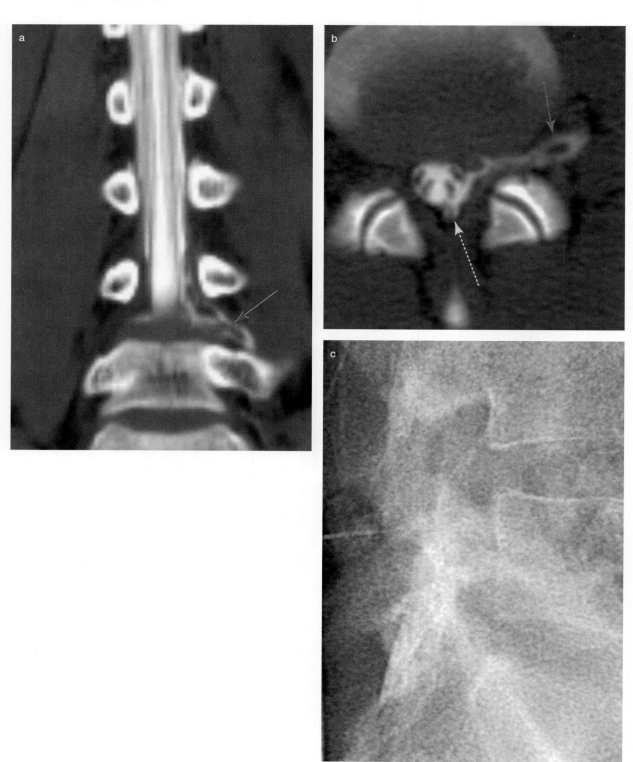

图 18.11 22 岁男性，自发性低颅压症，CT 脊髓造影（a，b）和用硬膜外血补片治疗（c）。CT 脊髓造影（a，b）可见造影剂从硬膜后方（虚线箭头）及沿左侧 L4 神经根穿过 L4–5 椎间孔漏出。通过 L4/5 水平进行硬膜外血补片治疗（c）。血补片是指自体血注射入硬膜外间隙防止脑脊液漏出。在 CT 脊髓造影定位后，在透视引导下通过注射自体血用血补片治疗脑脊液漏

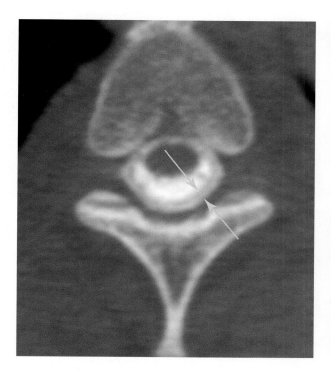

图 18.12　56 岁男性，CT 脊髓造影可见灰环征，提示自发性低颅压症。CT 脊髓造影显示，造影剂漏出硬膜外（箭头），其信号衰减比蛛网膜下腔的造影剂慢，因此显示为灰环征

18.9.5　脊柱肿瘤导致的硬膜表面含铁血黄素沉积症

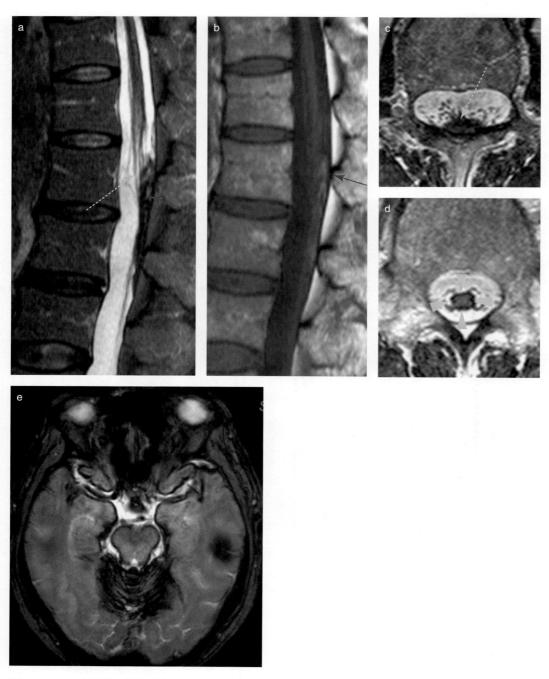

图 18.13　61 岁男性,室管膜瘤伴硬膜表面含铁血黄素沉积。MRI 矢状面可见后方硬膜内间隙的不规则病灶(实线箭头)伴 T2 像异质性低信号(a)和 T1 像异质性高信号(b),提示出血灶。T2 像矢状面(a)和轴状面(c)可见神经根与病灶(实线箭头)粘连,提示病灶处慢性出血。T2 像轴状面(c)可见硬膜扩张,属慢性出血的表现。T2 像轴状面(d)可见脊髓周围低信号环(箭头),这与硬膜表面出血有关。大脑 MRI(e)可见沿大脑表面的低信号线,提示硬膜表面含铁血黄素沉积。通过影像学表现,怀疑患者患有硬膜内肿瘤导致长期慢性出血。术后病理确诊为室管膜瘤。与硬膜表面含铁血黄素沉积有关的脊柱肿瘤包括室管膜瘤(最常见)、脑膜黑色素细胞瘤、副神经节瘤和纤维性星型细胞瘤

18.9.6　脊髓蛛网膜囊肿

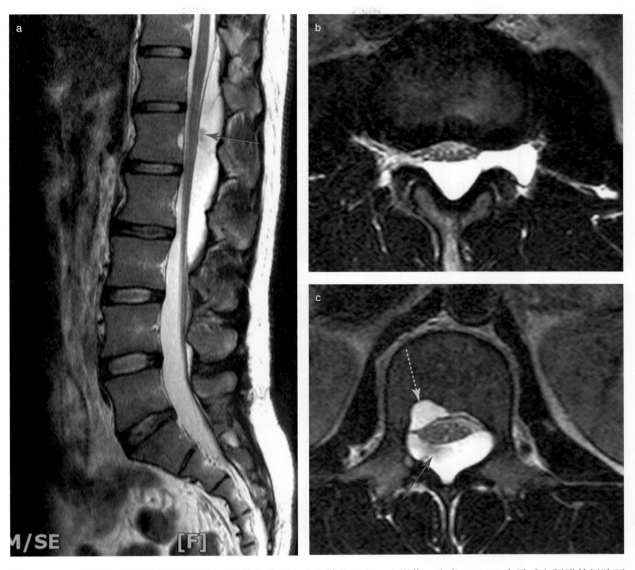

图 18.14　22 岁男性，硬膜外蛛网膜囊肿，T2 像矢状面（a）和轴状面（b，c）影像。患者 T11–L3 水平后方硬膜外间隙可见一较大囊性肿物。T2 像中，囊内可见斑片状低信号（箭头），提示脑脊液流动伪影。硬膜外蛛网膜囊肿起源于硬膜缺损导致的蛛网膜疝，因此囊内可见脑脊液流动伪影。可见胸腰交界段硬膜外蛛网膜囊肿。这位患者可见囊肿侵蚀骨质（虚线箭头）并向椎间孔外延伸（b）

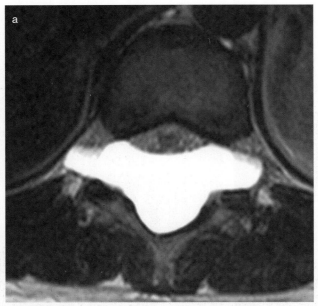

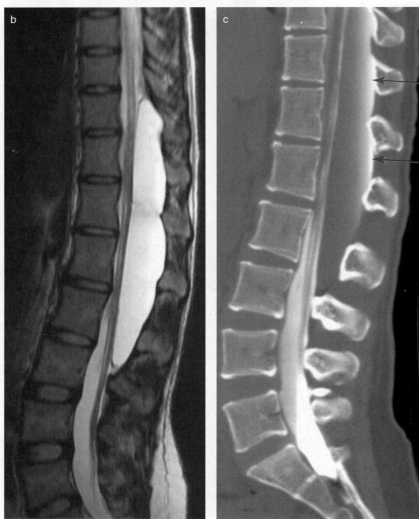

图 18.15　25 岁女性，硬膜外蛛网膜囊肿。T2 像轴状面（a）可见背侧硬膜外蛛网膜囊肿膨胀，延伸穿过椎间孔，压迫硬膜囊。T2 像矢状面（b）可见 T10–L3 平面由于囊肿而膨胀的椎管。矢状面骨 CT（c）脊髓造影可见囊内增强（箭头），提示硬膜外蛛网膜囊肿

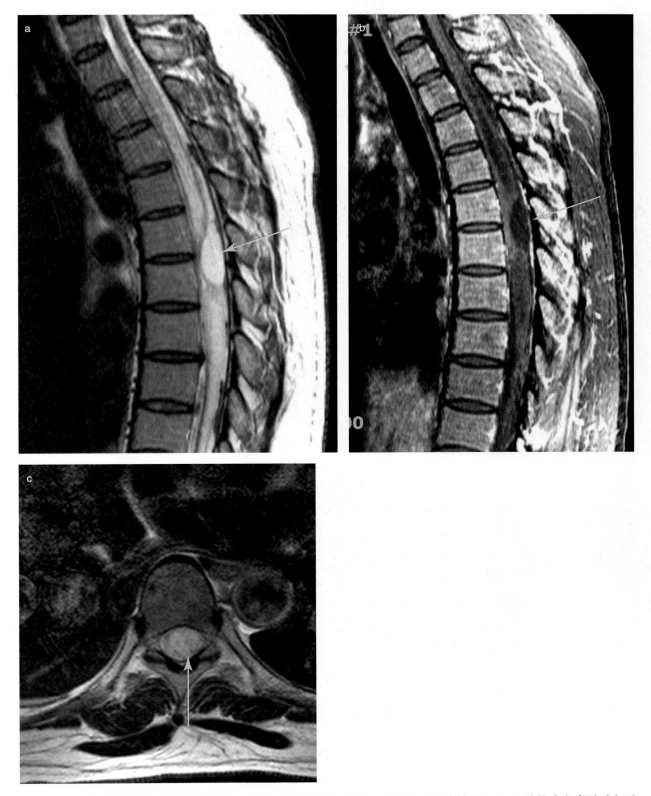

图 18.16 46 岁女性，硬膜内蛛网膜囊肿，T2 像矢状面（a），矢状面增强（b）和 T2 像轴状面（c）。胸椎中段脊髓后方可见一硬膜内囊性肿物，囊肿增强（b）。该肿物严重压迫脊髓，导致脊髓广泛水肿。术后证实为硬膜内蛛网膜囊肿

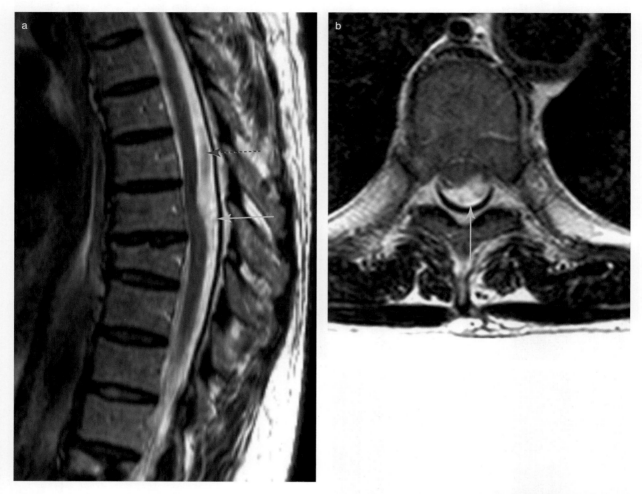

图 18.17 62 岁女性，硬膜内蛛网膜囊肿，T2 像矢状面（a）和轴状面（b）影像。可见脑脊液流动伪影局部缺失（箭头）伴脊髓畸形。在其上方可见脑脊液流动伪影成管状低信号（虚线箭头）。T2 像轴状面（b）可见流动伪影消失。胸椎中段蛛网膜间隙背侧脑脊液流动伪影缺失伴脊髓压迫是硬膜内蛛网膜囊肿的特征

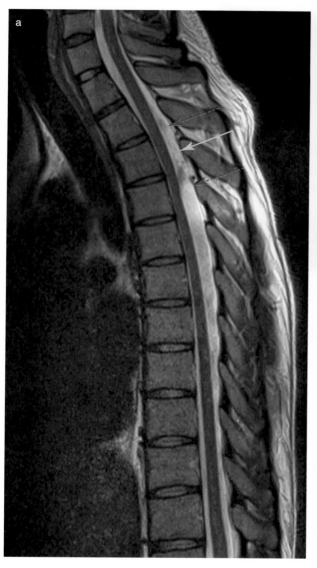

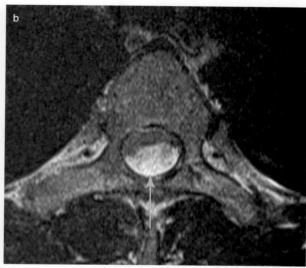

图 18.18　26 岁男性，硬膜内蛛网膜囊肿，T2 像矢状面（a）和轴状面（b）。可见脑脊液流动伪影缺失（箭头）。病灶上下可见脑脊液流动伪影呈管状低信号（虚线箭头）。T2 像轴状面同样可见流动伪影缺失（b）

18.9.7　肾性骨营养不良

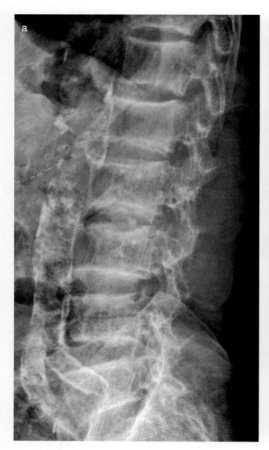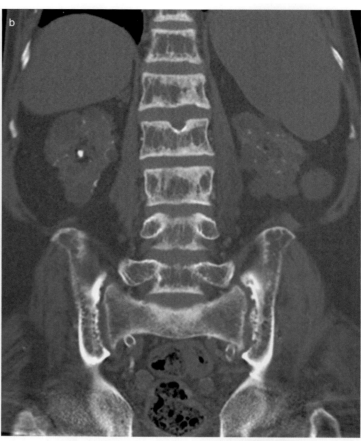

图 18.19　58 岁男性,肾性骨营养不良。腰椎侧位平片（a）显示椎体中心骨量丢失及邻近椎体终板的模糊硬化（夹心锥征）。可见大量腹主动脉和髂动脉钙化。冠状面 CT（b）显示平行终板的带状硬化和双侧骶髂关节软骨下骨侵蚀。可见双侧肾脏萎缩,多发囊肿和钙化,提示慢性肾损伤

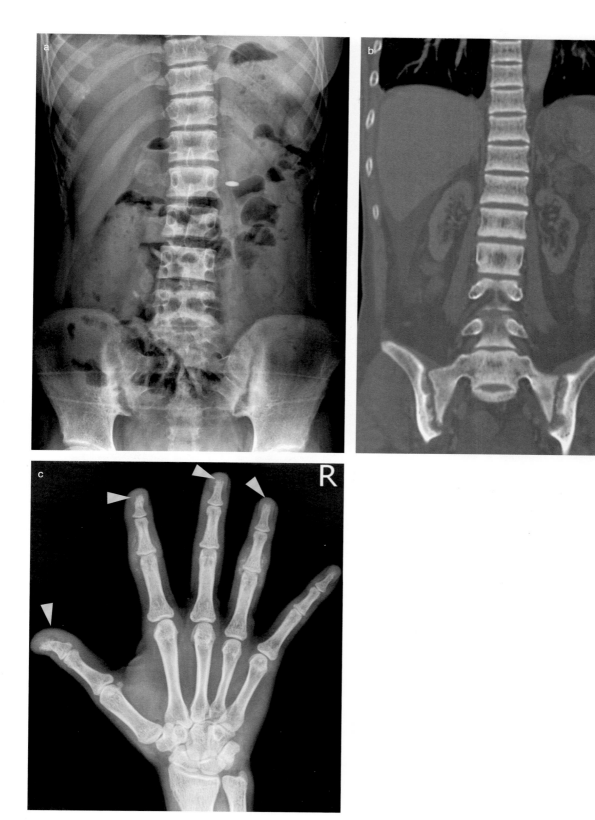

图 18.20　17 岁女性，肾性骨营养不良。前后位平片（a）显示软骨下骨吸收伴双侧骶髂关节腔增宽。冠状面 CT（b）清楚显示双侧骶髂关节腔增宽。可见沿椎体上下面的带状浊斑。双侧肾脏萎缩变小，提示慢性肾衰。患者右手平片（c）可见第 2、4 手指近端指间关节多发软组织水肿钙化。同时可见指骨末端骨膜下骨吸收伴骨皮质模糊（箭头）

18.9.8　髓外造血

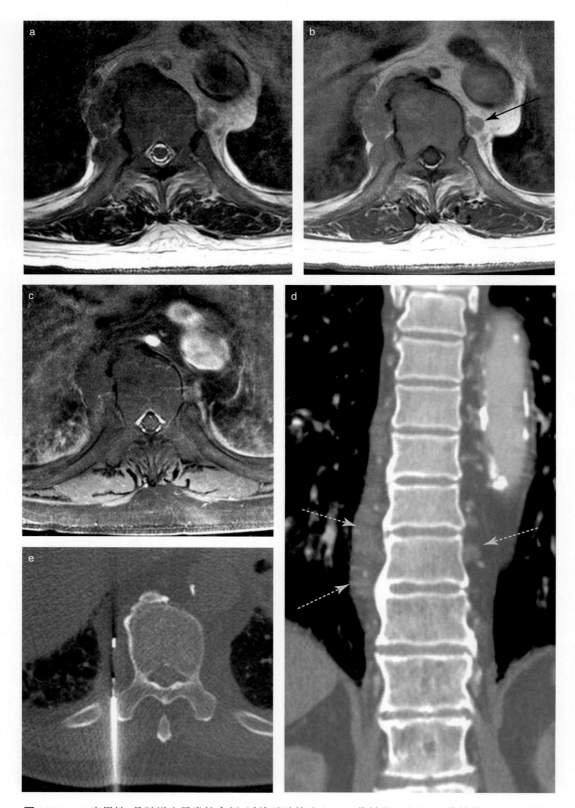

图 18.21　78 岁男性，骨髓增生异常综合征，活检示髓外造血。T2 像轴状面（a）、T1 像轴状面（b）及增强像（c）可见右侧椎旁肿物，与脊髓同等强度不伴增强。左侧椎旁区域可见一小肿物（箭头）。冠状面 CT（d）可见双侧椎旁多发软组织肿物。肿物内无骨质侵蚀和钙化。CT 引导下穿刺（e）后证实为髓外造血

参考文献

Bostantjopoulou S, Katsarou Z, Pigadas A, Kazis A. Superficial CNS siderosis and spinal pilocytic astrocytoma. Neurology. 2000;55(3):450.

Egelhoff JC, Bates DJ, Ross JS, Rothner AD, Cohen BH. Spinal MR findings in neurofibromatosis types 1 and 2. AJNR Am J Neuroradiol. 1992;13(4):1071–7.

Ginzel AW, Kransdorf MJ, Peterson JJ, Garner HW, Murphey MD. Mass-like extramedullary hematopoiesis: imaging features. Skeletal Radiol. 2012;41(8):911–6. doi:10.1007/s00256-011-1323-z.

Habermann CR, Weiss F, Schoder V, Cramer MC, Kemper J, Wittkugel O, et al. MR evaluation of dural ectasia in Marfan syndrome: reassessment of the established criteria in children, adolescents, and young adults. Radiology. 2005;234(2):535–41. doi:10.1148/radiol.2342031497.

Haidar R, Mhaidli H, Taher AT. Paraspinal extramedullary hematopoiesis in patients with thalassemia intermedia. Eur Spine J. 2010;19(6):871–8. doi:10.1007/s00586-010-1357-2.

Jevtic V. Imaging of renal osteodystrophy. Eur J Radiol. 2003;46(2):85–95.

Khong PL, Goh WH, Wong VC, Fung CW, Ooi GC. MR imaging of spinal tumors in children with neurofibromatosis 1. AJR Am J Roentgenol. 2003;180(2):413–7. doi:10.2214/ajr.180.2.1800413.

Matsumoto S, Kang Y, Sato S, Kawakami Y, Oda Y, Araki M, et al.

Spinal meningeal melanocytoma presenting with superficial siderosis of the central nervous system. Case report and review of the literature. J Neurosurg. 1998;88(5):890–4. doi:10.3171/jns.1998.88.5.0890.

Pai S, Welsh CT, Patel S, Rumboldt Z. Idiopathic hypertrophic spinal pachymeningitis: report of two cases with typical MR imaging findings. AJNR Am J Neuroradiol. 2007;28(3):590–2.

Ranasinghe MG, Zalatimo O, Rizk E, Specht CS, Reiter GT, Harbaugh RE, et al. Idiopathic hypertrophic spinal pachymeningitis. J Neurosurg Spine. 2011;15(2):195–201. doi:10.3171/2011.4.SPINE1037.

Salem A, Krainik A, Helias A, Bouccara D, Gaillard S, Feydy A, et al. MRI findings in a case of a superficial siderosis associated with an ependymoma. J Neuroradiol. 2002;29(2):136–8. doi:MDOI-JNR-06-2002-29-2-0150-9861-101019-ART17. [pii].

Sharma A, Gaikwad SB, Goyal M, Mishra NK, Sharma MC. Calcified filum terminale paraganglioma causing superficial siderosis. AJR Am J Roentgenol. 1998;170(6):1650–2. doi:10.2214/ajr.170.6.9609190.

Spengos K, Vassilopoulou S, Tsivgoulis G, Karachalios G, Vassilopoulos D. Superficial siderosis due to a lumbar ependymoma mimicking adult-onset spinocerebellar ataxia. Clin Neurol Neurosurg. 2007;109(8):705–7. doi:10.1016/j.clineuro.2007.04.015. S0303-8467(07)00115-1 [pii].

Wittenberg A. The rugger jersey spine sign. Radiology. 2004;230(2):491–2. doi:10.1148/radiol.2302020388.

第四篇

脊柱疾病的鉴别诊断

第 19 章　鉴别诊断的实用技巧

内　容

19.1　简介 ……………………………………………………………………………………………… 437

19.2　椎间盘突出 (游离型) vs 神经鞘瘤 ……………………………………………………………… 438

19.3　峡部裂性腰椎滑脱 vs 退变性腰椎滑脱 …………………………………………………………… 439

19.4　局部红骨髓 vs 转移瘤 ……………………………………………………………………………… 440

19.5　术后瘢痕 vs 椎间盘突出复发 ……………………………………………………………………… 441

19.6　良性椎体骨折 vs 恶性椎体骨折 …………………………………………………………………… 442

19.7　游离齿状突 vs 齿状突骨折 ………………………………………………………………………… 443

19.8　神经纤维瘤 1 型 vs 神经纤维瘤 2 型 ……………………………………………………………… 444

19.9　感染性脊柱炎 vs Modic Ⅰ 型改变 ………………………………………………………………… 445

19.10　脊髓膨出 vs 硬膜内蛛网膜囊肿 ………………………………………………………………… 446

19.11　脊柱动静脉瘘 vs 富血管肿瘤伴内分流 ………………………………………………………… 447

19.12　强直性脊柱炎 vs 弥漫性特发性骨肥厚 ………………………………………………………… 448

19.13　化脓性脊柱炎 vs 结核性脊柱炎 ………………………………………………………………… 449

19.14　脊髓肿瘤 vs 非肿瘤性脊髓病变 ………………………………………………………………… 450

19.15　急性横贯性脊髓炎 vs 多发性硬化 ……………………………………………………………… 451

19.16　室管膜瘤 vs 星形细胞瘤 ………………………………………………………………………… 452

19.17　神经鞘瘤 vs 脑膜瘤 ……………………………………………………………………………… 453

19.18　骶骨肿瘤 : 软骨瘤 vs 巨细胞瘤 ………………………………………………………………… 454

19.19　椎体血管瘤 vs Paget 病 …………………………………………………………………………… 455

19.20　骶髂关节炎 vs 致密性骨炎 ……………………………………………………………………… 456

19.21　骶骨不全骨折 vs 骶骨骨髓炎 …………………………………………………………………… 457

一些脊柱疾病可能与表现出相同影像学特点的其他疾病混淆，这可能是导致误诊或延误诊断的原因之一。本章节我们将为 20 对影像学特征相似的脊柱疾病提供鉴别诊断和正确诊断的实用技巧。

19.1　简介

在日常工作实践中，我们经常遇到易混淆的脊柱疾病。可靠的鉴别真正病变和类似病变、肿瘤与非肿瘤、良性与恶性病变经常具有挑战性。例如，突出的椎间盘可类似硬膜外肿瘤如神经鞘瘤，特别是游离型椎间盘突出，呈现 T2 加权成像高信号并伴有强化。然而，还是存在有用的影像学信息可以帮助鉴别这些疾病。

本章我们将会阐述一些实用技巧以帮助准确诊断以下可能混淆的疾病：椎间盘突出与神经鞘瘤、峡部裂性滑脱与退变性脊柱滑脱、局部红骨髓与转移瘤、术后瘢痕与椎间盘突出复发、良性骨质疏松性骨折与恶性椎体骨折、游离齿状突与齿突骨折、神经纤维瘤 1 型和 2 型、感染性脊柱炎和 Modic Ⅰ 型终板退变、脊髓膨出和硬膜内蛛网膜囊肿、脊髓动静脉瘘与富血管肿瘤的瘤内分流、强直性脊柱炎与弥漫性特发性骨肥厚、化脓性脊柱炎与结核性脊柱炎、脊髓肿瘤与非肿瘤性脊髓病变、急性横贯性骨髓炎与多发性硬化、室管膜瘤与星型细胞瘤、神经鞘瘤与脑膜瘤、软骨瘤与巨细胞瘤、椎体血管瘤与 Paget 病、脊柱关节病的骶髂关节炎和致密性骨炎、骶骨不全骨折与骶骨骨髓炎。

19.2　椎间盘突出（游离型）vs 神经鞘瘤

	椎间盘突出（游离型）（图 a 和 b）	神经鞘瘤（图 c 和 d）
相似点	硬膜外团块 T2 加权成像信号相似（同样高或低信号） 可被强化	
不同点	周围强化（伴内部 T2 加权成像低信号区域） T2 加权成像内部低信号（常见） 原椎间盘旁附近放射状撕裂或突出	均匀强化 周围增化（伴 T2 加权成像内部高信号） T2 加权成像内部高信号（常见） 哑铃外形、骨侵蚀

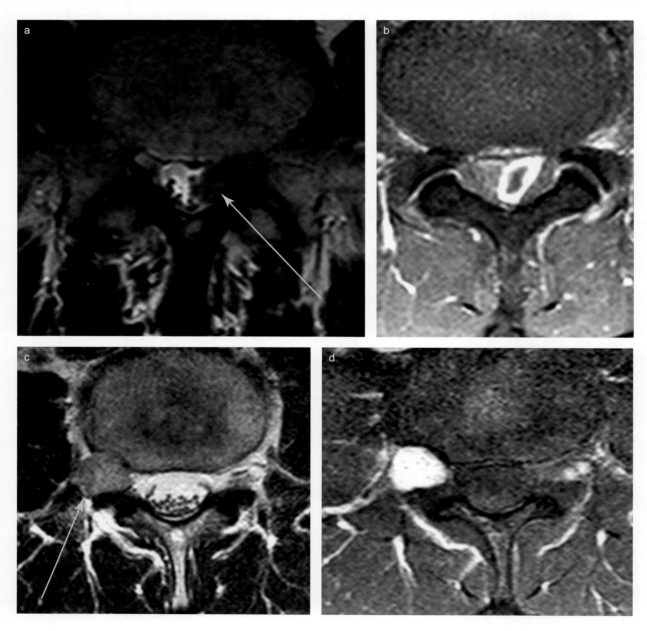

19.3 峡部裂性腰椎滑脱 vs 退变性腰椎滑脱

	峡部裂性腰椎滑脱（图 a 和 b）	退变性腰椎滑脱（图 c 和 d）
相似点	上位椎体相对于下位椎体向前移位 椎间孔狭窄	
不同点	中央管增宽 无移位棘突 关节峡部缺如 最常见于 L5/S1	中央管狭窄 棘突向前移位 关节峡部完整 最常见于 L4–5

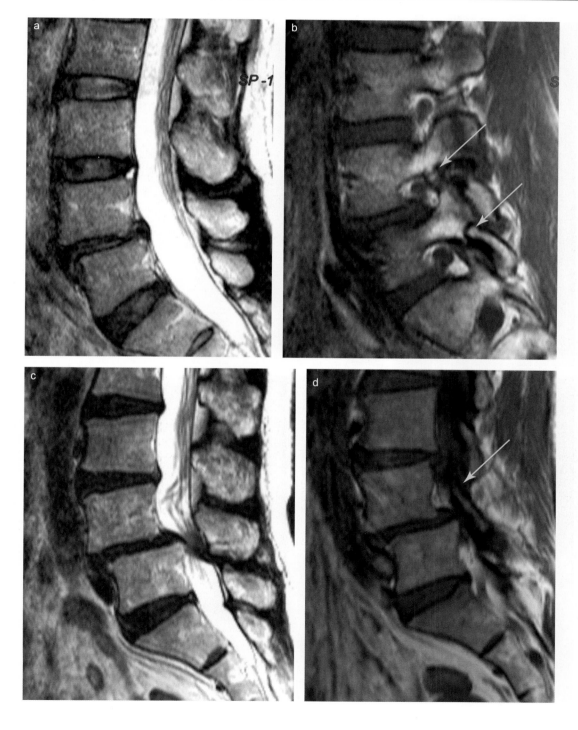

19.4 局部红骨髓 vs 转移瘤

	局部红骨髓（图 a 和 b）	局部转移瘤（图 c 和 d）
相似点	局部结节 T1 加权成像较周围黄骨髓信号低 可强化	
不同点	T1 加权成像与椎间盘等同或稍高信号 T1 加权成像中央明亮区域 片状强化	T1 加权成像较椎间盘低信号 无中央脂肪区域 剧烈强化

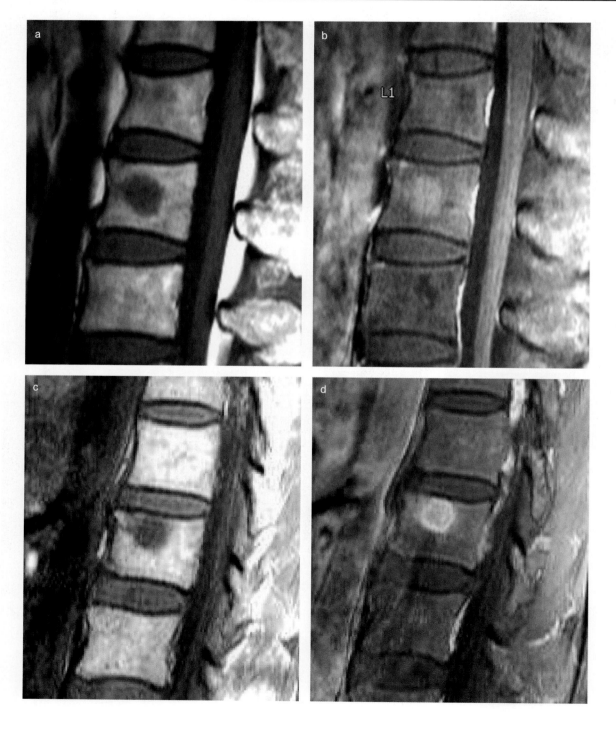

19.5　术后瘢痕 vs 椎间盘突出复发

	术后瘢痕（图 a 和 b）	椎间盘突出复发（图 c 和 d）
相似点	硬膜外隙占位性病变	
不同点	邻近结构回缩	移位或压迫邻近结构
	均匀强化	周围强化或无强化
	边界不清	边界清晰
	与原椎间盘不连续	与原椎间盘连续

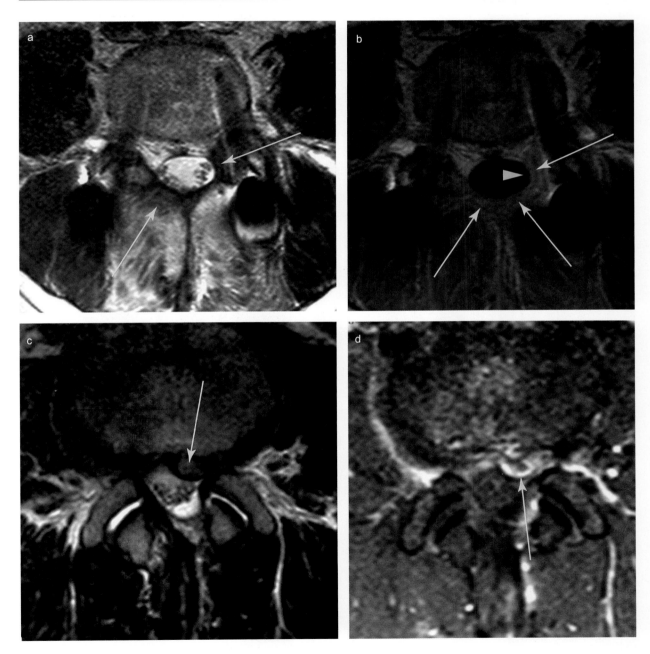

19.6   良性椎体骨折 vs 恶性椎体骨折

	良性椎体骨折（图 a 和 b ）	恶性椎体骨折（图 c 和 d ）
相似点	椎体压缩或爆裂性骨折,不伴有创伤史或创伤很小	
不同点	骨折椎体内保留有正常骨髓信号	骨髓与椎体信号改变
	T1 加权成像椎体轻度低信号改变	骨髓信号改变累及整个椎体
	更不强烈的骨髓信号强化	T1 加权成像椎体显著的低信号改变
	线状或盒状非强化区域	强烈的骨髓信号强化
	后部椎体后突	小的不规则非强化区域
	液性或气性空腔	后方椎体边缘隆起
	其他陈旧性压缩性骨折证据	椎旁或硬膜外肿块
		远处转移证据

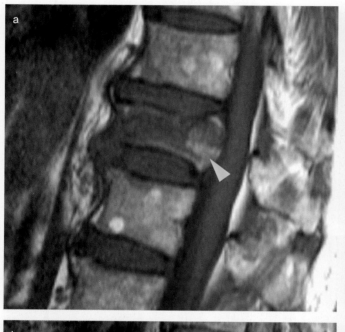

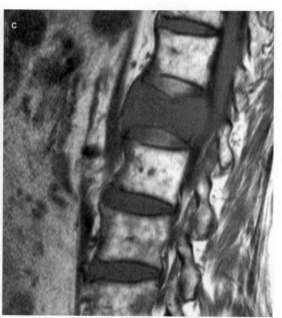

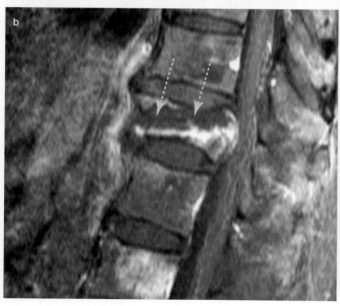

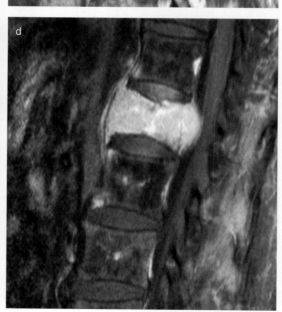

19.7　游离齿状突 vs 齿状突骨折

	游离齿突（图 a 和 b）	齿突骨折（图 c 和 d）
相似点	齿突小骨或齿状突和 C2 椎体间存在腔隙	
不同点	宽大腔隙 C2 椎体上部和齿状突小骨常的皮质厚度正且边缘平滑 寰椎前部增生	狭窄腔隙 C2 椎体上部和齿状突小骨边缘非皮质且不规则 寰椎前部正常

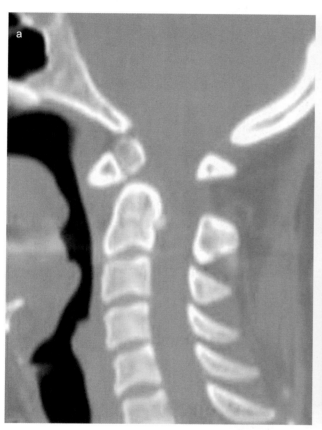
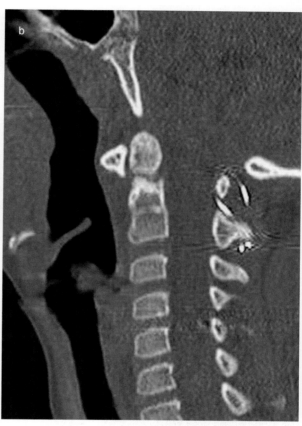

19.8 神经纤维瘤 1 型 vs 神经纤维瘤 2 型

	神经纤维瘤 1 型（图 a 和 b）	神经纤维瘤 2 型（图 c 和 d）
相似点	多发神经源性肿瘤	
不同点	神经纤维瘤	神经鞘瘤
	胶质增生、星型细胞瘤	室管膜瘤
	侧凸	脑膜瘤
	硬膜扩张、脑膜侧方膨出	

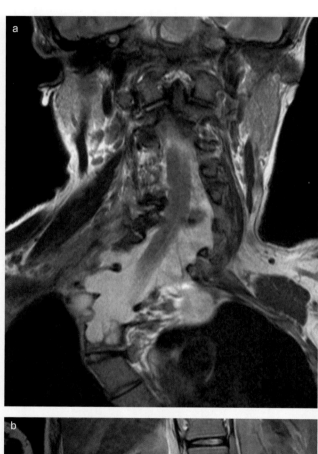

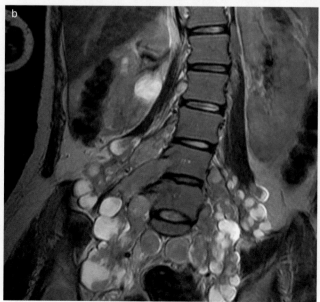

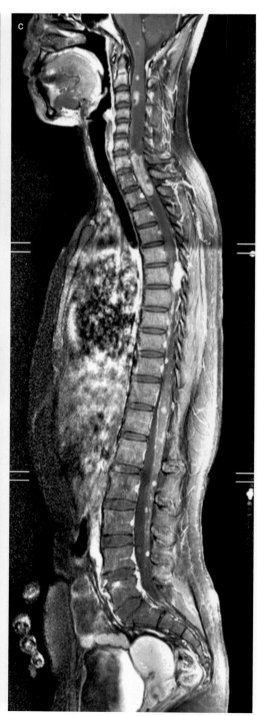

19.9　感染性脊柱炎 vs Modic Ⅰ型改变

	感染性脊柱炎（图 a 和 b）	Modic Ⅰ型（图 c 和 d）
相似点	软骨下骨髓水肿伴终板不规则	
不同点	水肿边缘模糊	水肿边缘锐利
	终板破坏	Schmorl 结节
	肥厚且不规则的椎旁强化	软骨下硬化
	脓肿环形强化	薄且平滑的椎旁强化
	椎间盘 T2 像高信号	椎间盘 T2 像低信号

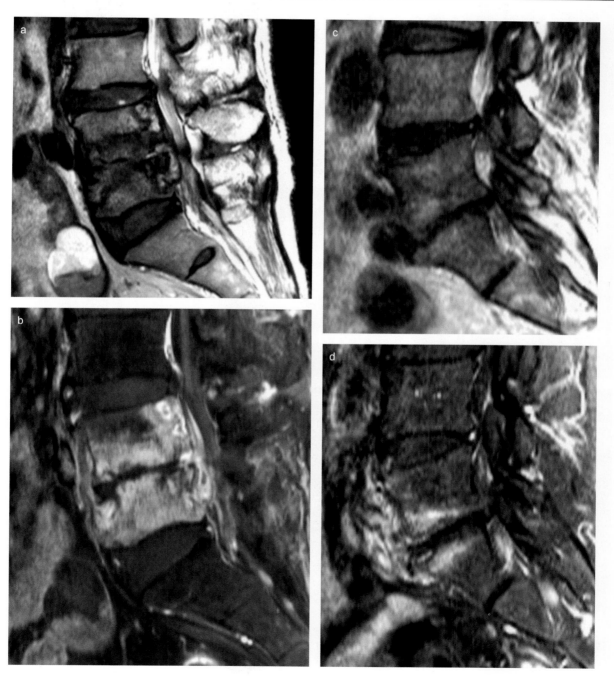

19.10 脊髓膨出 vs 硬膜内蛛网膜囊肿

	脊髓膨出（图 a 和 b）	硬膜内蛛网膜囊肿（图 c 和 d）
相似点	胸椎脊髓畸形伴有蛛网膜下腔后部增宽	
不同点	轴位片硬膜腹侧脊髓膨出	硬膜外无膨出脊髓
	轴状位片脊髓旋转	脊髓无旋转
	蛛网膜下腔后部出现流动伪影	蛛网膜下腔后部无流动伪影
	硬膜外隙出现液性信号	CT 脊髓造影出现充盈缺损

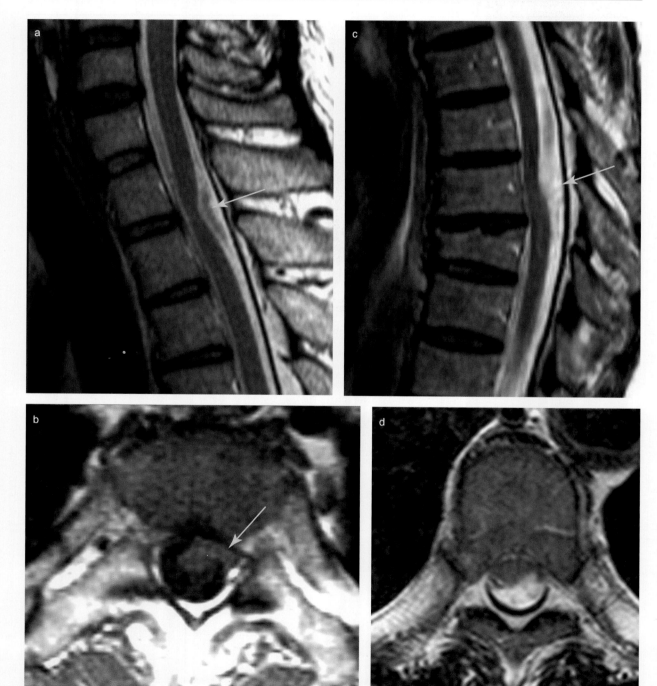

19.11　脊柱动静脉瘘 vs 富血管肿瘤伴内分流

	脊柱动静脉瘘（图 a 和 b）	富血管肿瘤伴内分流（图 c 和 d）
相似点	髓周静脉丛充盈 可见团块状病灶	
不同点	团块状病灶为扩张的静脉：内流信号 沿扩张的髓周静脉丛分布的 T2 髓内高信号	强化的实性团块：强化团块内无内流信号 除了团块效应外很少出现 T2 髓内高信号

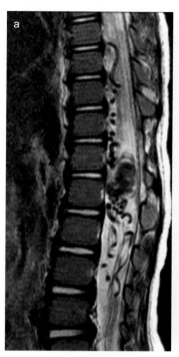
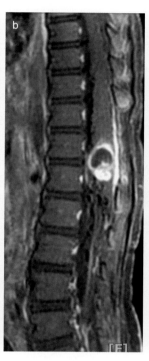
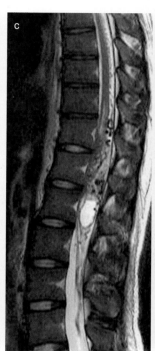
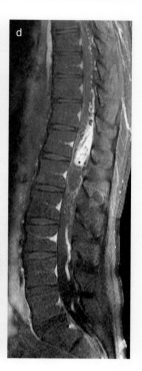

19.12　强直性脊柱炎 vs 弥漫性特发性骨肥厚

	强直性脊柱炎（图 a 和 b）	弥漫性特发性骨肥厚（图 c 和 d）
相似点	累及中轴骨和四肢骨的韧带和肌腱 椎体前方骨化（骨质增生） 最常累及胸腰椎	
不同点	椎体前缘薄层骨化（韧带骨赘） 侧位片椎体为方形 骶髂关节和小关节侵蚀/强直	巨大的前纵韧带骨化 侧位片椎体前壁凹陷 骶髂关节正常 小关节相对完好

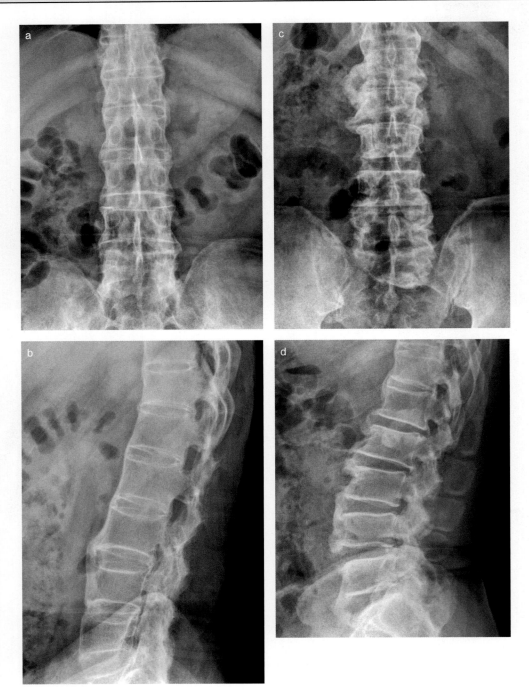

19.13　化脓性脊柱炎 vs 结核性脊柱炎

	化脓性脊柱炎（图 a 和 b）	结核性脊柱炎（图 c 和 d）
相似点	T1 加权成像边界不清的低信号椎体骨髓	
不同点	早期的椎间盘侵犯	晚期侵犯间盘
	跨间盘和韧带蔓延	韧带下蔓延
	小的椎旁脓肿	大的椎旁脓肿
	脓肿壁厚且不规则的强化	脓肿壁薄且规则环形强化
	罕见骨内脓肿	常见骨内脓肿

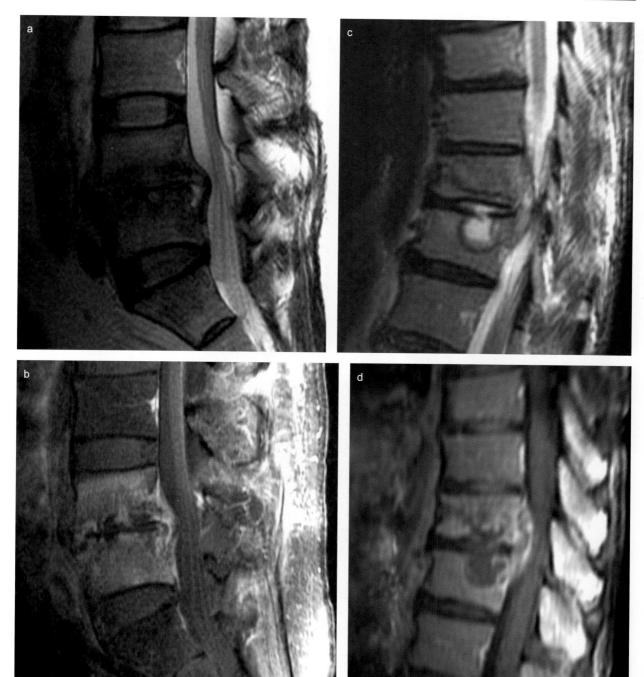

19.14　脊髓肿瘤 vs 非肿瘤性脊髓病变

	脊髓肿瘤（图 a 和 b）	非肿瘤性脊髓病变（图 c 和 d）
相似点	髓内 T2 加权成像高信号 脊髓内强化	
不同点	通常为单个病灶 总有脊髓扩张 大多数强化 T2 加权成像低信号实性区域 随访发现病灶增大	跳跃性的多发病灶 偶尔正常脊髓半径 有时结节状强化或无强化 通常为均匀的 T2 加权成像高信号 随访期间多变

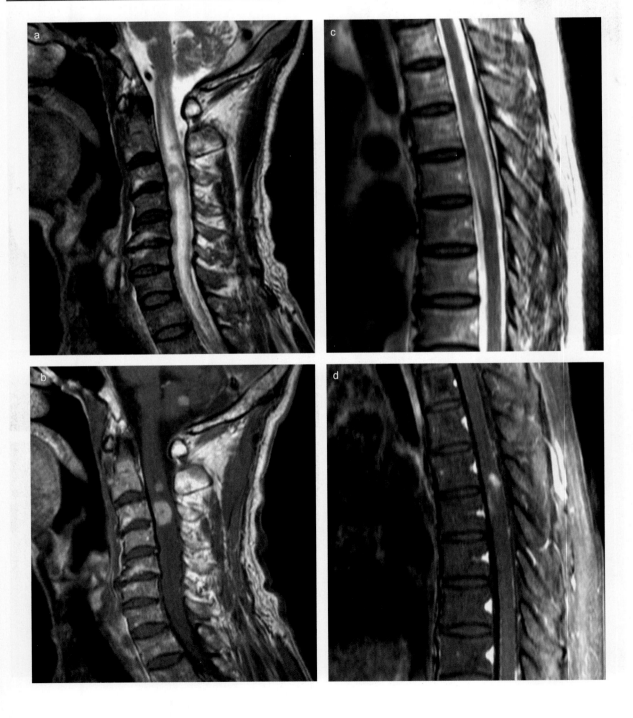

19.15　急性横贯性脊髓炎 vs 多发性硬化

	急性横贯性脊髓炎（图 a 和 b）	多发性硬化（图 c 和 d）
相似点	非肿瘤性脊髓病 活动病灶 T2 加权成像高信号伴钆强化	
不同点	轴状位处于中央位置 累及两个或更多椎节 不累及脑部	轴状位处于周围，通常是背外侧位置 累及椎节少于两个 可累及脑部

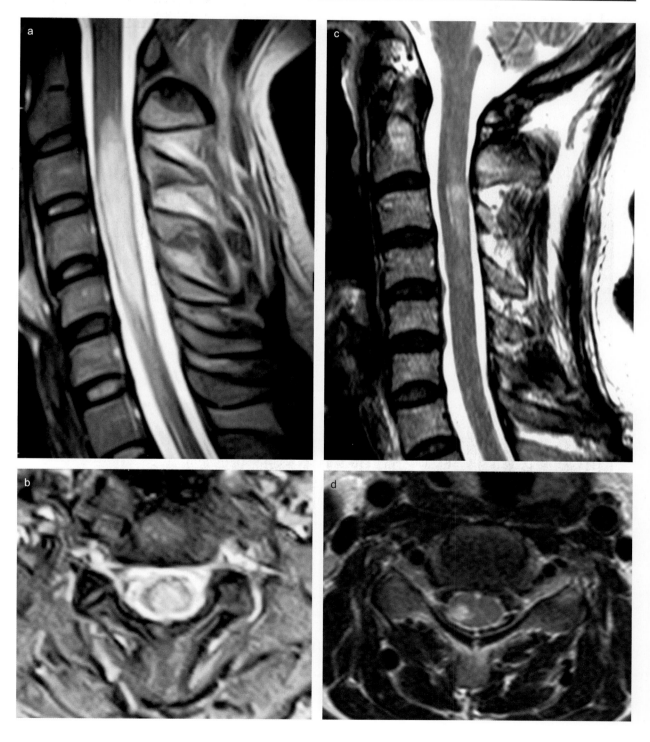

19.16 室管膜瘤 vs 星形细胞瘤

	室管膜瘤（图 a 和 b ）	星形细胞瘤（图 c 和 d ）
相似点	髓内肿瘤	
不同点	中央位置	非正常定位
	边缘清晰	边界不清晰
	常见囊性改变或出血（帽子征）	罕见囊性改变或出血

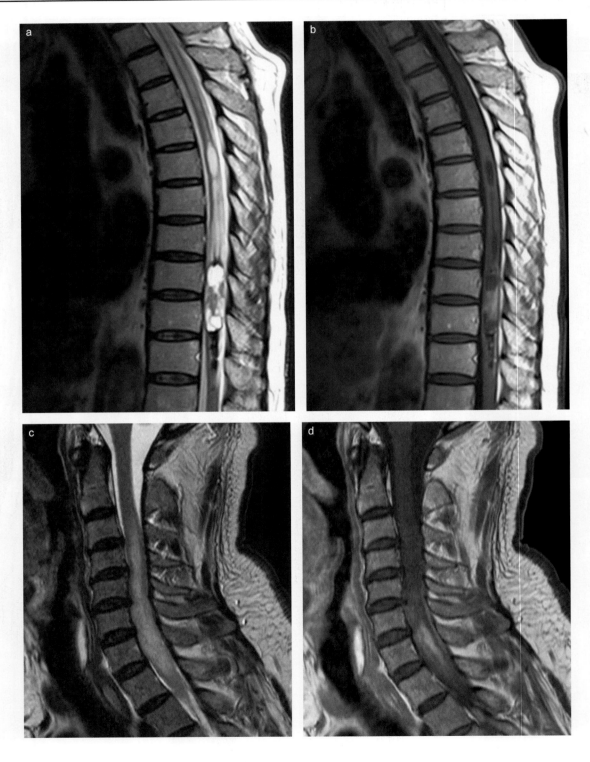

19.17　神经鞘瘤 vs 脑膜瘤

	神经鞘瘤（图 a 和 b）	脑膜瘤（图 c 和 d）
相似点	髓外硬膜内肿瘤	
不同点	起源于神经鞘膜	起源于硬膜
	无钙化	可有瘤内钙化
	T2 加权成像非常高的信号强度	T1 加权成像和 T2 加权成像与脊髓同信号
	非均匀性增强（囊性变、出血）	均匀强化
	无硬膜粘连	硬膜尾征
	血管形成各异	传统血管成像显示富血管肿瘤

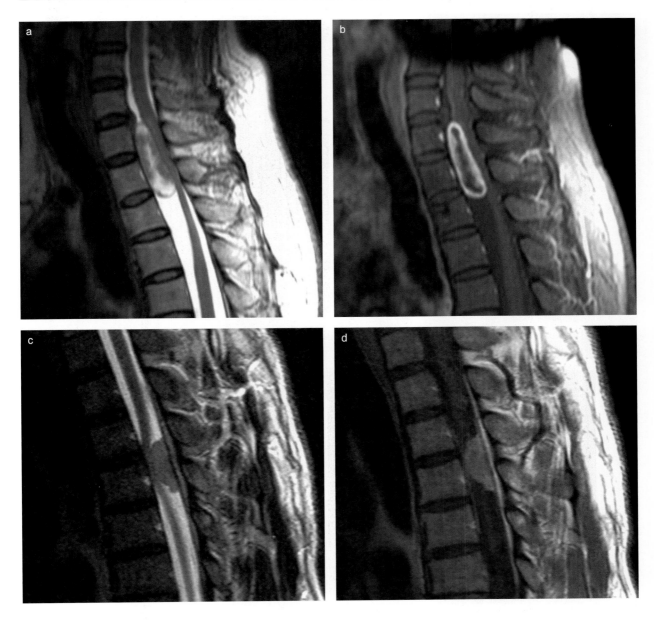

19.18   骶骨肿瘤：软骨瘤 vs 巨细胞瘤

	软骨瘤（图 a 和 b）	巨细胞瘤（图 c 和 d）
相似点	骶·骨肿瘤 骨质破坏肿瘤	
不同点	恶性 中央或旁正中位置 瘤内钙化 T2 加权成像非常高的信号强度 均匀强化 黏液状内容物	良性 非中心位置 无钙化 T2 加权成像低到中等信号 不均匀强化 囊性变、含铁血黄素

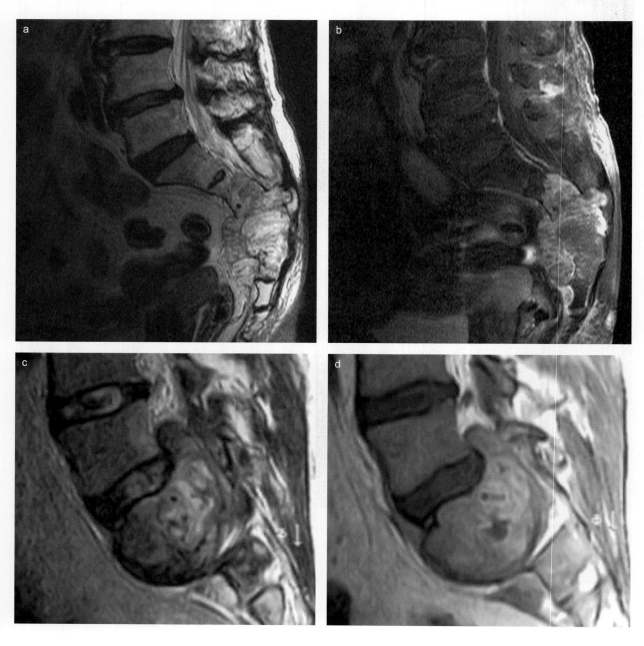

19.19 椎体血管瘤 vs Paget 病

	椎体血管瘤（图 a 和 b）	Paget 病（图 c 和 d）
相似点	粗糙骨小梁结构 包含脂肪成分（T1 加权成像高信号）	
不同点	相框样椎体 骨小梁紊乱 椎体扩张、皮质变厚、椎管狭窄 骨扫描摄取弥散性增加	平片呈层状外观 轴状位 CT 条状外观 无皮质增厚导致的椎体增大 骨扫描摄取无或轻度增加

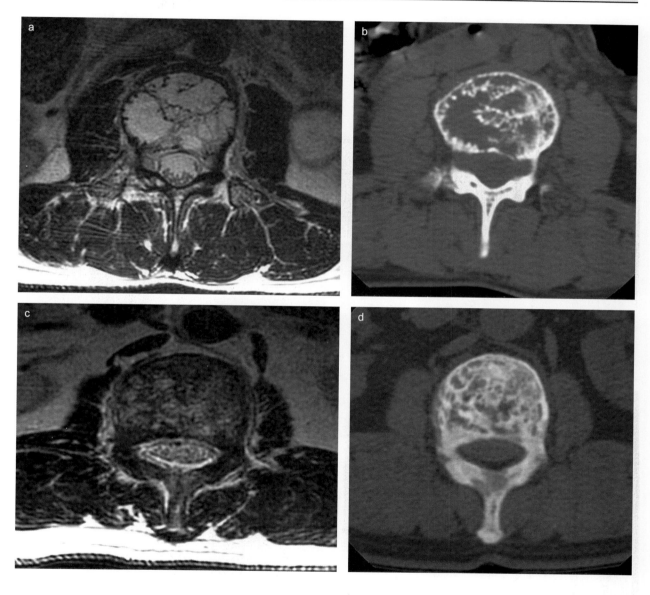

19.20 骶髂关节炎 vs 致密性骨炎

	骶髂关节炎（图 a 和 b）	致密性骨炎（图 c 和 d）
相似点	累及双侧骶髂关节 软骨下硬化	
不同点	年轻男性 下腰痛和晨僵 晚期出现软骨下侵蚀和强直 双侧骶髂关节软骨下反应性硬化	年轻女性 无临床症状或轻微下腰痛 无骨侵蚀或强直 髂骨侧边界清晰的硬化病灶

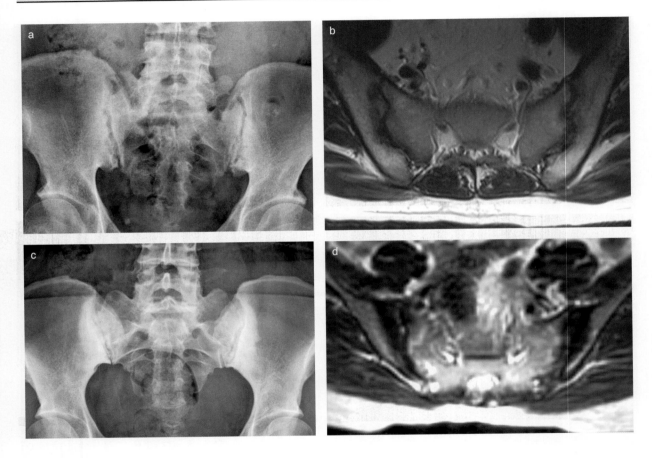

19.21　骶骨不全骨折 vs 骶骨骨髓炎

	骶骨不全骨折（图 a 和 b）	骶骨骨髓炎（图 c 和 d）
相似点	MRI 显示骶骨骨髓水肿 T2 加权成像高信号伴轧强化	
不同点	邻近骶髂关节有曲线骨折线 无软组织改变 不累及骶髂关节 伴腰椎或骨盆的不全骨折	无骨折线 邻近软组织改变（水肿和 / 或脓肿） 穿越骶髂关节 伴骶髂关节炎

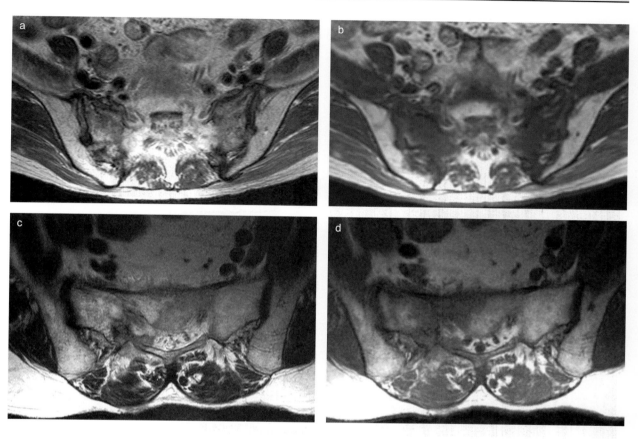